AF898987

Dr. med. Carolin von Edlinger

DAS ABC DER VITAMINE

Dr. med. Carolin von Edlinger

DAS ABC DER VITAMINE

Nutzen Sie die Kraft
der wichtigen Mikronährstoffe,
um Ihre körperliche und mentale
Gesundheit optimal zu unterstützen

riva

INHALT

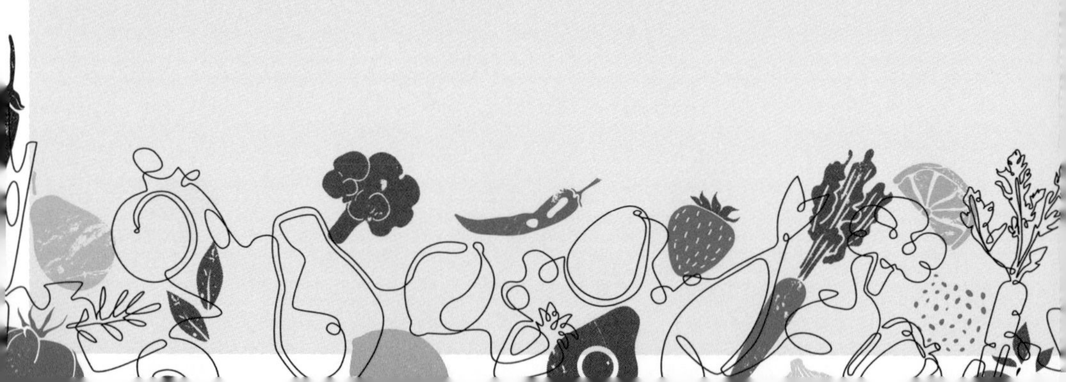

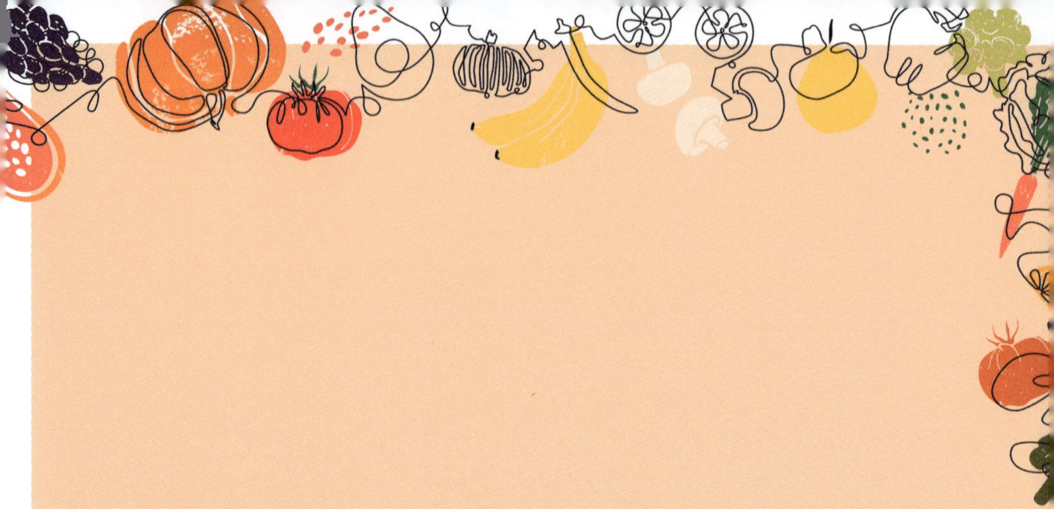

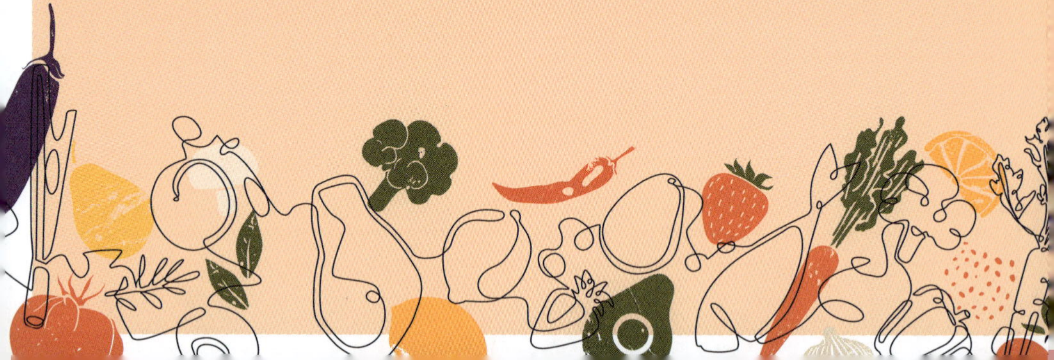

PROLOG

Alles begann mit einer Limette.

Mit Anfang 20 und dem notwendigen Tatendrang machte ich mich auf, um in einem fernen Land im Krankenhaus auszuhelfen. Die Bedingungen waren widrig, die Bevölkerung sehr arm. Dafür waren die Ärzte und Pfleger im Krankenhaus umso motivierter und belesener. Ich lernte eine solch detaillierte körperliche Untersuchung, wie sie in unseren Industrienationen gar nicht mehr nötig erscheint – man macht lieber schnell ein Röntgen oder MRT. Jeden Tag fragte mich ein junger Assistenzarzt zu den Patienten aus und erklärte viel, eine solche Betreuung ist im meist hektischen Alltag in Deutschland trotz ebenso hoher Motivation fast undenkbar.

Die Zeit war anstrengend, aber ich lernte unheimlich viel und sog das Wissen regelrecht in mich auf. Nach mehreren Wochen in der Inneren Medizin durfte ich auch auf der Geburtenstation und im OP aushelfen, für eine junge Studentin wie mich ein Traum.

Die ganze Arbeit dort, gepaart mit der gänzlich anderen Kultur, bereitete mir großen Spaß. Bis ich selbst krank wurde.

Eines Morgens wachte ich auf und konnte vor Schmerzen kaum noch schlucken. Ich hatte die Halsschmerzen meines Lebens, gepaart mit üblen Kopfschmerzen und Fieber. Eine Art Sommergrippe, oder hatte ich mir in der Klinik etwas aufgelesen? Ich musste mein Praktikum pausieren, verbrachte die meiste Zeit unglücklich im Bett. Wäre ich in Deutschland gewesen, ich wäre schnell in die Apotheke gelaufen und hätte mir Ibuprofen oder Ähnliches besorgt. Leider wohnte ich dort aber auf einem Hügel in einem kleinen Dorf, Krankenhaus und Apotheke waren ein ganzes Stück entfernt. Abgesehen davon, dass ich nicht sicher bin, was die Apotheke vor Ort vorrätig gehabt hätte. Fakt war: Was auch immer ich mir eingefangen hatte, mein Körper und Immunsystem mussten es selbst bewältigen.

Eines Morgens kam die Nachbarin vorbei. Als sie von meiner Krankheit hörte, gab sie mir folgenden Rat: »Bei solchen Beschwerden trinken wir mehrmals täglich Limettensaft, pur und kalt. Wenn man möchte, kann man Honig dazu einnehmen.« Ein einfacher Rat, dachte ich mir. Klar haben Limetten mit ihrem Vitamingehalt einen Effekt auf das Immunsystem. Nichts Neues prinzipiell, zu Hause erschien in einer solchen Situation das Ibuprofen aber einfach immer die schnellere Hilfe zu sein. So fern wie in diesem Moment aber leider das Ibuprofen war, so nah war der Limettenbaum. Die Nachbarin brachte mir gleich welche vorbei. Besser als nichts, dachte ich mir.

Tatsächlich war meine Krankheit schnell vergessen. Ich konnte wieder in die Klinik gehen und mehr Wissen aufsaugen. Bald schon ging mein Rückflug, doch etwas hatte ich in meinem Gedächtnis-Gepäck dabei: »Wenn du jeden Tag eine Limette oder Zitrone zu dir nimmst, bleibt dir die Krankheit fern«, hatte mir kurz vor meiner Abreise ein anderer Bekannter im Ort verraten.

Wieder in Deutschland zurück war mein Interesse geweckt, schließlich hat eine Zitrone oder Limette täglich eher wenig Nebenwirkungen. Und tatsächlich, es funktionierte! Wo ich früher mindestens einmal im Jahr von Husten, Schnupfen und Ähnlichem geplagt wurde, blieben die lästigen Symptome den ganzen Winter aus. Hatte ich vorher bei Stress im Studium immer wieder Herpesinfektionen an der Lippe, waren diese plötzlich passé – für mehrere Jahre! Und auch sonst fühlte ich mich mit einem Mal fitter und gesünder als vorher, als hätte ich mehr Energie.

Wie konnte so eine kleine Frucht so einen Effekt auf meinen Körper haben? Wie konnte so eine einfache Lösung für so viele Probleme vorher so unauffindbar gewesen sein?

Vielleicht denken Sie sich: »Dass Vitamin C dem Immunsystem hilft, wussten wir doch schon, ist ja nichts Neues.« Tatsächlich, das dachte ich mir auch! Zwar ist die Information parat, doch im Ernstfall griff ich trotzdem immer zu schärferen Geschützen. Diese brauchte ich aber plötzlich nicht mehr, war ich doch gar nicht mehr krank.

Warum nur hatte ich die große Wirkung der kleinen Vitamine vorher so unterschätzt? Und verbarg sich hinter den anderen Vertretern vielleicht ähnliches Potential? Mein Interesse war geweckt, und eine neue Liebe war geboren: die Liebe zu den Vitaminen.

HINWEIS

Ich habe dieses Buch geschrieben, um meine Liebe zu den Vitaminen mit möglichst vielen Menschen zu teilen. Es freut mich daher sehr, dass Sie es gerade in den Händen halten, denn das zeigt: Offensichtlich haben auch Sie Interesse an den kleinen Stoffen mit den großen Wirkungen. Um das Thema so zugänglich wie möglich zu machen, habe ich es bewusst auf lockere Weise geschrieben. Ich habe das Thema intensiv recherchiert, trotzdem erhebe ich keinen Anspruch auf wissenschaftliche Vollständigkeit. Möchte man alle Studien zur Vitaminforschung auswerten, so könnte man ohne Probleme Tausende Buchseiten füllen. Das wollte ich Ihnen gerne ersparen. Stattdessen habe ich die aus meiner Sicht interessantesten und wichtigsten Aspekte herausgepickt und hoffe, Ihnen dadurch einen guten Gesamtüberblick geben zu können. Dann würde ich sagen: Lassen Sie uns starten! Viel Spaß mit dem ABC der Vitamine!

1

DIE VITAMINE STELLEN SICH VOR

Begeben wir uns in die Welt der Vitamine, so ist schnell eines klar: Ohne sähen wir ganz schön alt aus. Ohne Vitamine, und das sage ich ohne Übertreibung, wären wir als Menschen nicht lebensfähig. Bevor wir uns aber tiefer mit den spannenden Substanzen auseinandersetzen, müssen wir zunächst einmal ein paar Grundlagen klären: Was ist ein Vitamin überhaupt? Was kann es und was eher nicht? Warum ist ein Zuviel manchmal genauso schlimm wie ein Zuwenig? Und was hat der gute alte Öltropfen im Wasserglas damit zu tun?

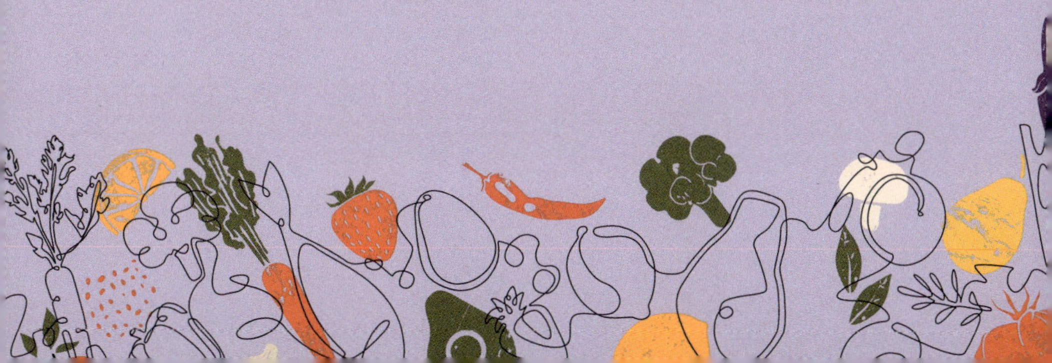

WAS IST EIN VITAMIN?

Sicher haben Sie schon einmal etwas von Vitaminen gehört. Sei es noch zu Schulzeiten, in der Werbung oder im Internet. Sehr präsent ist zum Beispiel aktuell das Vitamin D, welches besonders mit heilsamen Wirkungen auf Knochen, aber auch auf unser Immunsystem punktet. Auch die B-Vitamine mit ihren nervenstärkenden Wirkweisen begegnen uns immer häufiger, und Vitamin C darf gerade in der Erkältungszeit natürlich ebenso wenig fehlen.

Da stellt sich die Frage: Was ist ein Vitamin überhaupt?

Vitamine sind kleine Substanzen. Mikroskopisch klein, im Aufbau sehr verschieden. Eines haben sie aber alle gemeinsam: Sie sind für Ihren Körper von großer Wichtigkeit. Sie brauchen die Stoffe, und das ist nicht übertrieben, allesamt, um gesunde Menschen sein zu können. Vitamine sind Teil von extrem vielen Stoffwechselvorgängen und somit aus einem gut funktionierenden Körper nicht wegzudenken. Dabei haben sie alle die folgenden Eigenschaften gemein: Sie sind zwar an einer großen Anzahl von Reaktionen im Körper beteiligt, wirken aber selbst nie als direkte Energielieferanten, wie es zum Beispiel Fette oder Kohlenhydrate tun. Anders als so manche Lebewesen sind Menschen zudem auf deren Zufuhr von außen angewiesen, denn selbst können wir die Vitamine nicht herstellen.

!

EIN VITAMIN IST

- für einen gesunden Stoffwechsel unerlässlich.
- selbst kein Energielieferant wie die drei großen Makronährstoffe.
- durch unseren Körper nicht herstellbar, weswegen wir auf die Zufuhr von außen angewiesen sind.

So viel zur Definition der Vitamine. Als diese Kriterien festgelegt wurden, wussten die Forscher eines noch nicht: Für zwei Vitamine würden sie später eine Ausnahme der letzten Regel machen müssen. Denn sowohl Niacin als auch das Vitamin D kann unser Körper tatsächlich eigenständig herstellen. Da die Bezeichnung bereits feststand, hat sich allerdings niemand mehr daran zu schaffen gemacht, und auch diese beiden Substanzen werden nach wie vor der Gruppe der Vitamine zugerechnet.

Steht die Definition wie oben beschrieben da, so könnten spitzfindige Leser unter Ihnen auf die Idee kommen, noch weitere Substanzen der Gruppe zuzuordnen, nämlich die Spurenelemente. Auch sie sind essenziell für unseren Körper, wir können sie selbst nicht herstellen und auch bei ihnen handelt es sich um keine direkten Energielieferanten.

Einen kleinen Unterschied gibt es dennoch zwischen den beiden Gruppen. Um diesen zu verstehen, möchte ich mit Ihnen etwas tiefer in die Materie der Chemie eintauchen. Vitamine und Spurenelemente gehören nämlich zwei unterschiedlichen Klassen an: Vitamine der »organischen« und Spurenelemente der »anorganischen« Chemie. Schon mal gehört? Grob gesagt, sind organische Stoffe alle Substanzen, die lebendes Gewebe aufbauen. Anorganische Stoffe wiederum haben nichts mit Lebewesen zu tun, wie zum Beispiel Metall. Mittlerweile haben sich diese historisch gesetzten Grenzen in der Chemie etwas aufgeweicht, die grundlegende Idee bleibt aber bestehen.

Merke

- Vitamine und Spurenelemente unterscheiden sich in ihren chemischen Eigenschaften.
- Vitamine zählen zu den organischen, Spurenelemente zu den anorganischen Stoffen.

Daneben gibt es praktisch kaum Unterschiede zwischen den Gruppen, abgesehen davon, dass Sie Spurenelemente oft in noch etwas kleineren Mengen benötigen, um ihre Wirkung im Körper zu entfachen.

Wenn Sie bereit sind, machen wir uns auf zur nächsten großen Frage: Was bewirken die Vitamine in Ihrem Körper? Wenn sie uns doch gar keine direkte Energie liefern, wozu brauchen wir sie dann eigentlich so dringend?

WAS MACHEN VITAMINE?

Sehen wir uns den menschlichen Körper an, so können wir wahrlich von einem Meisterwerk der Natur sprechen. Da sind Augen, die in einem überaus komplexen Vorgang Licht und Farben in Gesehenes umwandeln können. Unser Riechorgan unterscheidet zwischen Abermillionen von Gerüchen, während unsere Haut sowohl Kälte und Hitze als auch Druck, Zug, Schmerz und Vibration wahrnimmt und uns gleichzeitig vor äußeren Einflüssen schützt.

Gehen wir etwas tiefer, so finden wir polsterndes Fettgewebe, stabilisierendes Stützgewebe und haltgebende Knochen. Dazwischen liegen viele sehr unterschiedlich ausgebildete Organe, die mal unser Blut filtern oder pumpen, unsere Nahrung sortieren oder Gefahrenstoffe loswerden. Hormone werden produziert, Zellen und Nährstoffe verteilt. Das Ganze gleichmäßig und stimmig moderiert von unserem großen Denkapparat, dem Gehirn.

Gehen wir nun noch etwas näher heran, so können wir im Mikroskop mehrere Hundert unterschiedliche Zelltypen unterscheiden, welche erst diese Vielfalt an Strukturen ermöglichen. Dabei ist jede einzelne dieser Zellen für sich ein eigenes kleines System, welches durch die DNA codierte Informationen weiterverarbeitet, neue Eiweiße produziert, Abfälle verwertet und sich nach außen abschottet, während es gleichzeitig mit seiner Umwelt kommuniziert. Ganz zu schweigen von dem verbindenden Medium, welches alle Zellen an

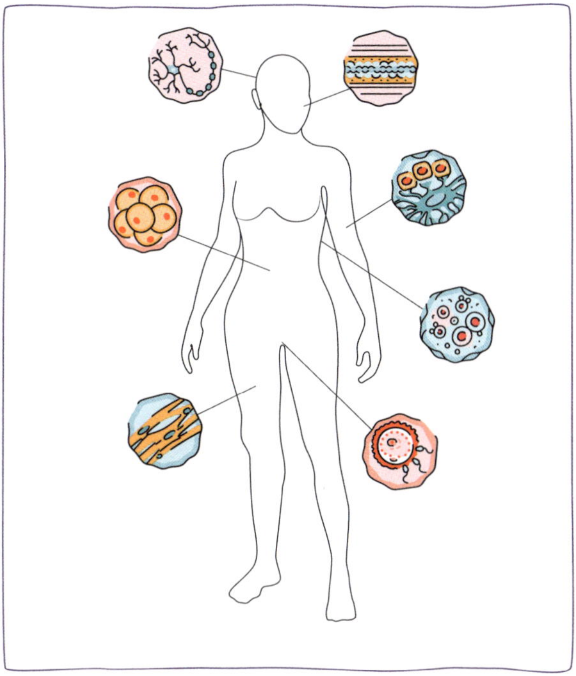

Unser menschlicher Körper ist ein komplexes Gebilde.

Ort und Stelle hält und damit uns Menschen formt, so wie wir eben sind: der sogenannten extrazellulären Matrix.

So vielfältig unser menschlicher Körper ist, so vielfältig wirken auch die Vitamine in ihm. Ohne Vitamin A geht in den Augen ganz schnell das »Licht aus«. Knochen, Bindegewebe und Haut sind in ihrem Aufbau von Vitaminen abhängig, wie Vitamin C und D. Einige Botenstoffe des Gehirns und im ganzen Körper werden nur mithilfe von Vitaminen gebildet, hier sind vor allem die B-Vitamine von Nöten. Das gilt ganz besonders für die kleinen Zellen: Informationen abschreiben, neue Eiweiße herstellen, Zellenergie gewinnen oder sich nach außen hin abgrenzen – für all diese Vorgänge braucht es die kleinen Helferlein!

Im nächsten Kapitel werden wir uns ganz genau ansehen, welches Vitamin an welcher Stelle im Körper wirkt und welche Substanzen vielleicht für Ihren Körper gerade besonders wichtig sind. Vorher müssen wir aber erst noch etwas Grundlegendes klären: Welche Stoffe gehören zu den Vitaminen?

WELCHE VITAMINE GIBT ES?

Zur Gruppe der Vitamine zählen insgesamt 13 Substanzen, die wir ähnlich wie beim Alphabet von A über die B-Vitamine, C, D, E und (mit kleiner Buchstabenpause) zuletzt K einteilen können.

Wollen Sie ihre Gesamtheit besser verstehen, so lohnt es sich, ihre Unterschiede genauer anzusehen. Mögen Sie Ihren Salat auch am liebsten mit Dressing? Tatsächlich macht es ihn nicht nur schmackhafter, sondern auch gesünder! Haben Sie schon einmal etwas vom Öltropfen im Wasserglas gehört? Dann sind Sie bereits auf dem richtigen Weg!

Öl und Wasserhaltiges sind keine Freunde. Bleiben wir beim Salat: Möchten Sie ein Dressing aus Essig und Öl herstellen, so müssen Sie dies am Ende gehörig schütteln, damit es eine gute Konsistenz bekommt. Tun Sie dies nicht, was passiert? Genau, Öltropfen schwimmen munter auf dem Rest der Soße herum. Warum aber ist das eigentlich so? Und was hat das mit unseren Vitaminen zu tun?

Grundlegend lässt sich sagen, dass Öl und Wasser sehr verschiedene Strukturen haben, weswegen Öltropfen oben im Wasserglas schwimmen, außer Sie schütteln es kräftig. Das liegt an der Chemie. Abgesehen von Wasser und Öl kann man eine ganze Reihe an Flüssigkeiten und auch festen Substanzen einem der beiden Bereiche zuschreiben: Wir sprechen dann von »wasser-« oder »fettliebend«, chemisch ausgedrückt von hydrophil (*Hydro* bedeutet Wasser) und lipophil (*Lipo* steht für Fett). Hier finden sich auch

A, B_1, B_2, B_3(Niacin), B_5, B_6, B_7, B_9, B_{12}, C, D, E, K

Das sind die 13 Vitamine.

Überblick: Welche Vitamine gibt es?	
Wasserliebhaber	**Fettliebhaber**
Vitamin B_1 (Thiamin)	Vitamin A (Retinol)
Vitamin B_2 (Riboflavin)	Vitamin D (Calciferol)
Niacin (früher Vitamin B_3)	Vitamin E (Tocopherol)
Vitamin B_5 (Pantothensäure)	Vitamin K (Phyllochinon)
Vitamin B_6 (Pyridoxin)	
Vitamin B_7 (Biotin)	
Vitamin B_9 (Folsäure)	
Vitamin B_{12} (Cobalamin)	
Vitamin C (Ascorbat)	

unsere Vitamine wieder, denn auch sie lassen sich jeweils einer der beiden Gruppen zuordnen.

Mit diesem Wissen können Sie nun auch verstehen, warum Sie Salat am besten mit ölhaltigem Dressing einnehmen sollten. Die wasserliebenden Vertreter können relativ einfach in unseren Körper aufgenommen werden, schließlich besteht er selbst zum großen Teil aus Wasser. Fettliebhaber wie Vitamin D oder A aber haben es deutlich schwerer, sie fühlen sich in hydrophilem Gewebe unwohl und würden sich am liebsten wie der Öltropfen vom Rest abgrenzen und »obenauf schwimmen«. Dies kann nicht selten dazu führen, dass sie letztendlich kaum aufgenommen werden und unser Darm sie sofort wieder ausscheidet – außer unser Körper findet genug Öliges, um die Fettliebhaber darin zu transportieren. Eine ölhaltige Salatsoße macht folglich nicht nur den Salat leckerer, sie erleichtert unserem Körper auch die Vitaminaufnahme.

Gleiches gilt übrigens für den Fall, dass einmal ein Überangebot an Vitaminen im Körper vorherrscht. Die wasserliebende Fraktion werden Sie in den meisten Fällen einfach über den Urin wieder los: Die Nieren filtern das hydrophile Blut und sondern die Bestandteile aus, die der Körper nicht benötigt. Anders bei den lipophilen Stoffen: Sie kann die Niere nicht filtern, stattdessen müssen sie den Umweg über die Leber gehen, welche ungeliebte Ölliebhaber loswird. Die Aussortierung über diesen Weg ist mühsamer und auch langwieriger. Hieraus erklärt sich auch, warum bei manchen Vitaminen wie Vitamin D eine Überdosierung schwerer wiegt als bei wasserliebenden Vertretern wie Vitamin C. Mit ein paar Ausnahmen, welche Sie alle im nächsten Kapitel entdecken können. Da stellt sich aber die Frage: Wie viel der kleinen Helferlein benötigen wir denn eigentlich?

WIE VIEL VITAMIN BRAUCHE ICH?

Über Dosierungen von Vitaminen wird viel geforscht, gefachsimpelt und gefühlt noch mehr gestritten. Bei einer gesunden und ausgewogenen Ernährung ist meistens von allem genug dabei. Die große Frage ist: Wie viel ist denn nun genug, wie viel Vitamin brauchen Sie eigentlich?

Leichte Frage, leichte Antwort? Ähnlich den Spurenelementen brauchen Sie prinzipiell nicht sonderlich viel. Da geht es zumeist um Milli- oder sogar Mikrogramm. In erster Linie wichtig ist eine regelmäßige Zufuhr der Stoffe, um den täglichen Verbrauch abzudecken, schließlich können wir sie nicht selbst herstellen!

Leichte Frage, nicht ganz so leichte Antwort? So verschieden die Einsatzgebiete der kleinen Helferlein sind, so verschieden ist leider auch der tägliche Bedarf daran. Zusätzlich wird der Verbrauch bei jedem einzelnen Menschen gehörig durch dessen Lebensumstände beeinflusst.

Ist gerade Grippewelle? Braucht Ihr Körper gerade viel Hilfe bei der Blutgerinnung, weil die Katze Sie mal wieder gekratzt hat? Rauchen Sie? Oder sind Sie vielleicht schwanger? Haben Sie viel Stress? In jedem Fall wird Ihr Verbrauch und damit auch Ihr individueller Bedarf an Vitaminen sich gehörig unterscheiden. Zum Glück gibt es die Deutsche Gesellschaft für

Ernährung, kurz DGE, die sich regelmäßig mit diesem Thema auseinandersetzt. Sie gibt zuverlässige Empfehlungen heraus, die zwar nicht individuell genau auf Sie, aber doch auf Ihre Altersgruppe oder Ihr Geschlecht abgestimmt sind. Auch für Schwangere und Stillende gibt es Referenzen, ebenso wie für Raucher, denn hier wird oft ein höherer Verbrauch verschiedener Vitamine vermeldet.

Wie gesagt, keine perfekte Lösung, aber eine, die definitiv geeignet ist, größere Über- und Unterdosierungen zu vermeiden. Wenn Sie sich nun fragen, was das für die einzelnen Helferlein bedeutet – im zweiten Kapitel werden wir uns die Empfehlungen für jedes Vitamin im Detail gemeinsam ansehen!

Grundlegend sollten Sie die Zufuhr immer in einem gesunden Maß halten. Ernähren Sie sich ausgewogen und sind beschwerdefrei, so müssen Sie sich zumeist keine großen Gedanken um die Vitamine machen. Macht Ihr Körper aber nicht, was er soll, sind Sie eher der (Ungesund-)Genießer-Typ oder greifen gerne auch mal zu Nahrungsergänzungsmitteln, so kann es durchaus interessant sein, sich mit den empfohlenen Zufuhrmengen auseinanderzusetzen. Denn weder zu viel noch zu wenig davon ist wirklich gut für Sie!

!

RICHTIGE DOSIERUNG VON VITAMINEN

- Der individuelle Vitaminbedarf kann sich abhängig von Körperbau, Lebensweise und Situation stark unterscheiden.
- Verlässliche Referenzwerte gibt es auf der Internetseite der DGE: www.dge.de.

VON FEHLDOSIERUNG UND ENTDECKERGEIST

Sport ist eine gute Sache. Er trainiert Ihren Körper und entspannt dabei Ihren Geist. Auch Essen ist eine gute Sache. Wir müssen unserem Körper schließlich Nährstoffe zuführen, damit er funktionieren kann. Sicher würden Sie mir zustimmen, dass sowohl zu wenig körperliche Bewegung als auch eine geringe Nahrungsaufnahme nicht empfehlenswert sind. Solange alles im Rahmen bleibt. Es ist wie mit fast allem im Leben: Die Dosis macht das Gift.

Bei unseren Vitaminen verhält es sich nicht anders. Sie sind für unseren Körper wichtig und gesund, das steht unumstößlich fest. Zu wenig davon kann für uns ernsthafte Folgen haben. Ebenso verhält es sich aber auch mit einer deutlich erhöhten Zufuhr, auch hier können je nach Substanz gefährliche Nebenwirkungen auftreten.

Nun haben wir uns bereits angesehen, wie unterschiedlich der körpereigene Verbrauch an Vitaminen mitunter sein kann. Sicher fragen Sie sich nun: Wie schaffe ich es, meinem Körper genau die richtige Menge zuzuführen? Wie wappne ich ihn am besten gegen mögliche Über- und Unterdosierungen?

VITAMINMANGEL

Gleich zu Beginn kann ich Ihnen eine Sorge nehmen: Eine starke Unterdosierung mit gravierenden Folgen ist in Industrienationen bei Gesunden wirklich selten. Durch unser großes Nahrungsangebot nehmen die meisten Menschen genug Vitamine auf, ohne sich Gedanken darüber zu machen.

Unter besonderen Umständen allerdings kann sich dies schnell ändern. Neben den »schönen« Ursachen wie Schwangerschaft und Stillzeit kann auch langfristiger Stress, Krankheit oder fortschreitendes Körperalter zu einem erheblich höheren Verbrauch von Vitaminen führen. Auch Genussmittel wie

UMSTÄNDE, DIE EINEN VITAMINMANGEL BEGÜNSTIGEN

- Einseitige Ernährung
- Schwangerschaft und Stillzeit
- Chronischer Stress
- Krankheiten
- Fortgeschrittenes Alter
- Rauchen und Alkohol

Tabak und Alkohol wirken sich oft negativ aus. Wer sich in solchen Umständen vielleicht noch dazu einseitig ernährt, läuft schnell Gefahr, eine Unterversorgung zu generieren.

So vielfältig wie unser Körper selbst, so vielfältig können auch die Folgen einer Unterversorgung sein. Besonders schwierig wird es, wenn der Mangel mehrere Vitamine betrifft, denn dann können die Anzeichen schnell unübersichtlich werden. Manchmal sind aber auch einzelne Substanzen nicht vorhandene »Übeltäter«.

So wurde ein Vitamin über einen solchen Mangel überhaupt erst entdeckt! Vielleicht haben Sie schon einmal von Skorbut gehört? Eine Krankheit, die heutzutage in unseren Breiten zum Glück quasi ausgestorben ist, früher aber besonders Seefahrer hart treffen konnte. Erweichung von Knochen und Bindegewebe sowie Zahnfleischbluten bis hin zu Zahnausfall konnten die bitteren Folgen sein, die bei zu langer Reise auf dem Meer leider nicht selten beobachtet wurden.

Warum das gerade Seefahrer häufig traf? Lange Zeit wurde über die Ursache gerätselt, bis ein findiger Arzt bereits im 18. Jahrhundert die heilsame Wirkung von Orangen und Zitronen auf die erkrankten Matrosen entdeckte. Schnell war auch klar, wie es zu diesen verheerenden Symptomen kommen konnte: durch eine schlichte Mangelernährung. Die Seemänner von damals hatten nämlich mit zunehmender Fahrtdauer kaum noch Zugang zu frischem Essen wie Obst und Gemüse. Bis die chemische Formel von Vitamin C entdeckt wurde, sollte aber noch etwas Zeit ins Land gehen.

An diesem Beispiel sehen Sie, wie stark mitunter die (fehlende) Wirkung eines Vitamins sein kann. So unterschiedlich die Vitamine wirken, so unterschiedlich können letztendlich auch ihre Mangelzeichen sein. Im nächsten Kapitel werden wir uns diese für jedes Vitamin einzeln genau ansehen.

ÜBERDOSIERUNG

Vielleicht fragen Sie sich nun: Wie sieht es dann mit der Überdosierung aus? Schließlich unterstreicht die Werbung häufig die glorreiche Wirkung von Vitaminen, nach dem Motto »je mehr, desto besser«. Hier wäre ich vorsichtig. Kurz gesagt verhält es sich wie beim Sport und der Nahrungsaufnahme: Viel hilft definitiv nicht immer viel.

Tatsächlich kann eine Überdosierung an Vitaminen genauso schädlich sein wie ein Mangel. Weitreichende Folgen können entstehen, die mitunter den ganzen Körper betreffen. Dabei haben die verschiedenen Stoffe auch ein unterschiedlich starkes Gefahrenpotenzial.

So führen manche B-Vitamine in deutlich erhöhter Dosierung zu einer starken Weitstellung von Gefäßen, was Herz und Leber zunehmend überfordern kann. Vitamin D dagegen bedingt seinerseits eine Umverteilung von Calcium im Körper. Bei starker Überpräsenz kann hierdurch das Calcium im Blut so weit ansteigen, dass es zu Muskelschwäche, Herzrhythmusstörungen und Nierenschäden kommt. Daneben kann die Überdosierung von Vitaminen zu Verdauungsstörungen führen. Dies nur als Beispiele. Mehr dazu folgt.

ÜBER- UND UNTERDOSIERUNG REGULIEREN

Da kann man ja schon fast Angst vor den Vitaminen bekommen, denken Sie sich? Keine Sorge, die starken Symptome von Über- und Unterdosierungen entstehen nur bei deutlich abnormer Zufuhr. Glücklicherweise verfügt unser Körper nämlich über einen großen Toleranzbereich.

Haben Sie mal etwas weniger oder etwas mehr Vitamin im Blut, so hat Ihr Körper eine Reihe von Möglichkeiten, gut darauf zu reagieren. Er kann zum Beispiel etwas für schlechte Zeiten speichern. Ebenso kann er eine Menge der Stoffe über Urin oder Leber wieder loswerden, wenn es ihm mal zu viel werden sollte. Für jedes Vitamin ist die unbedenkliche Bandbreite etwas unterschiedlich, für alle ist sie aber ausreichend groß, um sich zumeist keine Sorgen machen zu müssen. Leben Sie einigermaßen gesund und befinden sich nicht in besonderen Lebensumständen, so sind Sie gegen eine schwerwiegende Unterversorgung gut gewappnet. Eine starke Überdosierung dagegen entsteht überhaupt erst durch deutlich erhöhte Zufuhr. Wenn Sie also keine extrem einseitige Ernährung haben oder bei Supplementen nach dem Prinzip »viel hilft viel« leben, dann müssen Sie sich auch hier keine größeren Gedanken machen.

Manchmal kann Ihr Arzt darüber hinaus absichtlich ein Vitamin in einer sehr hohen Dosierung anordnen. In so einem speziellen Fall kommt das Vitamin nicht mehr präventiv, sondern als direkte Therapie einer Krankheit zum Einsatz. Trifft Ihr Arzt diese Entscheidung, so kennt er auch die möglichen Nebenwirkungen und kann diese besonders beobachten. Er hat davor Nutzen und Risiken abgewogen und ist zu dem Schluss gekommen, dass die Nutzen überwiegen. Eine Hochdosistherapie gehört daher IMMER in die Hand von Ärzten, um Sie vor möglichen Komplikationen zu schützen.

Bevor es nun gleich in die Vollen geht, möchte ich noch eine Frage stellen: Seit wann kennen wir in der Wissenschaft überhaupt Vitamine? Und was hat

Merke

- Innerhalb der individuellen Bandbreite regelt unser Körper den Vitaminhaushalt ohne Probleme.
- Erst größere Schwankungen der Vitaminversorgung können zu einer manifesten Über- oder Unterdosierung führen.

sich in der Forschung über die Jahre verändert? Oder anders gefragt: Warum wirkt es manchmal so, dass wir einerseits immer mehr Klarheit über die Substanzen gewinnen, gleichzeitig die Unklarheit und der Streit über sie aber immer mehr werden?

VON IHRER ENTDECKUNG BIS HEUTE

Zu Beginn des 20. Jahrhunderts gab es in der Wissenschaft eine kleine Revolution: Immer mehr wurde entdeckt, immer weiter entwickelte sich die Forschung. Hier ging es um Dinge, die jeder von uns heute glücklicherweise (oder unglücklicherweise) in der Schule lernt: Was ist ein Atom, was eine Zelle, wie dröselt sich der Körper auf und was macht ihn gesund oder krank?

Aus damaliger Sicht kam es zu bahnbrechenden Erkenntnissen: Zum Beispiel, dass ein Atom nicht das kleinste Teil der Welt ist, sondern sich wiederum aus noch kleineren Teilchen zusammensetzt. Oder, etwas später, dass unsere Nahrung nicht nur aus Kohlenhydraten, Fetten und Eiweißen besteht, sondern auch noch aus einigen andere Bestandteilen. Hiermit war die Orthomolekulare Medizin geboren, also die Lehre der großen Bandbreite an Nahrungsbestandteilen und deren Wirkungen.

Und unser berühmtes Vitamin C? Es wurde erstmals 1907 durch Holst und Fröhlich beschrieben, nachdem diese Forschungen an Meerschweinchen betrieben hatten. Bis sich die Erkenntnisse dann in der breiten Masse der Mediziner durchsetzten und bis Vitamin C auch synthetisch hergestellt werden konnte, sollte aber noch einige Zeit verstreichen. Wichtig war: Der erste Schritt war getan hin zu einer neuen Medizin, hin zu einem neuen Zeitalter. Hin zu einem »Die Welt ist deutlich komplexer als gedacht« und hin zu einem »Rein durch Ernährung können wir gehörigen Einfluss auf unsere körperliche und geistige Verfassung nehmen«, wovon wir noch heute profitieren. Das soll nur als kurzer Rückblick dienen, die Entdeckung der verschiedenen Vitamine gestaltete sich natürlich vielfältig und sehr unterschiedlich. Letztendlich können wir den Forschern und Pionieren ihrer Zeit sehr dankbar sein für ihre Erkenntnisse, denn ohne sie wäre die heutige Medizin nicht möglich.

In der Zwischenzeit ist viel passiert, weltweit befassen sich seit Jahrzehnten viele Forscher mit einer immer detaillierter und komplexer werdenden Bandbreite an Fragestellungen, die auch die orthomolekulare Medizin nicht auslassen. Immer wieder gibt es neue bahnbrechende Erkenntnisse, wie zum Beispiel vor einigen Jahren, als man herausfand, dass Vitamin D neben der altbekannten Wirkung auf unsere Knochen auch gehörigen Einfluss auf unser Immunsystem nimmt. Und die Wissenschaft ist noch lange nicht fertig! Das einzige Problem eines so großen weltweiten Forschungsnetzwerks, wie wir es heute haben, ist: »Wer blickt denn da eigentlich noch durch?«

Wird das Wissen immer detaillierter, so können manchmal gleichzeitig durch unterschiedliche Wissenschaftler auch unterschiedliche Ergebnisse herauskommen, was durch ein unterschiedliches Studiendesign, Setting, eine andere Stichprobe oder auch einfach durch Zufall passieren kann. Schließlich handelt es sich bei medizinischer Forschung am Menschen zumeist um Wahrscheinlichkeiten, nicht um physikalische Gesetze. Dies kann leider statt zu neuer Erkenntnis teilweise auch zu wachsender Verwirrung oder zu verschiedenen Interpretationen neuer Ergebnisse führen. Besonders zeigt sich dies beim eben benannten Vitamin D: Von »Heilsbringer der Nation« über »ist schon gut für uns« bis hin zu »ganz schön gefährlich« lassen sich unterschiedlichste Denkweisen beobachten.

Um diesem scheinbaren »Wirrwarr« zu entkommen, wollen wir uns nun die kleinen Substanzen mal aus der Nähe betrachten. Bleiben die Fragen: Was können unsere Vitamine wirklich? Wie viel brauchen wir und ab wann kann es gefährlich werden? Werfen wir gemeinsam einen Blick auf aktuelle Studien: Was gibt es bisher für Erkenntnisse, und wo sollte noch weiter geforscht werden? Eines kann ich Ihnen versprechen: Im nächsten Kapitel werden Sie garantiert die Antwort auf viele Ihrer Fragen finden!

2

DAS ABC DER VITAMINE

Lassen Sie uns also gemeinsam eintauchen in die große und faszinierende Welt der Vitamine! Sehen wir uns an, welche Wirkungen die Substanzen haben, wie wir sie am besten einsetzen, welche neuen Erkenntnisse die Wissenschaft bereithält, und wann wir eher vorsichtig sein sollten. Sind Sie bereit? Dann würde ich sagen: Los geht's!

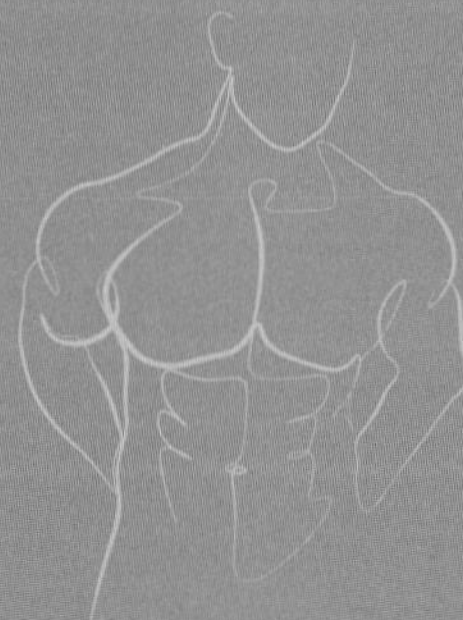

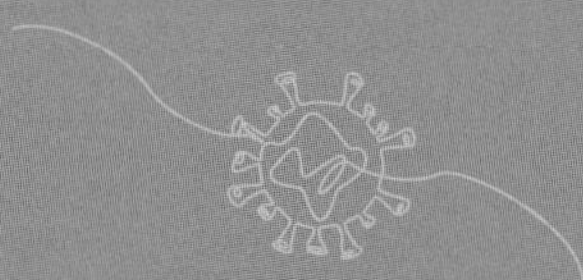

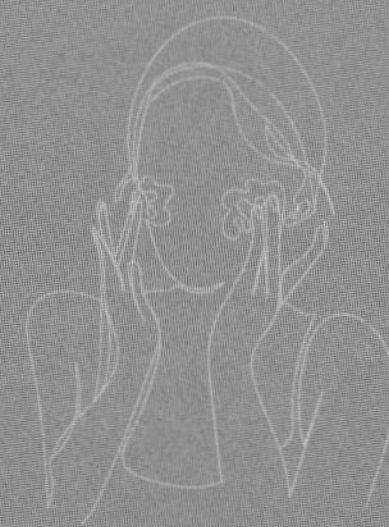

VITAMIN A

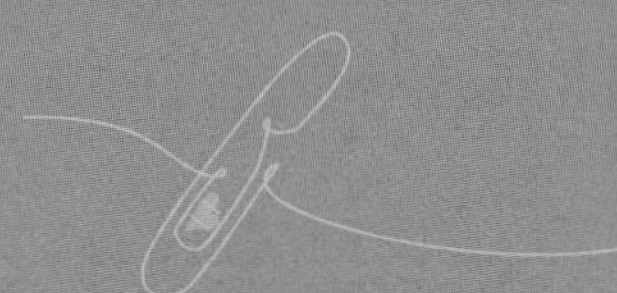

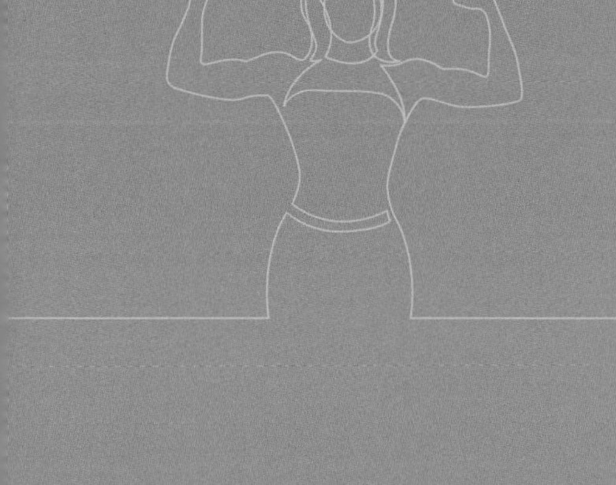

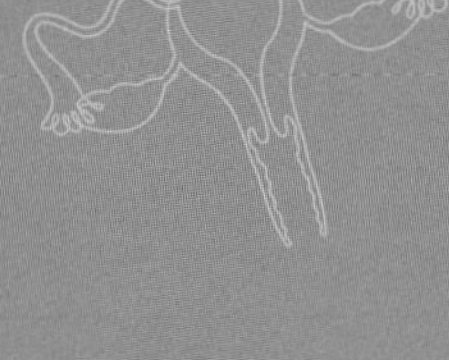

Starten wir gleich mit einem besonders wichtigen Vertreter im Bunde: dem Vitamin A.

Was mir aus dem Studium in Erinnerung geblieben ist, ist Folgendes: Vitamin A ist das »Augenvitamin«. Oder mit den Worten einer Professorin der ersten Semester gesprochen: »Wer zu viele Möhren isst, hat zwar gute Augen, aber auch gelbe Haut ...«

VITAMIN A STELLT SICH VOR

Vitamin A hat folglich etwas mit Augen und Möhren zu tun, wie es auch im Volksmund bekannt ist. Wie Sie schon ahnen, ist das natürlich nur die halbe Wahrheit beziehungsweise ein klitzekleines Stückchen davon. Beginnen wir aber beim Anfang: Was ist Vitamin A überhaupt?

Zunächst muss man das etwas aufdröseln. Streng genommen gehören nämlich mehrere Substanzen mit der gleichen biologischen Wirkung der Vitamin-A-Gruppe an. Wir nennen diese allesamt Retinoide. Der häufigste und bekannteste Vertreter unter ihnen ist das Retinol.

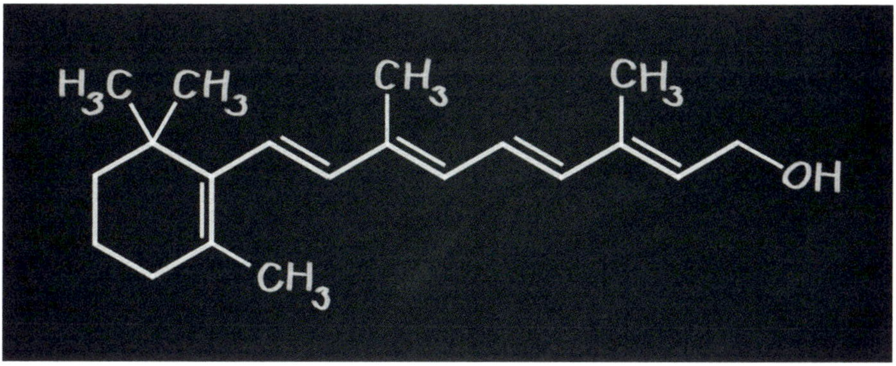

Dies ist die chemische Formel von Retinol.

WO FINDEN WIR ES?

Vitamin A findet sich in verschiedenen Lebensmitteln wieder und kommt dabei vor allem in Eiern sowie Fleisch- und Fischprodukten vor. Wenn die Vegetarier unter Ihnen jetzt vielleicht die Hände über dem Kopf zusammenschlagen – keine Sorge, denn darüber hinaus gibt es eine Vielzahl an Vorformen, also strukturell ähnlichen Substanzen, die in das aktive Vitamin umgewandelt werden können. Vielleicht haben Sie schon einmal etwas von Carotinoiden gehört? Aufatmen, denn diese sind in allerlei Obst- und Gemüsesorten zu finden, am liebsten, wenn sie eine orange Farbe aufweisen. Honigmelone, Pfirsiche, Aprikosen oder eben die berühmte Möhre sind wahre Carotinoid-Lieferanten, und auch die Süßkartoffeln punkten mit einem hohen Gehalt. Darüber hinaus gibt es auch ein paar grüne Quellen wie Spinat oder Rucola. Wie Sie sehen, haben Sie also insgesamt eine große Bandbreite an Möglichkeiten, Ihren Vitamin-A-Speicher im Körper aufzufüllen!

Zu den Carotinoiden gehören chemisch gesehen unterschiedliche Substanzen, zum Beispiel die Alpha- und die Beta-Carotinoide oder auch Stoffe mit

Diese Lebensmittel sind gute Vitamin-A-Lieferanten.

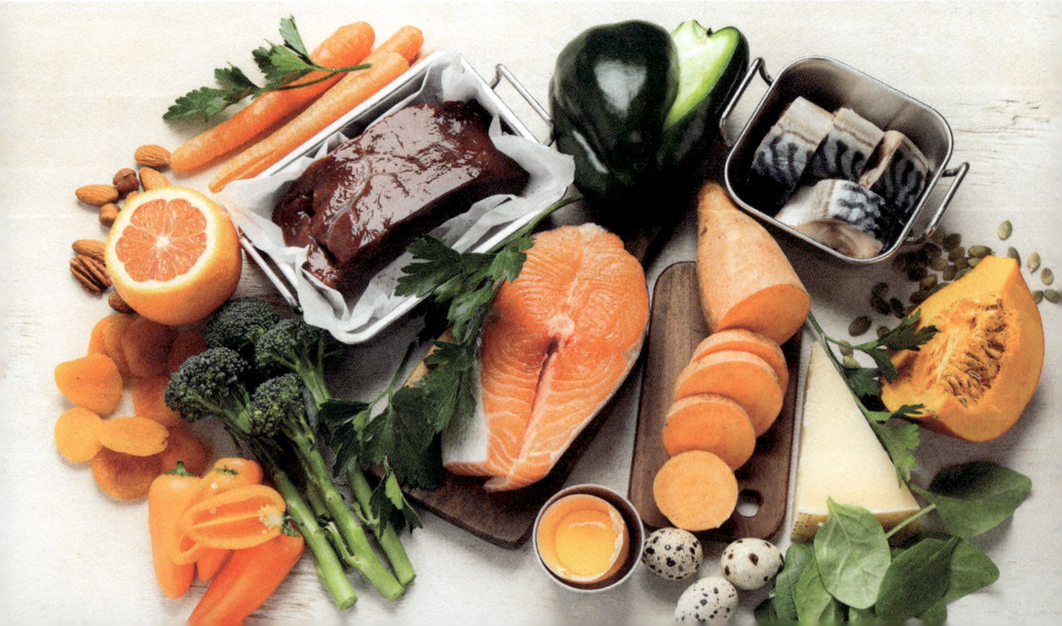

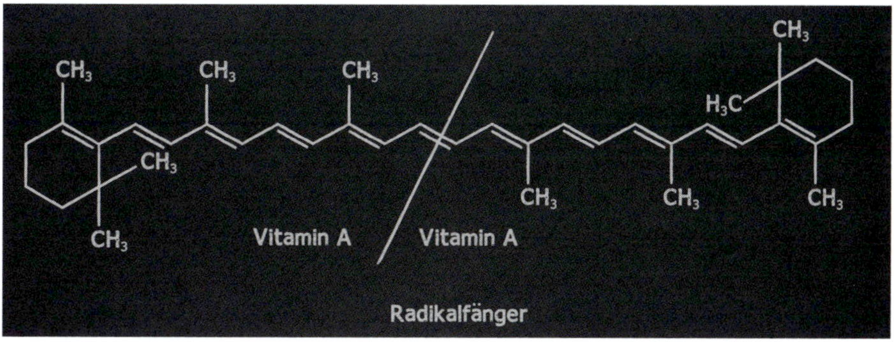

Im Beta-Carotin finden sich zwei Vitamin-A-Moleküle.

so schönen Namen wie Lutein oder Lycopin. Sie wirken in unserem Körper als Radikalfänger. Daneben sind manche von ihnen, und ich übertreibe nicht, kleine Wunderwerke der Natur. Besonders eindrücklich kann man dies beim Beta-Carotin sehen.

Wirft man einen genauen Blick auf die Formeln, so wird schnell klar: Hier wurden zwei Vitamin-A-Moleküle quasi aneinandergeklebt! Benötigen wir mehr Retinol, so braucht unser Körper nur noch eine kleine Schere, ein sogenanntes Enzym, welches im Bedarfsfall einen kleinen Schnitt setzt – voilà, zwei Vitamin A sind fertig zur Verwertung!

Sind die Speicher bereits gefüllt, so werden uns die Carotinoide in ihrer ursprünglichen Form nützlich. Zwei Fliegen mit einer Klappe also.

Nun bleibt aber doch die Frage: Wofür brauchen wir die kleine Substanz überhaupt so dringend?

WAS KANN VITAMIN A?

Wie schon zu Beginn beschrieben, wird das Vitamin zumeist mit unserem Sehvorgang in Verbindung gebracht. Darüber hinaus hat es aber noch eine ganze Reihe anderer spannender Wirkorte.

Schauen wir aber zunächst einmal auf seine bekannteste Funktion. Haben Sie schon einmal einen schönen Sternenhimmel bewundert? Dann ist jetzt der Moment, sich bei unserem kleinen Helferlein zu bedanken. Denn ohne Vitamin A könnten Sie in der Nacht nicht sehen. Keinen noch so hellen Stern. Ja, richtig gehört!

Vitamin A ist ein wichtiger Bestandteil im Auge, genauer gesagt in den sogenannten Photorezeptorzellen. Diese verarbeiten einzelne eintreffende Lichtstrahlen und formen daraus ein Bild mit unterschiedlichen Farben und Helligkeitsstufen: unser »Gesehenes«. Die Substanz ist hier nicht nur ein kleiner Helfer, nein, sie ist direkter Bestandteil des Vorgangs und somit auch ohne Umwege daran beteiligt, dem Sehnerv zu sagen: »Hier ändert sich etwas im Bild, bitte dem Gehirn mitteilen!« Das Retinoid ist hierbei speziell für die Erkennung von Helligkeitsstufen zuständig, die Farbunterscheidung übernimmt ein anderer Stoff. Bedeutet übersetzt: Sehen Sie Farben ohne Probleme, können aber Helligkeitsstufen schlecht erkennen, dann kann dies durchaus durch einen Vitamin-A-Mangel bedingt sein – insbesondere, wenn Sie kurz davor in sonnigen Gefilden geurlaubt haben. Hierzu später mehr.

Abgesehen vom Sehvorgang hat unser Vitamin A noch eine Reihe von anderen, nicht minder wichtigen Einsatzgebieten. Es spielt auch bei anderen Sinnesorganen wie dem Hören, Riechen und Schmecken eine, wenn auch nicht ganz so zentrale, Rolle. Darüber hinaus ist es für die Bildung neuer roter Blutkörperchen und die Entstehung und Wirksamkeit so mancher Immunzelle von Nöten. Die Eiweißproduktion und der körpereigene Fettstoffwechsel werden durch Vitamin A tatkräftig unterstützt, ebenso wie die Bildung und Regeneration von Haut und Schleimhäuten. Dies erklärt im Übrigen auch seinen häufigen Einsatz in Hautpflegeprodukten. Ob Sie nun Cremes und Seren bevorzugen oder doch lieber einmal mehr zu Aprikose und Süßkartoffel greifen, bleibt Ihnen natürlich selbst überlassen.

Haben Sie einen Kinderwunsch? Dann achten Sie auf Ihren Vitamin-A-Spiegel! Denn sowohl bei Männern als auch bei Frauen haben die Substanzen Einfluss auf die Fruchtbarkeit.

Haben Sie wiederum bereits ein Kind oder sind schwanger? Wie schön! Auch hier ist unser kleines Helferchen nicht wegzudenken. Es beeinflusst direkt den Abschreibprozess gewisser Gene und ist somit unerlässlich für eine gute und gesunde Entwicklung – und das schon im Mutterleib! Sowohl die Knochenbildung als auch die Entstehung des Nervensystems und verschiedener Organsysteme wird durch Vitamin A beeinflusst, vom Embryo bis hin zum erwachsenen Menschen. Also greifen Sie beherzt zur nächsten Möhre. Einen Mangel will schließlich keiner riskieren!

WICHTIGE WIRKORTE VON VITAMIN A

- Sehvorgang und weitere Sinnesorgane
- Blut- und Immunsystem
- Eiweiß- und Fettstoffwechsel
- Fruchtbarkeit
- Entwicklung

VOM »ZUWENIG«

Nun, da wir uns die vielen Funktionen von Vitamin A in unserem Körper angesehen haben, wollen Sie sicher keinen Vitaminmangel riskieren. Die gute Nachricht kommt zugleich: In einem Land mit vollen Supermarktregalen ist ein solcher auch überaus selten. Sind Sie gesund und ernähren sich einigermaßen ausgewogen, so brauchen Sie sich keine größeren Sorgen zu machen.

Essen Sie allerdings besonders vitaminarm, halten strenge einseitige Diäten ein oder haben sehr viel Eiweiß auf dem Ernährungsplan? Da wir Vitamin A für die Eiweißverwertung benötigen, schwinden angelegte Rücklagen bei hohem Aufkommen mitunter dahin, in diesem Fall kann durchaus ein Defizit entstehen. Auch viel Alkohol, Rauchen oder langfristiger

Stress leeren die Vitaminspeicher. Bei Letzterem ist es egal, ob er durch nervige Kollegen oder schwerwiegende Krankheiten, Entzündungen und Operationen ausgelöst wird. Darüber hinaus kann auch das ein oder andere Medikament eine Gefahr darstellen, wie Cholesterinsenker oder Abführmittel.

Selbst ein sonniger Urlaub kann unserem Vitamin gefährlich werden, baut starkes Sonnenlicht doch besonders bei hellhäutigen Menschen Carotinoide und Vitamin A ab. Gerade wer im Winter in die Sonne fährt (den sonnigen Skiurlaub einbezogen), sollte also aufpassen, schließlich reagiert unsere Haut jetzt besonders stark auf Licht und Strahlung.

Wer sich nun gleich Sorgen macht, weil er vom stressigen Meeting direkt in den winterlichen Skiurlaub gestartet ist – keine Angst, unser Körper kann kurzzeitig ohne Probleme mit einer Unterversorgung klarkommen. Für solche Momente hat er weise vorausschauend kleine Reserven angelegt. Wer nach dem sonnigen Urlaub zu der ein oder anderen Möhre greift, kann die Speicher auch schnell wieder auffüllen. Wenn Sie allerdings über einen längeren Zeitraum nicht genug Vitamin A im Blut haben, besteht die Gefahr, in einen richtigen Mangelzustand zu rutschen. Seien Sie versichert: In so einem Fall wird sich Ihr Körper melden. Woran aber erkenne ich denn eigentlich eine Unterversorgung?

Wie erkenne ich einen Mangel?

Beginnen wir bei seiner wichtigsten Wirkung: Haben Menschen längerfristig zu wenig Vitamin A im Blut, so werden ihre Augen ziemlich unzufrieden. Heißt übersetzt: Die Wahrnehmung und Unterscheidung von hell und dunkel kann jetzt nicht mehr ohne weiteres dem Gehirn gemeldet werden, schlechtere Sicht insbesondere bei Dämmerung und in der Nacht sind die Folge, während die Augen mitunter trocken und rot erscheinen. Gleichzeitig steigt das Risiko für die Altersschwersicht, den grauen Star. Auch die anderen Vitamin-A-abhängigen Sinnesorgane werden sich melden: Sowohl das Hören als auch das Riechen und Schmecken funktionieren nicht mehr so gut. Da die Retinoide ebenso wichtig für unser Immunsystem sind, kann eine erhöhte

Infektanfälligkeit Folge aufgebrauchter Speicher sein. Haut und Schleimhäute neigen jetzt zu Trockenheit und Entzündungen, während Haare und Nägel porös und spröde werden.

Betroffene Menschen fühlen sich zudem schneller müde, die Fruchtbarkeit sowohl bei den Männern als auch den Frauen sinkt. Besonders schwerwiegend kann ein Mangel darüber hinaus bei Kindern ausfallen: Da Vitamin A für die Entwicklung unerlässlich ist, kann eine Unterversorgung zu einer generellen Wachstumsstörung führen.

Um gar nicht erst in die Gefahr eines Mangels zu kommen, empfehle ich eine ausgewogene Ernährung reich an Retinoiden und Carotinoiden. Über diesen Weg lässt sich ein Mangelzustand am besten verhindern oder eine kurzzeitige Unterversorgung schnell wieder ausgleichen.

Bleibt die Frage: Wie viel Vitamin A braucht unser Körper eigentlich und ab wann kann die positive Wirkung in Gefahr umschlagen?

!

ANZEICHEN FÜR EINEN VITAMIN-A-MANGEL

- Schlechtere Sicht insbesondere bei Dämmerung und nachts
- Einschränkung von Hören, Riechen und Schmecken
- Erhöhte Infektanfälligkeit
- Trockene und entzündete Haut und Schleimhaut
- Trockene und spröde Haare und Nägel
- Schnelle Müdigkeit
- Verringerung der Fruchtbarkeit
- Bei Kindern: Wachstumsstörungen

VOM »GENAU RICHTIG«

Wie viel Vitamin A ist nun gut und richtig? Die Antwort ist leider nicht ganz so einfach. Zwar gibt die DGE regelmäßig Empfehlungen für die tägliche Zufuhr heraus, der tatsächliche Bedarf kann aber abhängig von Größe, Statur sowie Lebensumständen durchaus schwanken. Nichtsdestotrotz sind die Tabellen der DGE hilfreich, um einen guten Überblick zu bekommen.

Aktuelle tägliche Zufuhrempfehlungen Vitamin A nach DGE (Stand 2020)	
Gesunde Frauen ab 19 Jahren	700 µg Retinol
Gesunde Männer von 19 bis 64 Jahren	850 µg Retinol
Schwangere Frauen	800 µg Retinol
Stillende Frauen	1300 µg Retinol

Wer es noch genauer möchte: Die deutlich detaillierteren und regelmäßig aktualisierten Empfehlungen kann man passgenau auf der Internetseite dge.de einsehen.

Vorsicht! Hierbei handelt es sich um die komplette Zufuhr und nicht um Supplementationsempfehlungen! In einer gesunden und ausgewogenen Ernährung sind in der Regel schon genug Carotinoide und Retinoide enthalten, um die Richtwerte zu erreichen.

Trotzdem gibt es auch Momente, in denen Supplemente interessant werden. Ab Seite 39 werden wir uns diese noch genauer ansehen. In dem Falle nun lohnt es sich, einen genaueren Blick ins Regal der Drogerie oder Apotheke Ihrer Wahl zu werfen.

Zunächst einmal kann sich leicht Verwirrung einstellen, wenn wir uns mit den Dosierungen auseinandersetzen. Für Vitamin A gibt es nämlich eine Menge verschiedener Varianten. Von internationalen Einheiten, kurz IE, über Mikrogramm (kurz µg) Retinol, Mikrogramm ß-Carotin, Mikrogramm

Die Deutsche Gesellschaft für Ernährung (DGE) gibt eine Vergleichshilfe: 1 µg Retinol entspricht 12 µg β-Carotin, 24 µg Provitamin-A-Carotinoide und 1 µg Retinolaktivitätsäquivalent.

Provitamin-A-Carotinoide oder Mikrogramm Retinolaktivitätsäquivalent sind der Kreativität hier gefühlt keine Grenzen gesetzt.

Davon abgesehen ist nun Vitamin A eben auch nicht immer gleich Vitamin A. Zur Erinnerung: Die direkt wirksamen Retinoide sind allesamt fettliebend, unser Körper kann sie folglich nicht auf einfachem Wege über die Niere loswerden, sollte das Angebot die körperliche Nachfrage einmal übertreffen. Vielmehr wird er kurzfristig nur wenig ausscheiden und den Rest speichern, was das Zeug hält, was in der Folge leider zu einigen Problemen führen kann. Weniger risikobehaftet sind da die Carotinoide. Sie sind einzeln oder als Carotinoidmischungen erhältlich, synthetisch hergestellt oder auch als Extrakte von Obst, Gemüse und Meeresalgen erhältlich. Hier gilt die Devise: Je breiter das Herkunftsspektrum, desto besser ist die Wirkweise. Daneben punkten sie durch ihre Vielseitigkeit: Hat Ihr Körper genug Vitamin A umgewandelt, um seinen Bedarf zu decken, so wird er damit aufhören und die restlichen Substanzen als Radikalfänger verwenden. Das schützt uns im Ernstfall sogar vor einer Überdosierung.

VOM »ZUVIEL DES GUTEN«

Haben wir zu viel Vitamin A im Blut, so kann eine ganze Menge passieren. Die Symptome einer solchen Überdosierung sind dabei vielfältig und unspezifisch. Von Appetitverlust über Kopfschmerz, trockene Haut und Haarausfall bis hin zu Schwindel, Erbrechen, Durchfall und einer vergrößerten Leber und Milz können die Anzeichen unterschiedlich und mitunter für den Arzt gar nicht so leicht zu deuten sein.

! ZEICHEN EINER VITAMIN-A-ÜBERDOSIERUNG

- Appetitverlust
- Kopfschmerz
- Trockene Haut
- Haarausfall
- Schwindel
- Erbrechen
- Durchfall
- Vergrößerte Leber und Milz

Besonders schwer kann eine solche Überdosierung wiegen, wenn sie nicht Sie selbst, sondern Ihr ungeborenes Baby betrifft. Schwangere aufgepasst! So wichtig Vitamin A für die Entwicklung Ihres Kindes ist, so gefährlich kann es bei zu hoher Zuführung werden. Studien zeigen, dass direkte Vitamin-A-Supplemente in sehr hohen Dosierungen Schäden am Ungeborenen hervorrufen können. Carotinoide hingegen bergen auch hier keine Gefahr.

Carotinoide sind also folglich immer die beste Wahl? Auch hier gibt es wieder eine kleine Einschränkung: Forschungen legen nahe, dass die regelmäßige Einnahme von synthetisch hergestelltem Beta-Carotin bei Rauchern möglicherweise das Risiko für Lungenkrebs erhöht. Daher wird für Menschen mit regelmäßigem Nikotinabusus sicherheitshalber keine Einnahmen solcher Präparate empfohlen.

Daneben können wir Carotinoide als unbedenklich einstufen. Außer Sie wollen vielleicht in der nächsten Saison als Topmodel durchstarten. Die kleinen Vorformen bergen nämlich die Gefahr, bei sehr hoher Aufnahme temporär unsere Haut orange zu verfärben. Dies ist gesundheitlich gesehen aber komplett unbedenklich.

VITAMIN A UND DIE FORSCHUNG

Sie wissen jetzt schon eine ganze Menge über Vitamin A. Bleibt noch eine letzte Frage offen: Gibt es da vielleicht auch etwas in der aktuellen Forschung, das für Sie interessant sein könnte?

Kurz gesagt sind Vitamine bisher leider eher selten Zentrum großer Forschungsarbeiten. Trotzdem lassen sich weltweit aber einige interessante Studien finden, die ich mit Ihnen gemeinsam etwas näher ansehen möchte.

Augenkrankheiten

Starten wir beim Sehorgan. Ein Einsatz bei Augenkrankheiten, liegt das nicht nahe? Definitiv zeigt sich, dass eine Vitamin A-Unterversorgung einige Augenkrankheiten hervorrufen kann. Gerade bei trockenen Augen oder anderen Problemen der Augenoberfläche, welche mit einer Unterversorgung vergesellschaftet sind, kann durch Vitamin-A-Supplementation Abhilfe geschaffen werden. Ist der Blutspiegel gesund, so zeigt sich eine Verbesserung von Nachtblindheit, verschwommener Sicht und Augenentzündungen sowie ein selteneres Auftreten von grauem Star. Auch scheint eine regelmäßige Zufuhr das Risiko für die Entwicklung einer sogenannten altersbedingten Makuladegeneration zu senken. Wer auf seine Augen achtet, kommt folglich an unserer kleinen Substanz nicht vorbei!

Hautgesundheit und Hautalterung

Auch hier gibt es vielversprechende Arbeiten. So hat die regelmäßige Zufuhr ebenso wie die direkte Anwendung auf der Haut das Potenzial, Hautalterung wie die Ausbildung von Fältchen zu verlangsamen, wobei die Wirkung frei verkäuflicher Produkte wissenschaftlich nicht gesichert ist.

Daneben können auch Hautentzündungen, Schuppenflechte und Akne positiv durch Vitamin A beeinflusst werden.

Auch kommen synthetisch hergestellte Retinoide, welche dem Vitamin A ähnlich sind, bei verschiedenen Hautkrankheiten wie schwerer Akne oder

Rosazea zum Einsatz. Da hier mit teilweise schweren Nebenwirkungen zu rechnen ist und eine Schwangerschaft während einer solchen Therapie sehr gefährlich für das Ungeborene wäre, ist hier aber eine strikte Empfängnisverhütung Voraussetzung. Diese Behandlungen gehören prinzipiell immer in die Hand erfahrener Ärzte, um Nutzen und Risiken bestmöglich abzuwägen und Sie im Falle von auftretenden Nebenwirkungen professionell zu begleiten.

Immunsystem

Werfen wir einen Blick auf unser Abwehrsystem. Tatsächlich kann die Dauer und Intensität so mancher Infektion verkürzt und reduziert werden, wenn der Vitamin-A-Haushalt gesund ist. In Entwicklungsländern wird das Vitamin daher sogar als Therapie bei Masern eingesetzt. Auch Magengeschwüre lassen sich durch Supplementation von Vitamin A positiv beeinflussen, klar, schließlich ist die Substanz auch für unsere Schleimhäute wichtig. Zudem gibt es Hinweise auf positive Effekte bei Asthma und Allergien.

Herzkreislaufsystem

Selbst bei Volkskrankheiten wie Herzinfarkt und Schlaganfall scheint Vitamin A präventiv wirksam zu sein. Was genau aber geht bei diesen Krankheiten im Körper eigentlich schief?

Exkurs: Wenn sich Gefäße verschließen

Herzinfarkt und Schlaganfall haben tatsächlich oft den gleichen Keim des Übels: die Verkalkung von Gefäßen. Zu viel Fette und Cholesterin im Blut können sich über einen längeren Zeitraum in unseren Gefäßen ablagern und an besonders belasteten Stellen Ansammlungen und damit Ablagerungen bilden. Wir sprechen dann von Arteriosklerose. Das Gefäß wird enger und enger. Durch fehlgeleitete körperliche Reaktionen kann hieraus ein akuter Verschluss von Gefäßen entstehen. Im Herz nennt sich ein solcher Herzinfarkt, im Kopf Schlaganfall.

Und Vitamin A? Eine gesunde Versorgung scheint in Forschungsarbeiten tatsächlich die Gefahr für Arteriosklerose zu senken. Seine Vorformen, die Carotinoide, wirken zudem schützend auf unsere Gefäße.

Krebserkrankungen

Selbst Krebs, ja wirklich? Tatsächlich hat sich mittlerweile sogar eine ganze Reihe von Studien angesammelt, die ein erhöhtes Risiko für verschiedene Krebsarten zeigen, wenn nicht genug Vitamin A im Körper vorhanden ist. Anders herum sinkt durch regelmäßige Einnahme von Vitamin A das Risiko für manche Unterformen.

Ist Krebs ausgebrochen, so hilft freilich kein Vitamin der Welt – jetzt muss eine schnellstmögliche Behandlung durch einen spezialisierten Arzt eingeleitet werden. Manche Studien lassen zwar auf ein vermindertes Wachstum mancher Krebsarten schließen, wenn regelmäßig Vitamin A eingenommen wird – hierbei handelt es sich allerdings nur um kleinere Arbeiten. Da in diesem Bereich bisher nur wenige Studien an Menschen erfolgten, ist die Wirksamkeit nicht ausreichend gesichert, auch über eine gegebenenfalls notwendige Dosierung lässt sich bisher keine Aussage treffen.

Daneben kommen auch synthetisch hergestellte Retinoide in diesem Bereich manchmal zum Einsatz, wobei die Anwendung dieser stets in die Hand erfahrener Ärzte gehört.

Generell gilt: Ist eine Krebserkrankung ausgebrochen, so ist eine schnellstmögliche Behandlung durch medizinische Spezialisten unumgänglich. Die Zufuhr von Vitaminen, insbesondere in höheren Dosierungen, muss IMMER mit dem Arzt abgesprochen werden, um mögliche Nebenwirkungen oder Wechselwirkungen zu verhindern.

Vitamin A zusammengefasst

- Als Retinoide in tierischen und als Carotinoide in pflanzlichen Lebensmitteln zu finden
- Wichtig für Augen, gesunde Haut, Immunsystem, Stoffwechsel und Fruchtbarkeit
- Überdosierung tunlichst vermeiden
- Forschung insbesondere im Bereich Augengesundheit, Hautkrankheiten, Immunsystem, Herzkreislaufsystem und Krebs

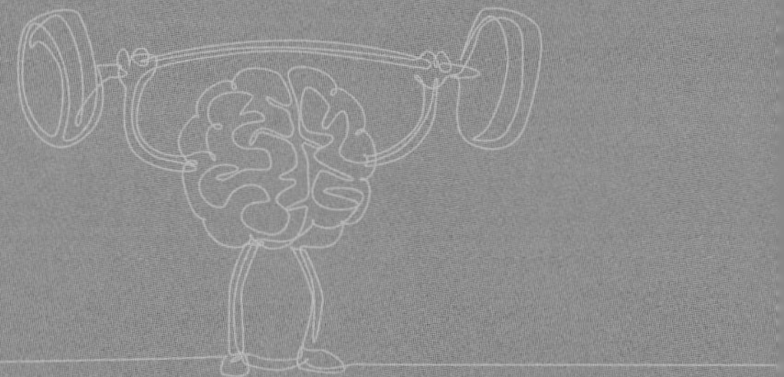

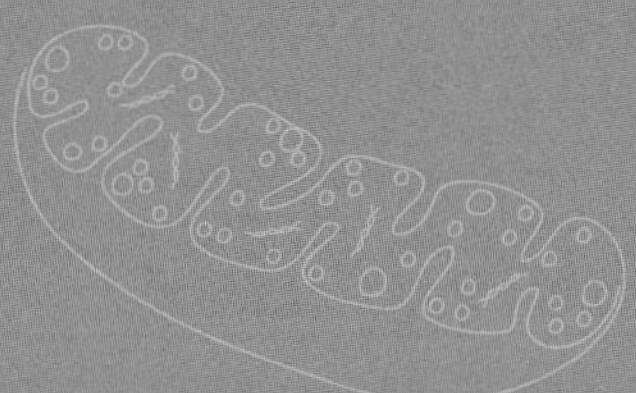

VITAMIN B_1

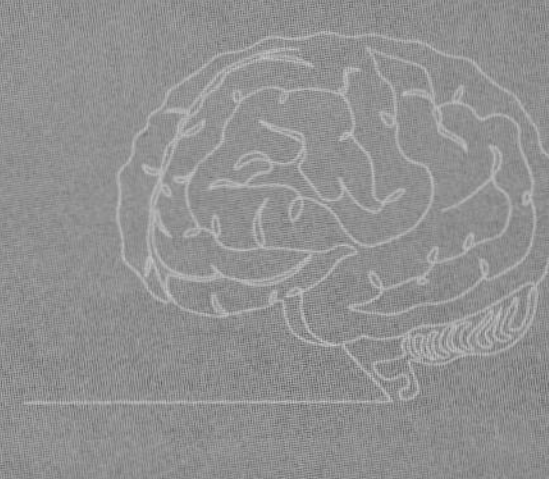

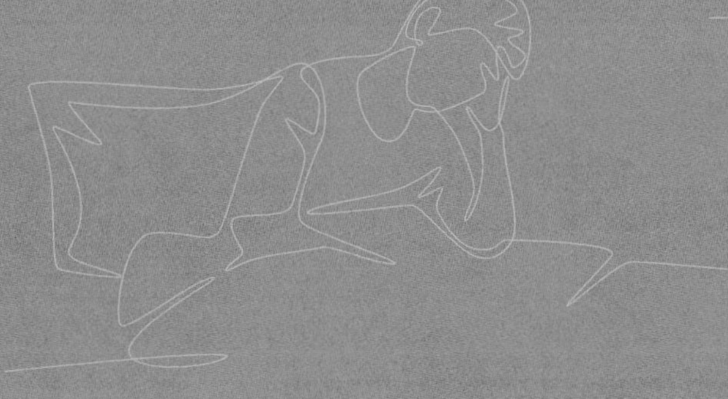

Folgen wir weiter dem Alphabet, so ist als Nächstes das B an der Reihe. Hier fällt schnell auf, dass es sich nicht nur um eine Substanz handelt, sondern vielmehr um eine ganze Familie. Da ist der große Bruder, der schon alles kann, die kleine Schwester mit nicht minder großer Begabung. Da gibt es den Alleingänger genauso wie den Teamplayer unter den Geschwistern, der die ganze Familie zusammenhält. Als Erstes wollen wir uns aber dem jüngsten Familienmitglied widmen, dem Baby sozusagen. Wie neu geboren ist es zu Beginn komplett auf Hilfe angewiesen. Guten Tag, kleines Vitamin B_1!

VITAMIN B_1 STELLT SICH VOR

Vitamin B_1, auch Thiamin genannt, findet sich unter anderem in großer Menge in Reis wieder. Leider nicht im leckeren Teil, sondern vielmehr in der harten Schale. Dieser Umstand wurde spätestens im 19. Jahrhundert sehr bekannt. Damals entdeckte man erstmals die sogenannte Beriberi-Krankheit.

In weiten Teilen Asiens entwickelten plötzlich immer mehr Menschen unspezifische Krankheitssymptome wie Appetitmangel und Abgeschlagenheit, von Zeit zu Zeit auch gepaart mit schlimmeren neurologischen Auffälligkeiten wie Missempfindungen, Muskelschwäche, Gehstörungen und Konzentrationsschwäche. Selten kam es sogar zu Bewusstseinseintrübungen oder Herzproblemen. Was war passiert?

Diese Lebensmittel sind gute Thiamin-Lieferanten.

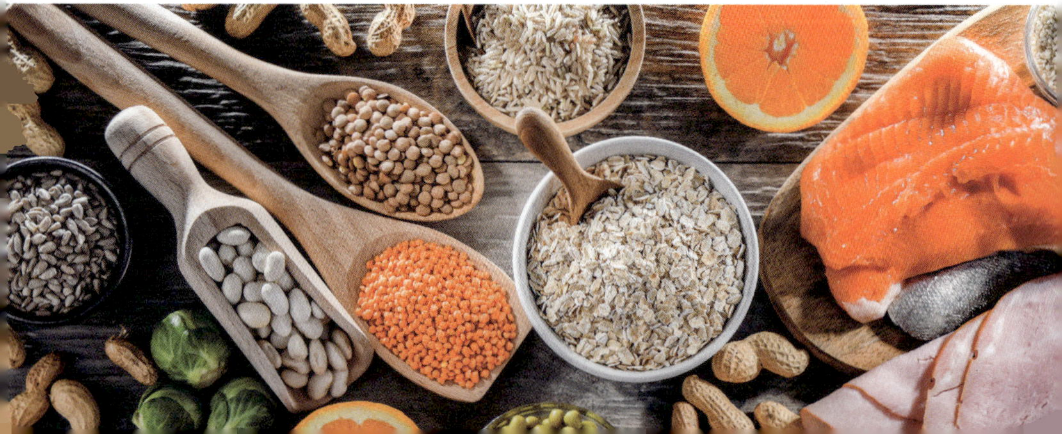

Zu eben jener Zeit begann die Industrie zunehmend, Reis zu schälen, wohl um ihn schmackhafter zu machen. Was den Menschen damals nicht bewusst war: Mit dem Entfernen der weniger leckeren Keimlingshülle des Reiskorns landete auch ein großer Teil einer sehr wichtigen Substanz buchstäblich im Müll. Erst mit der Entdeckung von Thiamin konnte das Rätsel der plötzlich aufgetretenen flächendeckenden Erkrankung gelöst werden: Es handelte sich um einen starken Mangel an Vitamin B_1!

Neben der Schale von Reis können wir Thiamin noch in einigen anderen Lebensmitteln finden. Da wären zum Beispiel Vollkornprodukte, Nüsse und Hülsenfrüchte. Auch in Fleisch, Fisch und in verschiedenen Gemüsesorten wie grünen Erbsen, Kartoffeln, Kohl oder Orangen ist Vitamin B_1 vorhanden. Tatsächlich können sogar manche Darmbakterien Thiamin herstellen, wenn auch in eher geringerer Menge.

HILFE NAHT!

Ist unser Babyvitamin B_1 im menschlichen Körper angekommen, so kann es zunächst herzlich wenig. Es benötigt erst einmal Hilfe, um seine Aufgaben zu erkennen und ausführen zu können. Diese kommt zum Glück meist schnell. Einmal in der Zielzelle angekommen, warten bereits zwei kleine chemische Verbindungen, genauer zwei Phosphatreste, die Thiamin gerne zur Hand gehen. Zwar kommt unser B_1 in den Lebensmitteln nicht selten bereits mit

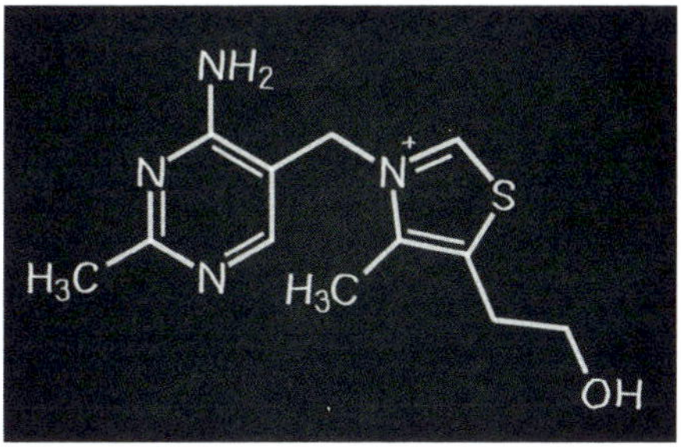

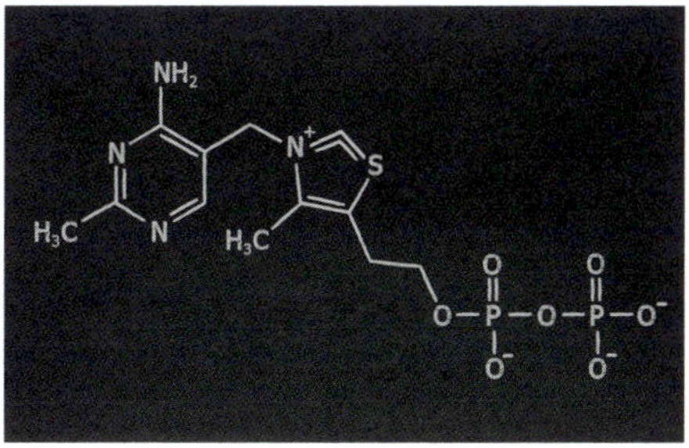

So sehen die chemischen Formeln von Vitamin B_1 und Thiaminbisphosphat aus.

»Helferphosphaten« vor, eine aktive Form kann unser Körper aber leider nicht aufnehmen und so geht er den Umweg über »erst abschneiden und dann wieder neu verbinden«.

Wir nennen die neu entstandene Substanz auch Thiaminbisphosphat, was so viel bedeutet wie »Thiamin plus zwei Phosphat«. Nicht sehr einfallsreich, aber umso prägnanter. Einmal »aktiviert«, beginnt B_1 nun voller Tatendrang, an allen möglichen Stellen zu werkeln. Welche aber sind das eigentlich?

WAS KANN VITAMIN B_1?

Vitamin B_1 ist oftmals auch als »Nervenvitamin« bekannt. Das hat mehrere Gründe. Zunächst einmal hält sich die Substanz gerne in der Zellwand von Nervensträngen auf und hilft so bei der Übermittlung von Informationen in unserem Körper. Zudem wird Thiamin benötigt, um wichtige Botenstoffe unseres Gehirns zu produzieren. Solche Botenstoffe nennen wir im Fachjargon Neurotransmitter. Acetylcholin oder Serotonin sind wichtige Vertreter. Sie helfen ebenso bei der körperlichen Informationsübermittlung, dies sowohl im Gehirn als auch im restlichen Körper. Sie sehen also: kein gesunder Menschenverstand ohne unser Vitamin B_1!

Der zweite Punkt ist tatsächlich nicht nur für unsere Nerven und das Gehirn von Belang, vielmehr hängt unser gesamter Körper davon ab. Jede Bewegung, jeder Herzschlag, jeder Gedanke benötigt letztendlich Energie. Wenn ich hier von Energie rede, meine ich kleine Moleküle, die in unserem Körper durch chemische Reaktionen alle Prozesse am Laufen halten. Es gibt verschiedene Stoffe, am häufigsten kommt aber eine Substanz mit dem Namen Adenosintriphosphat, kurz ATP, zum Einsatz. ATP ist quasi unsere »Energiewährung«. Alles Gegessene, aller Sauerstoff muss zunächst »umgetauscht« werden, erst jetzt kann unser Körper final etwas damit anfangen. Sehen wir uns dies einmal etwas genauer an!

Wie unser Körper Energie herstellt

Stellen Sie sich einmal vor, Sie hätten ganz viele Birnen. Vielleicht wollen Sie zur Abwechslung aber auch mal einen Apfel verspeisen? Nun können Sie natürlich in einen Laden gehen und versuchen, die Früchte gegeneinander einzutauschen. Was aber, wenn der Verkäufer gar keine Birnen benötigt? Tatsächlich ist den meisten Ladenbesitzern wohl die Bezahlung durch Geld am liebsten, dies ist schließlich universell einsetzbar. Was müssen Sie also tun? Birnen zuerst in Geld umtauschen.

Wo es mitunter gar nicht so leicht sein kann, aus Birnen Geld zu machen, braucht auch unser Körper einiges an Zeit und Geduld, um von der durch die Nahrung zugeführten Energie in Form von Eiweißen, Kohlenhydraten und Fetten zum gewünschten ATP zu gelangen. Einige komplexe Reaktionen in unterschiedlichen Bereichen der Zelle sind hierzu nötig. Letztendlich passen sie allesamt wie kleine Zahnrädchen ineinander und führen am Ende zum gewünschten Ergebnis in Form von frischer, universell einsetzbarer Energie.

Abgesehen von der Nahrung benötigen wir für manche dieser Reaktionen auch Sauerstoff, wir nennen diese daher Zellatmung. Hieraus erklärt sich auch, warum uns nach kurzer Zeit fehlender Atemluft alle Energie im Körper ausgeht.

Was das nun mit Thiamin zu tun hat? Tatsächlich ist die Substanz gleich an mehreren dieser chemischen Schritte beteiligt, die die Umwandlung von Kohlenhydraten, Fetten und Aminosäuren zu ATP gewährleisten. Erst jetzt ist unser Körper in der Lage, weitere komplexe Aufbauprozesse zu starten, zu wachsen, zu reparieren oder »den Laden am Laufen zu halten«.

Unser Gehirn benötigt besonders viel ATP, schließlich sind hier die Prozesse besonders komplex. Dies trägt ebenso dazu bei, dass gerade für unseren Denkapparat das Vitamin B_1 von großem Belang ist.

Neben dem großen Block des Nervensystems hat Thiamin noch einen anderen, kleineren Einsatzbereich: bei der Kollagenproduktion. Kollagen ist ein Baustein unseres Bindegewebes und dort von hoher Wichtigkeit, denn es sorgt in Bändern, Knochen, Knorpel und Teilen der Haut für Stabilität. Ein Mangel kann daher zu schlechterer Wundheilung führen. Aber von vorne: Wann tritt ein solcher Mangel eigentlich überhaupt auf?

WICHTIGE WIRKORTE VON VITAMIN B_1

- Nervenleitung
- Produktion von Botenstoffen
- Energiewährung
- Kollagenproduktion

VOM »ZUWENIG«

Neben der einseitigen Ernährung zum Beispiel durch geschälten Reis gibt es eine Reihe weiterer Ursachen, die einen Thiaminmangel hervorrufen können. Beginnen wir bei der »falschen« Zubereitung: Einige seiner Eigenschaften können unserem Thiamin nämlich mitunter übel mitspielen. Essen Sie Ihre Kartoffeln gerne besonders weich? Dann muss ich Sie leider enttäuschen. Als lipophiles, also wasserliebendes Vitamin lösen sich mit zunehmender Kochzeit Anteile in der Flüssigkeit und verbleiben auch dort. Wer also sichergehen will, verwendet das Kochwasser einfach mit – sei es in Form von einer Suppe oder als Soße zum Gemüse. Daneben macht auch starke Wärme unserem Vitamin zu schaffen, als hitzelabile Substanz sinkt sein Gehalt mit zunehmender Kochzeit ab. Aber keine Sorge: Um alles Thiamin loszuwerden, müsste man die Kartoffel schon so lange köcheln, bis sie sich buchstäblich selbst aufgelöst hat.

Davon abgesehen ist die häufigste Ursache für einen Mangel der übermäßige Alkoholkonsum, wenn er sich über einen längeren Zeitraum erstreckt. Neben der schlechten und einseitigen Ernährung, die ein solcher oft mit sich bringt, verringert Alkohol langfristig auch die Aufnahme des Vitamins im Darm und seine Rückfiltration, also seine Rückgewinnung durch unterschiedliche Vorgänge in der Niere. Auch die Rückumwandlung in die aktive Form Thiaminbisphosphat, welche in unseren Zellen abläuft, wird durch zu viel Alkohol vermindert.

Daneben gibt es noch eine weitere Ursache, die einen Mangel hervorrufen kann: der übermäßige Verbrauch. Erinnern Sie sich an seine Aufgaben, so können Sie sich auch überlegen, wann Ihr Körper wohl besonders viel des Vitamins ge- und verbraucht: nämlich in Situationen, in denen Sie besonders viel Energie (in Form von ATP) benötigen. Wann ist dies der Fall? Zum Beispiel, wenn Ihr Gehirn oder Körper Höchstleistungen vollbringt. Wachstum, langandauernder Stress, starkes sportliches Training, aber auch Fieber oder Verbrennungen verlangen dem Körper einiges (an ATP) ab und brauchen damit auf längere Sicht die Speicher auf, falls nicht genug Thiamin nachgeliefert wird. Auch Erkrankungen der Leber, eine Schilddrüsenüberfunktion oder eine finale Nierenschwäche bergen das Risiko eines Vitaminmangels. Einen speziellen Fall stellen zudem Menschen da, die eine besondere Operation am Magen hatten. Besteht ein sogenannter Magenbypass, so kann die Aufnahme des Vitamins prinzipiell gestört sein.

Ähnlich dem Vitamin A kann zudem auch für das Vitamin B_1 die Einnahme mancher Medikamente zur Gefahr werden, hier sind vor allem die Antibabypille und Diuretika übliche Verdächtige. Selbst ein sehr hoher Tee- und Kaffeekonsum kann sich negativ auswirken. Die Wachmacher enthalten nämlich sogenannte Thiaminasen, also Stoffe, die Vitamin B_1 noch vor der Aufnahme in den Körper zerstören können.

Wie erkenne ich einen Mangel?

Wie äußert sich nun ein solcher Mangel? Haben Sie zu wenig Vitamin B_1 im Körper, so kann dies verschiedene Folgen haben. Einige davon haben wir uns bei der Beriberi-Krankheit bereits angesehen: Erschöpfung und Müdigkeit, Appetitmangel und neurologische Störungen sind Leitbeschwerden einer längerfristigen

ANZEICHEN FÜR EINEN VITAMIN-B_1-MANGEL

- Müdigkeit und Erschöpfung
- Appetitlosigkeit und Verdauungsstörungen
- Neurologische Beschwerden
- Herzbeschwerden
- Schlechtere Wundheilung
- Haut- und Schleimhautveränderungen
- Wernicke-Enzephalopathie

Unterversorgung. Neurologische Problematiken kann es dabei eine ganze Menge geben: beginnend bei Verwirrtheit, Reizbarkeit, Gedächtnisstörungen, Schlafstörungen, Halluzinationen und Depressionen bis hin zu Schwindel, schwankendem Gang, unkontrollierten Augenbewegungen, verminderten Reflexen, Tinnitus, Nervenentzündungen und Lähmungen. Das Risiko für Parkinson und Alzheimer steigt. Gerade bei chronischem Alkoholkonsum kann sich darüber hinaus eine sogenannte Wernicke-Enzephalopathie ausbilden, die zu einem akuten Verwirrtheitszustand mit gestörter Koordination führt.

Dann gibt es noch eine Reihe weiterer Symptome, die Ärzten ein Anzeichen für einen Vitamin-B_1-Mangel sein können: Verdauungsstörungen, Atemnot, Herzklopfen bis hin zur Herzschwäche, Muskelschwäche oder auch eine schlechtere Wundheilung sowie Haut- und Schleimhautveränderungen können ebenso Folge eines Mangels an Thiamin sein.

VOM »GENAU RICHTIG«

Glücklicherweise hat die Deutsche Gesellschaft für Ernährung auch für Thiamin spezielle Zufuhrempfehlungen entwickelt. Sehen wir sie uns gemeinsam einmal an.

Aktuelle tägliche Zufuhrempfehlungen Vitamin B_1 nach DGE (Stand 2015)	
Gesunde Frauen ab 19 Jahren	1,0 mg
Gesunde Männer je nach Altersstufe	1,1 bis 1,3 mg
Schwangere Frauen je nach Trimester (Schwangerschaftsdrittel)	1,2 bis 1,3 mg
Stillende Frauen	1,3 mg

Wer sich an diese Vorgaben hält, muss sich weder Sorgen um eine Überdosierung noch eine Unterversorgung machen. Auch hier gilt: Am besten ist es, Sie nehmen das Vitamin über die Nahrung auf. In Zeiten von besonderem Bedarf ist aber auch die zusätzliche Zufuhr über Supplemente nicht bedenklich, sofern man die Empfehlungen der DGE im Auge behält und Überdosierungen vermeidet.

VOM »ZUVIEL DES GUTEN«

Glücklicherweise hat B_1 eine recht große Bandbreite an Toleranz in unserem Körper. Wird es Ihrem Körper doch einmal zu viel, so kann das übrige Vitamin den Körper einfach über die Niere wieder verlassen. Über diesen Weg ist eine Regulation gut möglich.

Lediglich bei sehr hohem Vorkommen, welches nur durch deutlich erhöhte Zufuhr von Supplementen erreicht werden kann, wurden Beschwerden wie ein zu schneller oder unrhythmischer Herzschlag, niedriger Blutdruck, Kopfschmerzen oder generelle Schwäche beobachtet. Sehr selten kann es zudem zu Anfällen und allergischen Reaktionen kommen, diese allerdings nur bei Gabe direkt ins Blutsystem, über Spritze oder einen Tropf. Insgesamt sind solche Zustände aber zum Glück äußerst selten und betreffen wirklich nur Menschen, die B_1 in horrenden Mengen zu sich nehmen.

VITAMIN B_1 UND DIE FORSCHUNG

Tatsächlich hat die Verordnung von Vitamin B_1 alleine oder gemeinsam mit anderen B-Vitaminen schon vielfach Einzug in die Arztpraxen gefunden. Neben Unterernährung und erhöhtem Alkoholkonsum kann es auch in vielen weiteren Lebenslagen sinnvoll sein, auf die B_1-Zufuhr zu achten.

Neurologische Krankheiten

Prinzipiell sollte im neurologischen Bereich auf einen gesunden Thiamin-Spiegel im Blut geachtet werden, schließlich kann ein Mangel Krankheiten wie Parkinson oder Alzheimer befeuern. Auch zur Prävention von Depressionen kann das Vitamin beitragen. Daneben zeigt die tägliche Supplementation positive Effekte bei an Demenz erkrankten Menschen. Auch an Multipler Sklerose leidende Personen können möglicherweise von dem Vitamin profitieren, wobei hier bisher nur kleine Studien vorliegen.

Schmerzverarbeitung

Gehen wir weiter zur Schmerzverarbeitung, denn auch hier ist unser kleines Vitamin ein Hoffnungsträger. So zeigen Studien, dass Thiamin über verschiedene Wege die Schmerzverarbeitung des Körpers reguliert. Ein Mangel kann dazu führen, dass wir Schmerzen schneller und stärker wahrnehmen.

Gehören Sie auch zu dieser Patientengruppe? Da sind Sie leider nicht alleine. Tatsächlich ist die negative Sensation sowohl akut als auch chronisch ein häufiger Grund für den Arztbesuch. Im Kapitel »Von Schmerzensangelegenheiten« ab Seite 250 werden wir uns daher noch genauer mit der Problematik auseinandersetzen – und ich verrate schon jetzt, Thiamin wird hierbei sicher nicht fehlen!

Zuckerkrankheit

Daneben wird das kleine Vitamin auch bei der internistischen Krankheit interessant. So gibt es bei *Diabetes mellitus Typ 2* mehrere Studien, welche eine Verbesserung verschiedener Parameter durch gesunde Blutwerte oder tägliche Supplementation des Vitamins oder seiner Vorstufe Benfotiamin zeigen. Anders herum haben Diabetiker häufiger niedrigere Thiaminlevel im Blut.

Dies wiegt umso schwerer, als ein unzureichender Thiaminspiegel das Risiko für diabetische Komplikationen erhöht.

Herzgesundheit

Auch bei der Herzgesundheit spielt Thiamin eine wichtige Rolle. So kann ein Mangel ursächlich für die Entwicklung eines schwachen Herzens sein. Liegt eine Herzschwäche bereits vor, kann eine Unterversorgung an Vitamin B_1 wiederum ihr Fortschreiten beschleunigen. Kommen auch noch spezielle Herzmedikamente, die sogenannten Diuretika, zum Einsatz, so gilt besondere Vorsicht: diese können das Thiamin nämlich zusätzlich ausschwemmen Jetzt kann eine Negativschleife entstehen, wenn niemand die B_1-Konzentration im Blick behält.

Neben einer thiaminreichen Ernährung können so teilweise auch tägliche Supplemente als Tool hilfreich werden. Manche Studien zeigen hierdurch bei bestehender Herzschwäche nämlich eine Verbesserung der Herzleistung. Zwar lässt sich dies nicht in allen Arbeiten reproduzieren, die große Frage ist aber doch: Wenn die Möglichkeit der Besserung besteht, was spricht dann gegen die Einnahme von etwas Thiamin? Wer auf die richtige Dosierung achtet, muss keine Nebenwirkungen fürchten und hat bestenfalls sogar noch sein Herz unterstützt

Vitamin B_1 zusammengefasst

- Wird erst durch Bindung von zwei Phosphatresten aktiv.
- Kommt in vielen verschiedenen Nahrungsmitteln vor.
- Ist besonders für Gehirn, Nerven, Bindegewebe und Energieproduktion wichtig.
- Ein Mangel kommt durchaus vor, zum Beispiel bei falscher Ernährung oder Alkoholismus.
- Nebenwirkungen bei Einnahme sind selten.
- Forschung insbesondere im Bereich neurologische Krankheiten, Schmerzverarbeitung sowie *Diabetes mellitus* und Herzgesundheit.

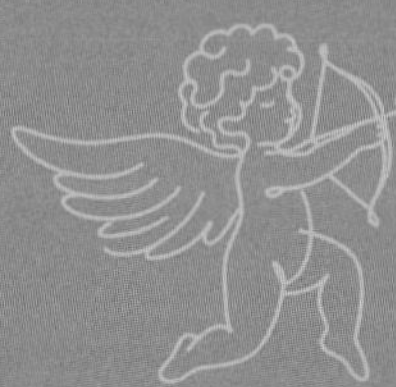

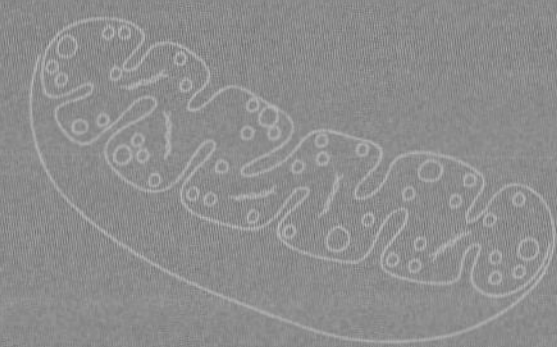

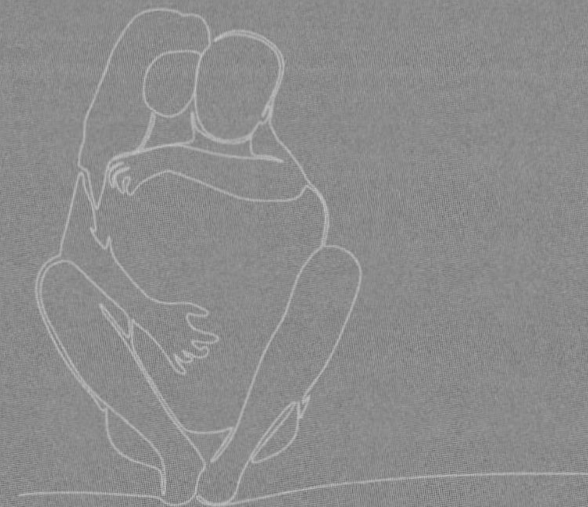

VITAMIN B_2

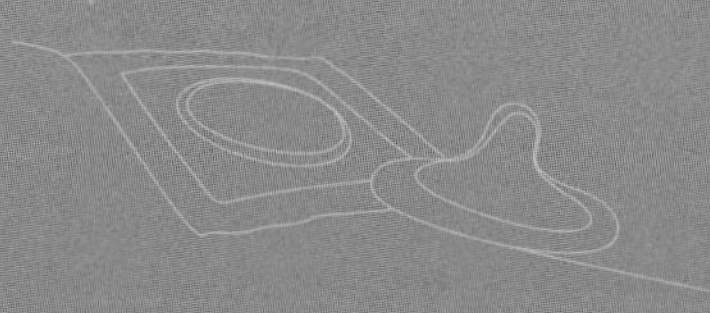

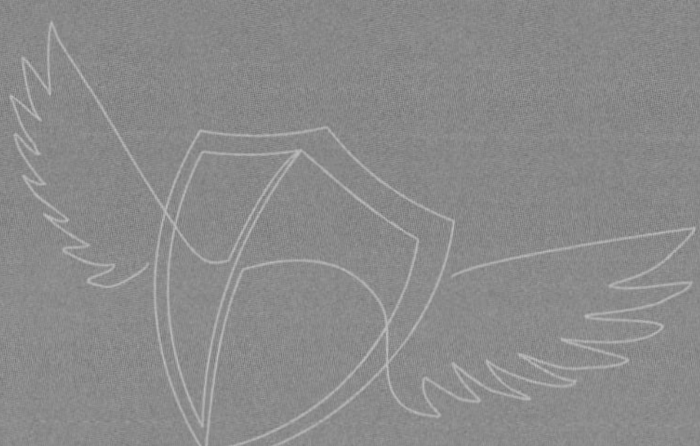

Gehen wir weiter zum nächsten Mitglied der Familie. Mit nur einem kleinem bisschen Hilfe bringt es uns deutlich in Schwung und befeuert damit sogar die eine oder andere »erste Liebe«. So hilft es einigen schüchternen Partnern auf molekularer Ebene, endlich den ersten Schritt zu wagen. Ein richtiger Romantiker also! Sie wollen wissen, was die Substanz so alles draufhat? Dann sagen wir doch gemeinsam: Hallo und willkommen, Vitamin B_2!

VITAMIN B_2 STELLT SICH VOR

Beginnen wir abermals mit den Basics: Was ist überhaupt Vitamin B_2? Wie Thiamin gehört es zur Gruppe der B-Vitamine, sieht aber gehörig anders aus. Auch Riboflavin genannt, ist es chemisch gesehen Teil einer größeren Gruppe von Substanzen, den Flavinen. Um aktiv zu werden, benötigt es einen Phosphatrest, ist also schon etwas selbstständiger als Thiamin mit seinen zwei Helfern. Sehen wir es uns einmal an:

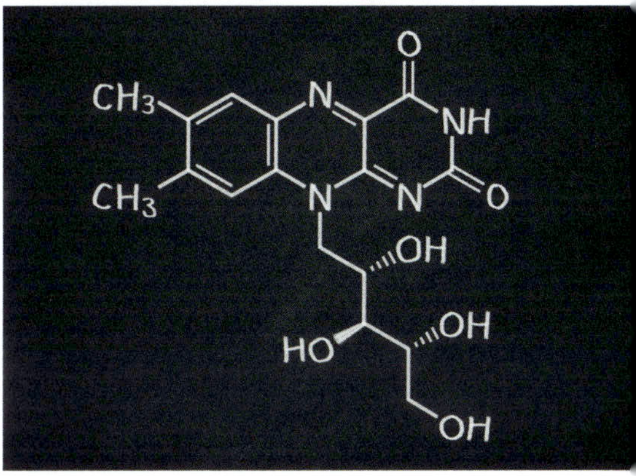

Dies ist die chemische Formel von Riboflavin.

Zwar kommt Riboflavin ähnlich wie Thiamin in der Nahrung zumeist schon in seiner aktivierten Form vor, unser Körper ist aber leider ebenso wenig in der Lage, das ganze Gebilde durch den Darm aufzunehmen. Auch hier also der Umweg: Vor der Aufnahme wird der Phosphatrest abgetrennt, um zu einem späteren Zeitpunkt in den Zellen des Körpers wieder angehängt zu werden. In aktiver Form nennt man es dann Riboflavinphosphat oder auch Flavin-Mononukleotid, kurz FMN. Manchmal bindet das Flavin noch einen weiteren Stoff, das Adenin, um damit zu FAD, also Flavin-Adenin-Dinukleotid, zu werden. So oder so ist es Ihrem Körper ab jetzt sehr hilfreich.

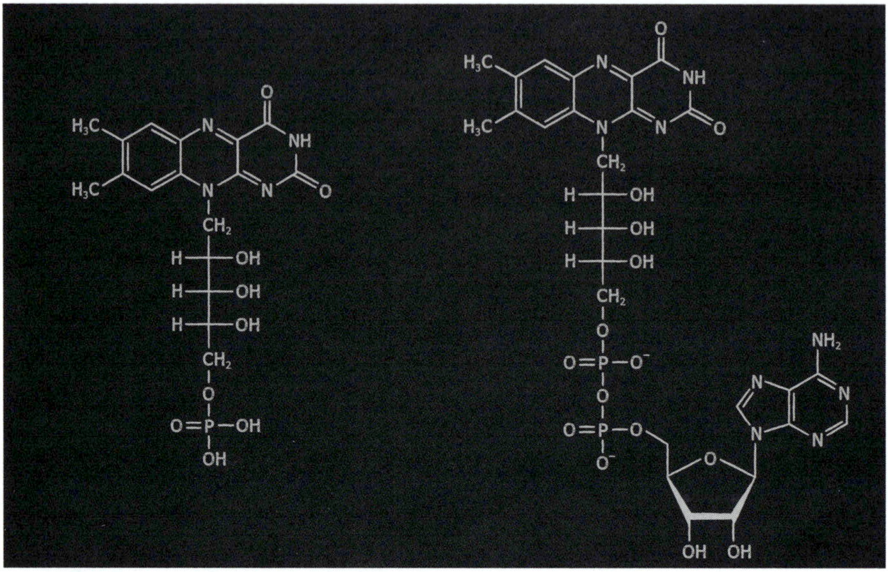

So sehen die chemischen Formeln von Flavin-Mononukleotid und Flavin-Adenin-Dinukleotid aus.

WO FINDEN WIR ES?

Vielleicht fragen Sie sich nun: Wo finde ich das B_2, wenn ich es brauche? Durch Gemüse wie zum Beispiel Champions und Spinat über Hefe, Innereien, Milchprodukte, Fleisch und Fisch sowie so manche Hülsenfrucht und Nuss werden Sie im Rahmen einer ausgewogenen Ernährung im Normalfall gut mit Riboflavin versorgt.

Auch hier gilt: Wollen Sie besonders viel Vitamin aus der Nahrung »herausholen«, so lohnt es sich, auf Lagerung und Zubereitung zu achten. Ähnlich wie sein Geschwisterchen schwimmt es nämlich ebenfalls allzu gerne im Kochwasser. Es lohnt sich folglich, die Zutaten nicht zu lange zu köcheln und wenn möglich das Kochwasser gleich mit zu verwenden. Anders als Vitamin B_1 ist B_2 zudem zwar nicht sonderlich hitzelabil, dafür aber kein großer Fan von Sonneneinstrahlung, weil diese das Vitamin abbauen kann. Daher ist es am besten, die betreffenden Lebensmittel lichtgeschützt zu lagern.

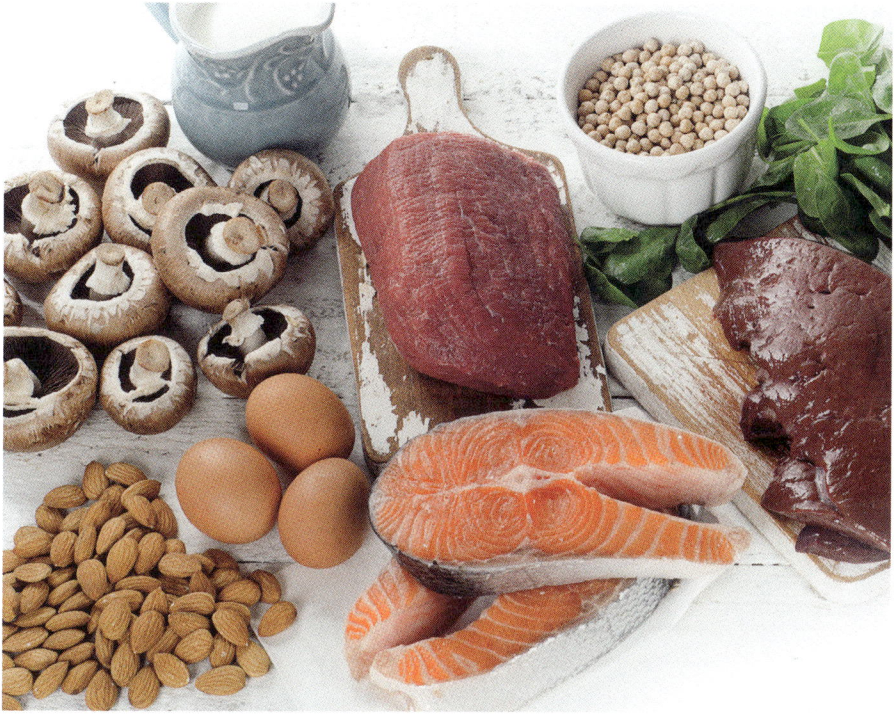

Diese Lebensmittel sind gute B_2-Lieferanten.

Mit viel Riboflavin im Gepäck machen wir uns nun also auf zur nächsten Frage: Was hat es alles drauf, das Vitamin B_2? Oder anders: Wer hätte gedacht, dass Chemie einmal so romantisch sein könnte?

WAS KANN VITAMIN B_2?

Vitamin B_2, das Romantikervitamin? Um diesen Zusammenhang zu verstehen, müssen wir uns zunächst etwas tiefer auf die gute alte Chemie einlassen. Vielleicht haben Sie schon einmal etwas von Enzymen gehört. Oder sagen wir besser: von kleinen Verkupplern, denn genau darum geht es hier letztendlich.

Exkurs: Von schüchternen Substanzen

Erinnern Sie sich an Ihre erste große Liebe? Was haben wir uns Gedanken gemacht, uns gesehnt und gefragt, ob der oder die Angebetete vielleicht genauso fühlt? Nicht jeder war sofort bereit, sein Interesse zu zeigen. Um endlich zueinanderzufinden, hat es möglicherweise etwas Hilfe gebraucht – sei es in Form eines gut beratenden Freundes oder auch der ausgelassenen Stimmung so mancher Feierlichkeit. Endlich haben wir uns getraut, unser Interesse zu zeigen, was folgte, war dann im besten Fall ein Feuerwerk der Gefühle.

Was aber hat das nun mit dem kleinen Vitamin B_2 zu tun? In unserem Körper gibt es tagtäglich, stündlich, ja sekündlich solche »erste Lieben«. Es ist alles gegeben, beide Partner wollen es, aber keiner traut sich und macht den ersten Schritt. Die schüchternen Substanzen brauchen zuerst Hilfe: in Form von Enzymen.

Enzyme bedingen, dass Reaktionen ablaufen können, die zwar ablaufen wollen, dazu aber eine gewisse »Aktivierungsenergie« benötigen. Um diese zu ermöglichen, müssen wir chemisch gesehen Energie zuführen.

Vitamin B_2 nun fungiert als wichtiger Energielieferant von Enzymen und ist damit ein zentraler Partner in der Vermittlung dieser chemischen Reaktionen.

Für welche Körperreaktionen Vitamin B_2 verantwortlich ist? Tatsächlich ist es bei zahlreichen Stoffwechselreaktionen des Körpers beteiligt und dies in so gut wie jeder Körperzelle. Vom Eiweiß- über den Kohlenhydrat- bis zum Fettstoffwechsel hilft es an verschiedensten Stellen mit und ermöglicht so letztendlich auch die Energieproduktion von ATP. Erst durch seine Vorarbeit kann Thiamin seine wichtige Arbeit verrichten.

WICHTIGE WIRKORTE VON VITAMIN B_2

- Zellstoffwechsel
- Schutz vor Radikalen
- Gewebewachstum

Neben diesen romantischen Fähigkeiten wird Riboflavin noch an weiteren Stellen unseres Körpers tätig. So wirkt es antioxidativ und ist damit in der Lage, unseren Körper vor Radikalen zu schützen. Auch fürs Gewebewachstum ist es relevant. Eine sehr wichtige Substanz also, die Sie sicherlich nicht missen wollen.

VOM »ZUWENIG«

Wie wir bereits gesehen haben, ist Vitamin B_2 in einer ganzen Reihe von Lebensmitteln enthalten. Wer sich also einigermaßen gesund ernährt, bekommt in den meisten Fällen genug der Substanz auf den Teller. Bei älteren Menschen gestaltet sich dies leider anders, hier wurde einer Studie zufolge bei über 20 Prozent ein Vitamin-B_2-Mangel festgestellt. Auch bei jüngeren Menschen ist ein solcher leider nicht ausgeschlossen.

Vielleicht fragen Sie sich: Wie kann so häufig ein Mangel entstehen, wenn das Vitamin doch so reichlich in unserer Nahrung vertreten ist?

Beginnen wir wieder beim Kochverhalten: Zu langes Köcheln senkt nachweislich den Gehalt an Vitamin B_2 in der Nahrung, ebenso wie längerfristige Lagerung im Sonnenlicht. Daneben gibt es noch weitere Umstände, die eine Unterversorgung bedingen können. Wir landen hier erneut beim übermäßigen Verbrauch: Alle Umstände, die einen erhöhten Energiebedarf generieren, werden auch Riboflavin vermehrt brauchen und verbrauchen. Da wären wieder der chronische Stress, chronische Krankheiten wie Krebs und

Infektionen, akute Verletzungen und auch Körperwachstum. Daneben können auch Medikamente kritisch werden, zum Beispiel die Antibabypille, bestimmte Antidepressiva, Betablocker und manche Antibiotika.

Natürlich spielt auch die Zufuhr eine Rolle: Bei chronischen Störungen in der Verdauung wie bei länger andauerndem Durchfall oder Reizdarm-Syndrom wird unser Vitamin nicht ausreichend aufgenommen, was ebenso zu einem Mangel führen kann.

Extrem selten spielt auch die Genetik eine Rolle: ein Mangel an Riboflavin-Transporter führt hier dazu, dass nicht genug Vitamin bei den Zellen ankommt.

WIE ERKENNE ICH EINEN MANGEL?

Da Vitamin B_2 für eine ganze Reihe von Stoffwechselwegen in unserem Körper mitverantwortlich ist, sind die Symptome einer Unterversorgung leider oft unspezifisch. Klassische Anzeichen sind zum Beispiel stets entzündete und schmerzhaft-rissige Lippen sowie eine schmerzende Zunge. Zudem können die Augen gerötet sein, tränen und empfindlicher auf Licht reagieren. Die Haut wird gerötet und schuppig, kann an manchen Stellen

!

ANZEICHEN FÜR EINEN VITAMIN-B_2-MANGEL

- Entzündete und schmerzhafte Lippen
- Schmerzhafte Zunge
- Gerötete und gereizte Augen
- Hautveränderungen
- Blutarmut
- Psychische Veränderungen

jucken und schmerzhaft werden. Nicht selten können Ärzte zudem eine Blutarmut nachweisen. Und weil auch Riboflavin von besonderer Wichtigkeit für unser Gehirn als größten Energieabnehmer ist, kann sich ein Mangel darüber hinaus auch in psychischen Veränderungen wie Lustlosigkeit, Depression und Persönlichkeitsveränderungen äußern.

VOM »GENAU RICHTIG«

Als Dosierung werden aktuell laut DGE je nach Alter 1,3 bis 1,4 Milligramm täglich für Männer sowie 1,0 bis 1,1 Milligramm für Frauen empfohlen. In der Schwangerschaft und Stillzeit dürfen auch Frauen zu 1,3 bis 1,4 Milligramm täglich greifen, um sich selbst und das kleine Baby im Bauch ausreichend mit Riboflavin zu versorgen.

Aktuelle tägliche Zufuhrempfehlungen Vitamin B_2 nach DGE (Stand 2015)	
Gesunde Frauen je nach Altersstufe	1,0 bis 1,1 mg
Gesunde Männer je nach Altersstufe	1,3 bis 1,4 mg
Schwangere Frauen je nach Trimester	1,3 bis 1,4 mg
Stillende Frauen	1,4 mg

Auch hier klappt die Versorgung im besten Falle über eine ausgewogene Ernährung. Wer trotzdem etwas Romantikervitamin extra zuführen möchte, muss sich über Nebenwirkungen wenig Gedanken machen ...

VOM »ZUVIEL DES GUTEN«

Tatsächlich sind bei Vitamin B_2 bis dato keine Nebenwirkungen bekannt. Ein Zuviel wird einfach ausgeschleust – danke, liebe Nieren! Lediglich kann sich unser Harn bei hoher Zufuhr besonders gelb färben, das ist aber unbedenklich und daher kaum der Rede wert.

VITAMIN B_2 UND DIE FORSCHUNG

Bleibt uns die Frage: In welchen Situationen lohnt es sich ganz besonders, einen Blick auf Thiamins großes Geschwisterchen zu werfen? Sehen wir uns gemeinsam an, was die Studienlage hergibt!

Neurologische Erkrankungen

Mehrere neurologische Krankheiten werden im Zusammenhang mit Riboflavin erforscht. Beginnen wir bei Parkinson: Hier konnte durch die tägliche Einnahme von Riboflavin in Kombination mit Verzicht auf rotes Fleisch in einer Studie die Motorik der Probanden verbessert werden. Bei Frauen sinkt durch eine Riboflavin-reiche Ernährung zudem das Risiko, eine Depression zu entwickeln. Daneben beschäftigen sich einige Arbeiten mit dem Zusammenhang von Riboflavin und Multipler Sklerose (MS). So senkt ein gesunder Blutspiegel das Risiko für die Erkrankung, während die regelmäßige Einnahme bei bereits aufgetretener MS eine Beschwerdeverbesserung bewirken kann.

Darüber hinaus steht auch die Migräne im Fokus: In mehreren Studien hat sich durch die Einnahme von hohen Dosen (400 Milligramm pro Tag) über einen Zeitraum von drei Monaten eine deutliche Reduktion von Intensität und Häufigkeit der typischen Kopfschmerzattacken gezeigt. Selbst in der Leitlinie zu Migräne wird das Vitamin mittlerweile thematisiert.

Krebserkrankungen

Auch bei Krebs spielt das Vitamin B_2 eine Rolle: Das Risiko insbesondere für Brust- und Darmkrebs scheint unser Vitamin zu reduzieren. Bei weiblichen Nichtrauchern sinkt zudem die Wahrscheinlichkeit für Lungenkrebs. Möglicherweise hätte Riboflavin sogar auch das Potenzial, neben herkömmlichen Krebstherapien additiv zum Einsatz zu kommen. In diesem Bereich gibt es aber leider bisher nur sehr wenig Arbeiten, obwohl diese durchaus Hoffnung machen. Mehr Studien hier bitte, am besten sofort!

Blutgesundheit

Daneben scheint Riboflavin auch eine positive Wirkung auf unser Blut zu haben. So nimmt die Substanz Einfluss auf den Eisenhaushalt. Insbesondere bei leichtgradigem Vitamin-B_2-Mangel kann durch die tägliche Einnahme von Riboflavin-Supplementen eine Verbesserung der Blutwerte erreicht werden.

Vitamin B_2 zusammengefasst

- Kommt in vielen verschiedenen Nahrungsmitteln vor
- Wichtig für Zellstoffwechsel, Schutz vor Radikalen und fürs Gewebewachstum
- Mangel besonders bei älteren Menschen nicht selten
- Nach aktuellem Stand keine Gefahr der Überdosierung
- Forschung besonders im Bereich Neurologie, Krebserkrankungen und Blutgesundheit

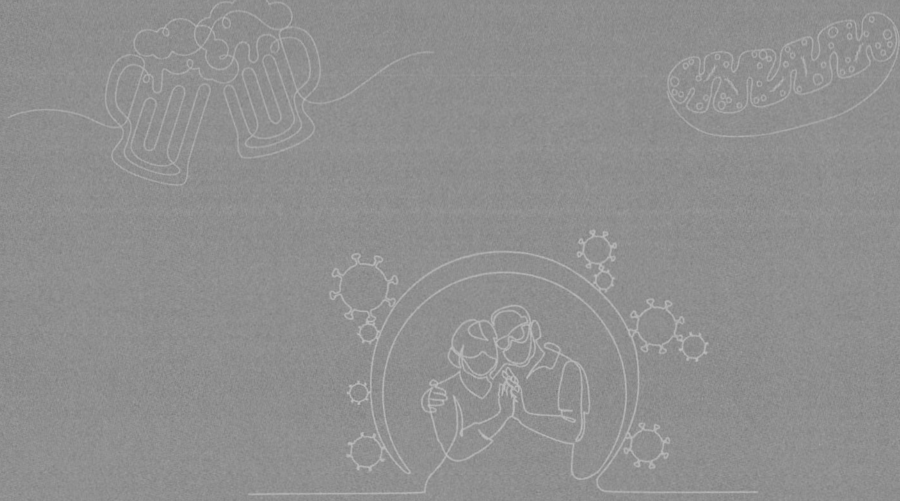

NIACIN

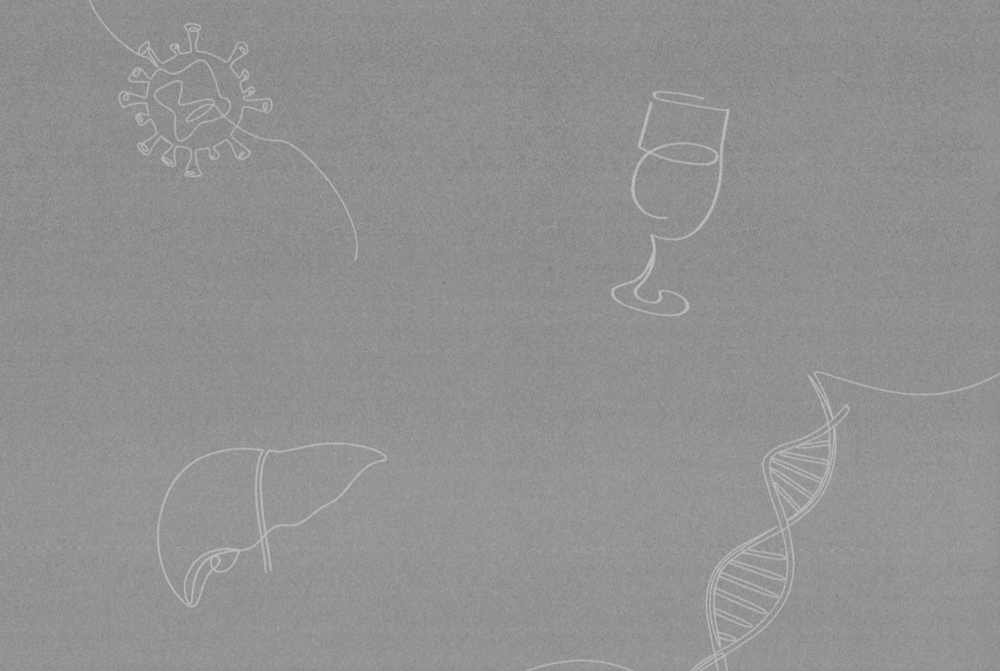

Auf zum nächsten Geschwistervitamin. Jetzt wird es pubertär, denn der große Bruder Niacin darf tatsächlich schon Alkohol trinken! Auch fährt er gerne mit seinem Auto umher. Aber lesen Sie selbst!

NIACIN STELLT SICH VOR

Niacin, früher auch Vitamin B_3 genannt, kann in zwei Formen auftauchen: als Nicotinsäure oder als Nicotinamid (Niacinamid). Beide können aus der Nahrung aufgenommen werden und haben trotz des Namens wenig mit Zigaretten zu tun.

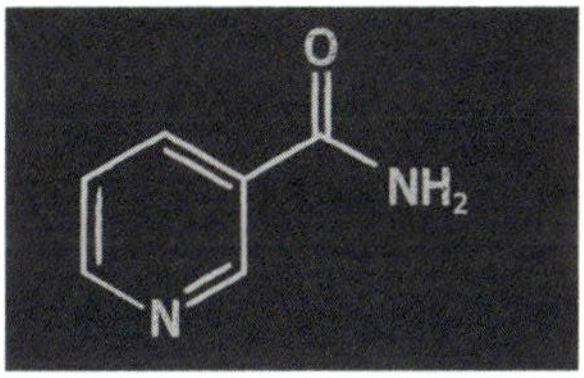

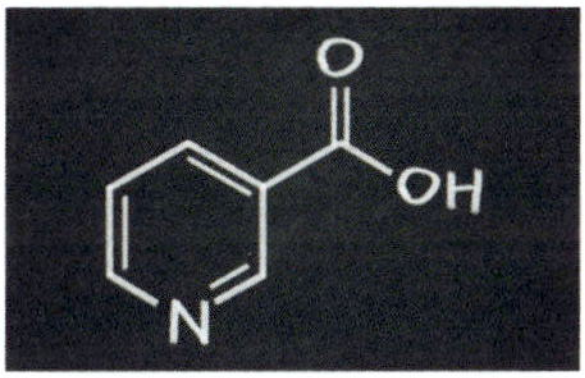

So sehen die chemischen Formeln von Nicotinsäure und Nicotinamid aus.

Genau wie Vitamin B_2 wird es in unserem Körper über den Zusammenschluss mit anderen Stoffen aktiv, im Falle von Niacin als NAD (Nicotinamid-Adenin-Dinukleotid) und NADP (Nicotinamid-Adenin-Dinukleotid-Phosphat).

Dies sind die chemischen Formeln von NAD und NADP.

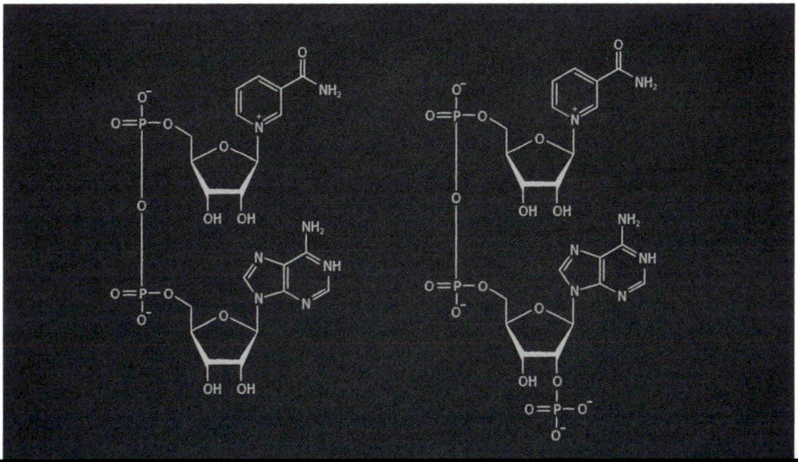

WO FINDEN WIR ES?

Niacin kommt vor allem in tierischen Lebensmitteln wie Fleisch, Fisch und ganz besonders Leber vor. Auch in mancher pflanzlicher Nahrung wie in Pilzen und Erdnüssen ist es vertreten. Ausnahmsweise dürfen sich die Kaffeeliebhaber hier einmal freuen: In geröstetem Bohnenkaffee ist das Vitamin ebenso anzutreffen.

Eine Besonderheit gibt es: Tatsächlich ist unser Körper sogar in der Lage, das Vitamin selbst herzustellen. Zur eigentlichen Definition, auf Zufuhr von außen angewiesen zu sein, passt zwar nicht so recht, ich weiß – aber wo eine Regel, da eben nicht selten auch eine Ausnahme.

Der Körper macht es in etwa so: Um seine Niacin-Speicher aufzufüllen, nimmt er einfach die 60-fache Menge des speziellen Eiweißbestandteils Tryptophan, und schon ist ein neues Vitamin entstanden. 60-fach?! Hmm, das klingt dann doch nicht ganz so effektiv, oder? Anstatt tonnenweise Tryptophan zu essen, kann es also hilfreich sein, auch Niacin direkt über die Nahrung zuzuführen. Definition doch noch gerettet!

Diese Lebensmittel sind gute Vitamin-B_3-Lieferanten.

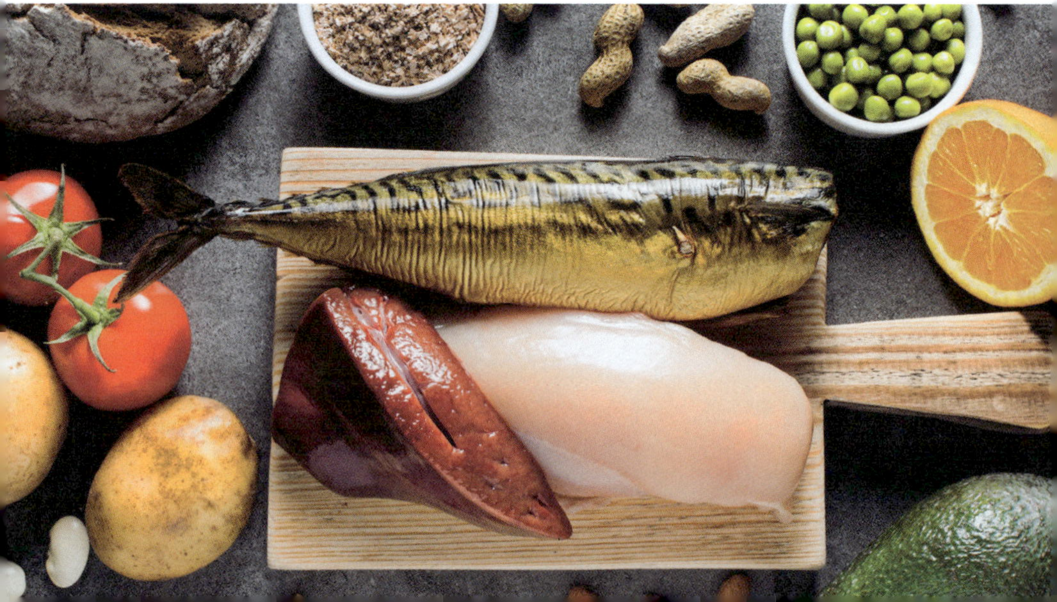

WAS KANN NIACIN?

Große Brüder können alles besser? Die großen Brüder der Welt würden dies sicher bestätigen, wir lassen es mal so dahingestellt. Auf jeden Fall haben große Brüder den kleinen Geschwistern immer eines voraus: das Alter. Dieser Fakt fällt besonders in einer speziellen Lebensphase ins Gewicht, nämlich, wenn sie schon Alkohol trinken oder Auto fahren dürfen, während die Kleineren noch sehnlichst auf den nächsten Geburtstag warten. Der Vorsprung von ein paar Jahren kann hier plötzlich zum entscheidenden Vorteil werden.

Im Falle von Niacin ist es ganz ähnlich. Vergleicht man es mit Vitamin B_2, so fällt schnell auf, dass es seinem Geschwisterchen eigentlich ziemlich ähnlich ist. Es wirkt ebenso als Verkuppler und hilft Enzymen dabei, Paare chemisch gesehen zusammenzuführen. Während aber Vitamin B_2 noch läuft, darf unser Jugendlicher schon Auto fahren: Niacin ist an sage und schreibe 200 körperlichen Reaktionen beteiligt! Kein Ab- oder Aufbau von Fett, Kohlenhydraten oder Aminosäuren, keine Energiegewinnung ohne Niacin. Es flitzt quasi im Eiltempo in der Zelle umher.

Wer fährt, ist auch schneller an anderen Orten: Niacin hat an allen möglichen Stellen im Körper seine Finger im Spiel. So wirkt es ähnlich wie Riboflavin antioxidativ, ist wichtig für einen gesunden Zuckerhaushalt und wirkt sich positiv auf unser Immunsystem aus. Zudem hat es über die Herstellung besonderer Eiweiße, die die DNA stabilisieren und bei der Abschreibung beteiligt sind, direkten Einfluss auf die Genvermehrung und -erneuerung.

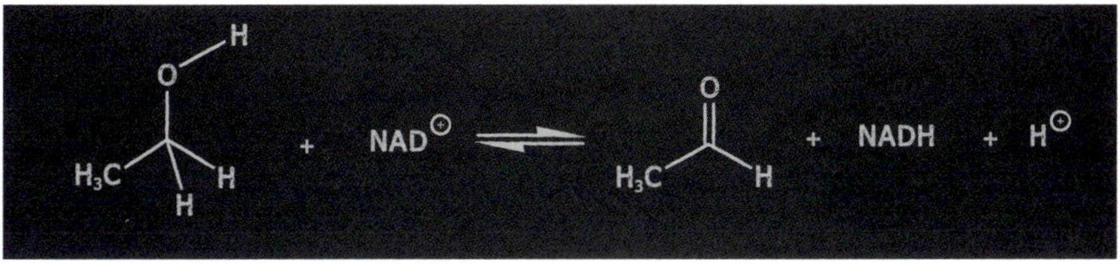

Die erste Reaktion im körperlichen Alkoholabbau findet mithilfe von Niacin statt.

Wie sieht es aber nun mit dem Alkohol aus? Ja, tatsächlich, im übertragenen Sinne ist nur Niacin berechtigt, Alkohol zu sich zu nehmen. Denn als volljähriger Bruder ist es in der Lage, Alkohol im Körper abzubauen. Die Alkoholdehydrogenase, also das spezielle Enzym, welches die Verwertung von Alkohol in unserem Körper vorantreibt und bei jedem Menschen etwas verschieden stark ausgeprägt ist, benötigt Niacin, um ihre Reaktion durchführen zu können.

Die zweite Reaktion im Abbau wird übrigens auch von Niacin unterstützt. Da bleibt uns doch nur zu sagen: Schön, dass es große Brüder gibt!

!

WICHTIGE WIRKORTE VON NIACIN

- Zellstoffwechsel
- Schutz vor Radikalen
- Zuckerhaushalt
- Immunsystem
- Genetik
- Alkoholabbau

VOM »ZUWENIG«

Zwar ist ein Mangel bei gesunden Menschen eher selten, bei einseitiger Ernährung kann es aber trotzdem zu einem solchen kommen. Insbesondere ein hoher Anteil Mais kann einen solchen befeuern, ebenso wie erneut der chronische Alkoholmissbrauch mit der einhergehenden Mangelernährung.

Daneben können auch unterschiedliche Medikamente wie Mittel gegen Tuberkulose, bestimmte Schmerzmedikamente und Psychopharmaka eine Unterversorgung auslösen.

Situationen, die unseren Körper unter Stress setzen, haben zudem nicht selten auch einen erhöhten Verbrauch von Niacin zur Folge: So können schwere Krankheiten, Fieber, Verbrennungen, Krebs und starke Verletzungen ebenso eine Unterversorgung generieren.

Zuletzt muss auch das feste Familienband Beachtung finden, denn das Vitamin ist nicht gerne ohne seinen kleinen Bruder B_2 (und die große Schwester B_6) unterwegs.

Tatsächlich sind beide dieser Geschwister-Vitamine nötig, um Niacin aus der Aminosäure Tryptophan herzustellen. Nebenbei ist dies ein Grund, warum Mangelzustände an B-Vitaminen oft gemeinsam auftreten – und warum die Geschwistervitamine oft als B-Komplexe gemeinsam verabreicht werden.

Wie erkenne ich einen Mangel?

Es gibt drei Leitsymptome, welche typisch für einen Niacinmangel sind: Durchfall, Demenz und Dermatitis, also Hautentzündung. Wir nennen diese Symptomkombination auch Pellagra.

Pellagra Hauptsymptom	Weitere Beschwerden im gleichen Bereich
Durchfall	Appetitlosigkeit Blähungen Erbrechen
Demenz	Müdigkeit Gereiztheit Emotionsschwankungen Delir Depression Schizophrenie
Dermatitis	Gerötete, schuppige, verhärtete Haut Entzündete, rissige, schmerzhafte Lippen und Zunge

Daneben gibt es noch ein paar weitere mögliche Manifestationen. So kann es abgesehen von Durchfall auch zu vermindertem Appetit, Blähungen oder Erbrechen kommen. Zusätzlich zur Demenz können Menschen mit langfristiger Unterversorgung auch Müdigkeit, Gereiztheit, Emotionsschwankungen bis hin zu schwerwiegenden neurologischen Komplikationen wie Delir, Depression oder Schizophrenie aufweisen. Abgesehen vom Pellagra-Symptom Hautentzündung ist die Haut nicht selten gerötet, schuppig oder verhärtet, während Zunge und Lippen rissig, schmerzhaft oder entzündet sind. Klassischerweise ergibt sich daraus ein typisches Bild, was in der Praxis leider immer mal wieder beobachtet werden kann.

Wie Sie sehen, kann sich auch beim großen Bruder-Vitamin ein Mangel in ganz unterschiedlicher Weise und Ausprägung zeigen, was mit der hohen Bandbreite an Verantwortungsbereichen der Substanz zusammenhängt. Besser doch, wir verhindern einen solchen Zustand gleich. Wie viel Niacin aber braucht unser Körper eigentlich?

VOM »GENAU RICHTIG«

Laut der Deutschen Gesellschaft für Ernährung werden aktuell 14 bis 16 Milligramm für Männer und 11 bis 13 Milligramm für Frauen täglich empfohlen. Schwangere und Stillende sollten ebenso 14 bis 16 Milligramm Niacin zuführen.

Aktuelle tägliche Zufuhrempfehlungen Niacin nach DGE (Stand 2015)	
Gesunde Frauen je nach Altersstufe	11 bis 13 mg
Gesunde Männer je nach Altersstufe	14 bis 16 mg
Schwangere Frauen je nach Trimester	14 bis 16 mg
Stillende Frauen	16 mg

Diese Werte werden meist durch die Ernährung erreicht. Daneben ist aber auch eine Zufuhr über Supplemente in solchen Dosierungen völlig unbedenklich. Wie sieht es aber bei höherer Einnahme aus?

VOM »ZUVIEL DES GUTEN«

Letztendlich ist mit einer Überdosierung von Niacin nicht minder zu spaßen als mit einem Mangel, denn sie kann sehr unangenehme und durchaus gefährliche Folgen haben.

So bestehen für die Einnahme in der Dosierung ab 30 Milligramm täglich sogar Kontraindikationen, also Situationen, bei denen eine solche aus ärztlicher Sicht »verboten« ist.

Dies ist zum Beispiel der Fall bei Herzschwäche in stärkerer Ausprägung, bei akuten Blutungen, Geschwüren im Magen-Darm-Bereich und einer schwer erkrankten Leber. Warum nun gerade hier diese Vorsicht?

Niacin wirkt in höheren Dosierungen gefäßerweiternd. Im Idealfall führt dies dazu, den Blutdruck zu senken und zu einem geringeren Risiko für Herzinfarkt und Schlaganfall beizutragen. Wo wir diesen meist praktischen Effekt allerdings gar nicht brauchen, ist bei bereits vorbestehender Gefäßerweiterung bei Herz- und Lebererkrankungen oder Gefäßverletzungen wie bei Geschwüren oder Blutungen. In so einem Fall Niacin in größerem Maße zuzuführen, kann als Kunstfehler gesehen werden, denn es befeuert das Fortschreiten der Erkrankung und verstärkt schlimmstenfalls die Symptomatik!

Daneben gibt es auch Dosierungen, die aufgrund der Gefäßerweiterung für Menschen ohne jene Krankheiten gefährlich werden können. Denn je weiter die Gefäße, desto mehr Blut fließt hindurch – und das sieht und fühlt man eben gegebenenfalls auch. Gefährlich werden kann es ab Dosierungen von 500 Milligramm täglich. Jetzt wird zunächst die Haut gerötet und kribbelnd erscheinen. Der Blutdruck sinkt, was oft Schwindel zur Folge hat. Auch Hauttrockenheit,

KONTRAINDIKATIONEN FÜR DIE EINNAHME VON NIACIN AB 30 MILLIGRAMM PRO TAG

- Höhergradige Herzschwäche
- Schwere Leberfunktionsstörung
- Akute Blutungen
- Geschwüre im Magen-Darm-Trakt

Hautverhornung und starke Pigmentierung sind ein Anzeichen für »zu viel des Guten«. Darüber hinaus wird der Magen-Darm-Trakt unzufrieden, es kommt zu Beschwerden wie Sodbrennen oder Durchfall. In sehr seltenen Fällen wird auch die Leber in Mitleidenschaft gezogen. Zudem kann die Verwertung vom Blutzucker gestört werden, während sich bei Menschen mit vorbestehender Gicht die Harnsäure nun schneller im Gelenk ablagert. Sie sehen: »Viel hilft viel« ist bei Niacin definitiv nicht der richtige Ansatz ...

NIACIN UND DIE FORSCHUNG

Zwar ist auch hier die Zufuhr über die Nahrung generell der beste Weg, unter speziellen Umständen kann es aber trotzdem sinnvoll sein, auch über eine Einnahme von Nahrungsergänzungsmitteln nachzudenken. Wollen Sie wissen, was die Forschung über unser großes Brudervitamin bereits herausgefunden hat?

Gefäßgesundheit

Beginnen wir bei den Gefäßen. Wie bereits gesehen, wirkt das Vitamin in höheren Dosierungen gefäßerweiternd. Wer an hohem Blutdruck leidet, kann hier profitieren, denn Studien legen eine Senkung der Werte durch die regelmäßige Zufuhr von Niacin nahe. Daneben gibt es Anzeichen für eine regulierende Wirkung auf verschiedene Parameter im Cholesterin- und Fetthaushalt, ein zusätzlicher Faktor, um unsere Gefäße zu entlasten und zu schützen! Eine Risikoreduktion für das Fortschreiten von Arteriosklerose und damit die Entwicklung von Schlaganfall und Herzinfarkt wird ebenfalls diskutiert.

Neurologische Krankheiten

Auch dieses B-Vitamin zeigt sich wieder sehr hilfreich im neurologischen Bereich. So kann eine niacinreiche Ernährung das Risiko für Parkinson und Alzheimer senken. Eine kleine Arbeit postuliert zudem durch regelmäßige Supplementation einen verbesserten Bewegungsumfang bei Parkinsonpatienten. Daneben stehen auch psychische Krankheiten im Fokus, ein adäquater Niacinhaushalt scheint hier Krankheiten wie Depression oder Angststörungen positiv zu beeinflussen.

In seltenen Fällen kann bei diesen Erkrankungen auch die Einnahme von höheren Dosen sinnvoll sein. Um unerwünschte Effekte zu kontrollieren und verhindern, gehört dieser Bereich aber stets in die Hand eines erfahrenen Mediziners, von Selbstversuchen rate ich aufgrund der teils schwerwiegenden Nebenwirkungen dringend ab.

Hautgesundheit und Hautalterung

Auch im Bereich der Hautgesundheit wird es interessant. So gibt es Studien zu lindernden Effekten bei Akne und Neurodermitis, wenn Niacin direkt auf die Haut aufgetragen wird. Daneben scheint die Anwendung auch Hautalterung und Hyperpigmentierungen aufzuhalten.

Krebserkrankungen

Das Vitamin scheint zudem eine krebspräventive Wirkung zu besitzen. Manche Arbeiten deuten sogar darauf hin, dass die Substanz neben der herkömmlichen Therapie spezieller Krebsarten zum Einsatz kommen könnte. Hier fehlen allerdings leider größere Studien, um eine gesicherte Aussage treffen zu können.

Lebensverlängerung

Tatsächlich wird Niacin durch seinen Einfluss auf die Abschreibeprozesse in der Zelle sogar eine lebensverlängernde Wirkung nachgesagt. Dies ließe sich bei Menschen aufgrund der Studiendauer allerdings aktuell schwierig endgültig beweisen, wir wollen uns daher mal nicht zu weit aus dem Fenster lehnen.

Niacin zusammengefasst

- Vor allem in tierischen Lebensmitteln enthalten
- Wichtig für Zellstoffwechsel, Radikalschutz, Zuckerhaushalt, Immunsystem, Genetik und den körperlichen Alkoholabbau
- Mangel eher selten
- Es gibt direkte Kontraindikationen für eine erhöhte Einnahme
- Überdosierung kann gefährlich werden
- Forschung insbesondere im Bereich Gefäßgesundheit, Neurologie, Hautgesundheit sowie Krebs und Lebensverlängerung

VITAMIN B_5

Auf gehts zum nächsten Vitamin, dem Vitamin B_5. Moment mal, waren wir nicht gerade erst bei der 3? Man könnte meinen, vor lauter Aufregung haben die Wissenschaftler die 4 einfach übersprungen. Vielleicht ist die Wichtigkeit von B_5 auch ausreichend für zwei? Nicht ganz. Tatsächlich wurde eine früher als B_4 bezeichnete Substanz aussortiert, als man herausfand, dass sie gar keinen Vitamincharakter hatte. So oder so: B_5 ist für zahlreiche Reaktionen nötig, und auch die Produktion von Hormonen und sogar eines Vitamins sind von ihm abhängig. Interesse? Dann lassen Sie uns gemeinsam einen Blick auf das nächste Geschwisterchen der B-Familie werfen!

VITAMIN B_5 STELLT SICH VOR

Vitamin B_5, auch Pantothensäure genannt, kann erst als Teil eines größeren Gebildes aktiv werden. So kommt es nach Aufnahme über den Darm zu einem Zusammenschluss mit dem sogenannten ADP und dem Eiweißbestandteil Cystein. Die Pantothensäure nennt sich fortan Coenzym-A und kann nun endlich mit der Arbeit beginnen!

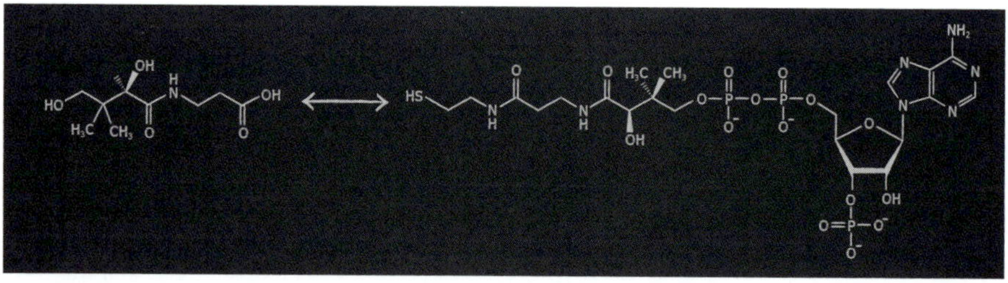

Dies sind die chemischen Formeln von Pantothensäure und Coenzym-A.

WO FINDEN WIR ES?

Wie kommt unser Körper an ausreichend Pantothensäure? In der aktiven Form ist sie in vielen Bereichen der Natur vorhanden – so findet sie sich in Leber, Fleisch, Eiern und Fisch ebenso wie in Vollkorngetreide, Pilzen, Avocados, Erbsen oder auch anderen Gemüse- und Obstsorten.

Da das Vitamin hier meist in der Verbindung Coenzym-A anzutreffen ist, brauchen wir zur Aufnahme wieder einen Zwischenschritt. Sie kennen das Prozedere bereits. Erst wird das Vitamin aus seiner Verbindung herausgelöst, danach, in der Zelle angekommen, folgt der neue Zusammenschluss. Etwas Aufwand, der sich aber lohnt!

Wollen Sie nun wissen, was genau unser Vitamin B_5 so alles kann? Dann heften Sie sich ihm doch einfach mal an die Fersen.

Diese Lebensmittel sind gute Vitamin-B_5-Lieferanten.

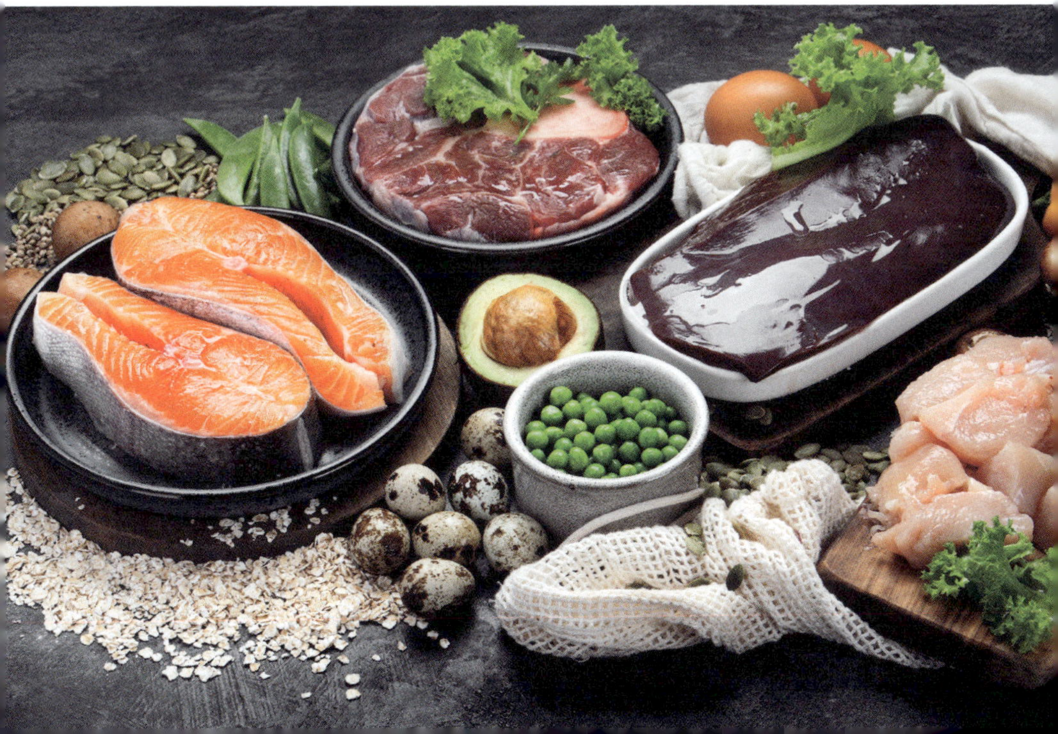

WAS KANN VITAMIN B_5?

Gerade erst mit seinen »Partnern« zu Coenzym-A zusammengeschlossen, beginnt die Pantothensäure sofort mit ihrer Arbeit. Zunächst bleibt sie gleich vor Ort in der Zelle: Wie die kleineren Geschwister ist auch das Vitamin B_5 unerlässlich für einen gesunden Zellhaushalt und stellt in über 100 Reaktionen eine gute Verwertung der verschiedenen Nahrungsbestandteile sicher. Gerne geht es hier den anderen B-Vitaminen zur Hand und unterstützt den Stoffwechsel der Fette, Kohlenhydrate und Eiweiße sowie auch die zelluläre Energiegewinnung, dies sogar in einigen zentralen Schritten.

Bleiben wir in der Zelle, so kann die Pantothensäure noch mehr: Sie hilft auch bei der Herstellung von sogenannten Histonen. Diese stabilisieren im Zellkern unser Genom und können sogar dessen Abschreibprozesse beeinflussen, sind folglich ebenso von großer Wichtigkeit.

Wollen Sie nun die Zelle verlassen und sich weitere Wirkorte ansehen, so haben Sie unweigerlich ein Hindernis vor sich: die Zellwand. Wo Sie schon da sind, möchte auch sie etwas von dem Vitamin abhaben. Warum? Um das zu verstehen, müssen wir uns die Zellwand aus der Nähe ansehen!

Exkurs: Was ist eine Zellwand?

Um eine Zelle zu sein, muss sich diese natürlich nach außen hin abgrenzen. Zwar steht sie zumeist in regem Kontakt mit der Außenwelt, empfängt Nachrichten und gibt welche ab, indem sie Signale auf ihrer Außenwand hinterlässt oder Substanzen freisetzt. Nichtsdestotrotz ist eine Zelle nicht für alles und jeden offen – denn sonst könnte sie nie in Ruhe ihrem eigenen Stoffwechsel nachgehen und wäre viel zu vulnerabel, um langfristig zu funktionieren. Nicht jeder, der an die Tür klopft, ist schließlich gern gesehen – man denke nur an so manches gemeine Bakterium oder Virus.

Ein Merkmal ist folglich besonders wichtig: Trotz unterschiedlicher Kommunikationspaneele muss die Wand immer stabil bleiben. Hierzu bedient sich unser Körper eines genialen Tricks: Seine Zellwände bestehen größtenteils aus kleinen Substanzen, die gleichzeitig wasser- und fettliebend sind, den sogenannten Phospholipiden. Durch ihre chemischen Eigenschaften ordnen sich die vielen Stoffe als Doppelwand zusammen, sodass sich innen eine lipophile Schicht bildet, von Wasserliebhabern gegen die wässrige Außenschicht geschützt. Diese Ambivalenz führt zu einer starken Stabilität, schließlich wollen sich die Anteile nicht mischen und stoßen sich gegenseitig ab, wir erinnern uns an den Öltropfen im Wasserglas.

Die Pantothensäure benötigen Sie zur Herstellung der Phospholipide. Kleiner Stopp hier also, aber nun kann es weitergehen: schnell raus aus der Zelle!

Im Blutsystem angekommen, ist die Pantothensäure wichtig für eine gesunde Produktion von roten Blutkörperchen, hierfür arbeitet sie mit ihrer großen Schwester B_6 zusammen.

Weiter geht's in alle Richtungen des Körpers! So wird sie darüber hinaus zur Herstellung wichtiger Botenstoffe im Gehirn und im gesamten Körper benötigt, welche unser Denken beeinflussen und Muskelbewegungen ermöglichen.

Selbst für den Aufbau einiger Hormone und sogar eines anderen Vitamins ist sie wichtig. Nämlich bei allen Substanzen, die als Ausgangsstoff Cholesterin haben.

»Cholesterin«, fragen Sie sich jetzt vielleicht, »ist das nicht dieser ungesunde Stoff, der uns alle krank macht?« Zur Hälfte ja, schließlich führt ein Zuviel an Cholesterin im Körper zu Ablagerungen in den Gefäßen, welche im schlimmsten Fall in Schlaganfall, Herzinfarkt oder andere unschöne Dinge münden. Ebenso ist aber ein Zuwenig kaum wünschenswert, in gesunden Mengen ist Cholesterin für unseren Körper nämlich durchaus wichtig.

So ist es Ausgangsstoff einer Reihe von Hormonen, wie dem Stresshormon Cortisol, dem für die Niere wichtigen Aldosteron oder auch unseren männlichen und weiblichen Geschlechtshormonen.

Daneben ist auch unsere Galle von Cholesterin abhängig. Ohne Cholesterin gäbe es keine Gallensäuren, die der wichtigste Bestandteil der Galle ist. Neben der Entsäuerung unseres mit Magensäure versetzten Speisebreis brauchen wir diese ganz dringend, um Gift- und Schadstoffe aus der Leber zu transportieren und letztendlich über den Darm auszuscheiden. Auch als zusätzlicher Stabilitätsgeber in Zellwänden ist es zugegen. Sogar ein anderes Vitamin, nämlich das Sonnenvitamin D, hat als Ausgangsstoff Cholesterin!

Zu viel Cholesterin: ungünstig, zu wenig Cholesterin: noch ungünstiger …

Sie können Cholesterin über die Nahrung aufnehmen, ebenso kann es unser Körper auch selbst herstellen. Dies geschieht nun, Sie ahnen es vielleicht, aus der aktivierten Form von Pantothensäure.

Vorsicht! Wer sich nun denkt: »Cholesterin möchte ich eh reduzieren, also reduziere ich einfach die Zufuhr von Vitamin B_5«, den muss ich leider enttäuschen: Ein Mangel an Pantothensäure kann weitreichende Folgen haben und wiegt die Vorteile in diesem Fall mit Sicherheit nicht auf.

!

WICHTIGE WIRKORTE VON VITAMIN B_5

- Zellstoffwechsel
- Immunsystem und Blutsystem
- Transmitterherstellung
- Hormonproduktion
- Aufbau der Zellwand
- Ausgangsstoff von Vitamin D

VOM »ZUWENIG«

Gott sei Dank ist ein schwerer Mangel an Pantothensäure selten. Wie wir es uns bereits angesehen haben, ist Vitamin B_5 glücklicherweise in einigen Lebensmitteln vorhanden.

Nichtsdestotrotz kann sich eine Unterversorgung ausbilden, insbesondere durch radikale Diäten, schlechte und einseitige Ernährung oder auch durch Alkoholismus. Daneben können chronische Leberkrankheiten oder spezielle Operationen im Magen-Darm-Trakt einen Vitamin-B_5-Mangel verursachen.

Wie erkenne ich einen Mangel?

So vielfältig und wichtig seine Wirkungen in unserem Körper sind, so vielfältig und teilweise unspezifisch sind auch die Anzeichen für einen Mangel. Die Symptome reichen von Müdigkeit, Schlaflosigkeit, Kopfschmerz und depressiver Stimmungslage über Muskel- und Magenschmerzen bis hin zu einem schwachen Immunsystem, Ausbleichen der Haarfarbe und Blutarmut.

Auch hier gilt, dass ein Mangel häufig mit dem Mangel anderer B-Vitamine auftritt. Die Familie kommt und geht eben oft zusammen.

!

ANZEICHEN FÜR EINEN VITAMIN-B_5-MANGEL

- Müdigkeit
- Schlaflosigkeit
- Kopfschmerz
- Depressive Stimmungslage
- Muskelschmerzen
- Magenschmerzen
- Geschwächtes Immunsystem
- Ausbleichen der Haarfarbe
- Blutarmut

VOM »GENAU RICHTIG«

Die Deutsche Gesellschaft für Ernährung empfiehlt aktuell sowohl für Männer als auch für Frauen eine Zufuhr von fünf Milligramm pro Tag, am besten durch eine ausgewogene Ernährung. Lediglich stillende Frauen dürfen mehr zulangen: Hier werden sieben Milligramm täglich empfohlen.

Aktuelle tägliche Zufuhrempfehlungen Vitamin B_5 nach DGE (Stand 2021)	
Gesunde Frauen	5 mg
Gesunde Männer	5 mg
Schwangere Frauen	5 mg
Stillende Frauen	7 mg

VOM »ZUVIEL DES GUTEN«

Glücklicherweise kann dieser Abschnitt sehr kurz gehalten werden: Wie bei Vitamin B_2 sind auch über die Pantothensäure bisher keine Nebenwirkungen bekannt. Lediglich bei der extrem hohen Dosierung von zehn Gramm täglich hat sich zeitweise eine leichte Darmstörung gezeigt – eine solche Megadosis ist allerdings im Normalfall definitiv nicht als Einnahme empfohlen.

VITAMIN B_5 UND DIE FORSCHUNG

So wichtig das Vitamin für unseren Körper ist und so unschön ein Mangel sein kann – so wenig Anwendung findet es bisher als Therapeutikum. Dies liegt in erster Linie an der dürftigen Forschungslage. Drei interessante Felder gibt es trotzdem, sehen wir sie uns doch einmal gemeinsam an:

Hautgesundheit

Am häufigsten hören wir von der Anwendung der Pantothensäure in seiner Vorform Dexpanthenol. Diese wird zur äußerlichen Anwendung bei einigen Hautkrankheiten verwendet, wie zum Beispiel zur Wundversorgung, bei Akne oder bei Neurodermitis.

Haarausfall

Eine Studie postuliert zudem einen positiven Effekt bei diffusem Haarausfall, wenn die Pantothensäure gemeinsam mit Niacin als Spritzenbehandlung zum Einsatz kommt.

Autoimmunerkrankungen

Auch bei Autoimmunkrankheiten hat die Substanz möglicherweise positive Effekte, allerdings zeigen dies bisher leider nur kleine Arbeiten. Auf mehr Studien in Zukunft können wir nur hoffen.

Vitamin B_5 zusammengefasst

- Kommt in vielen Nahrungsmitteln vor
- Wichtig für Zellstoffwechsel, Zellabgrenzung, Genstabilisierung, Blut, Signalübertragung und Vitamin-D-Stoffwechsel
- Mangel selten
- Überdosierung umso seltener
- Forschung im Bereich Hautgesundheit und Autoimmunkrankheiten

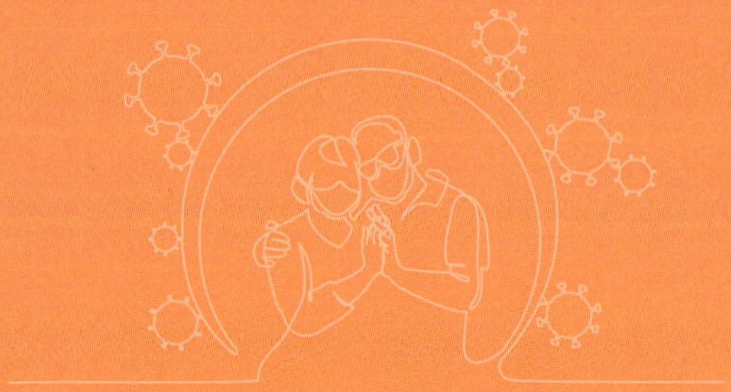

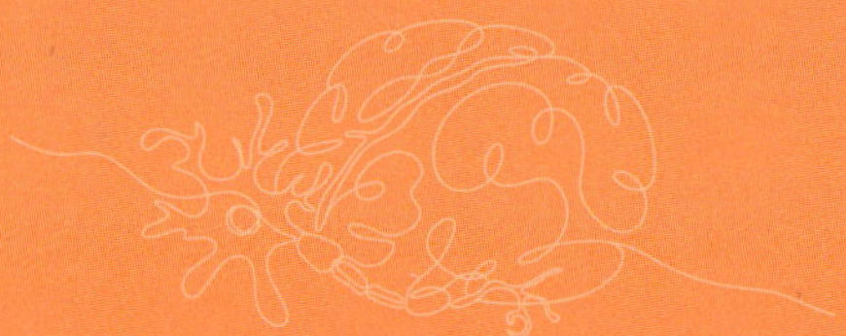

VITAMIN B_6

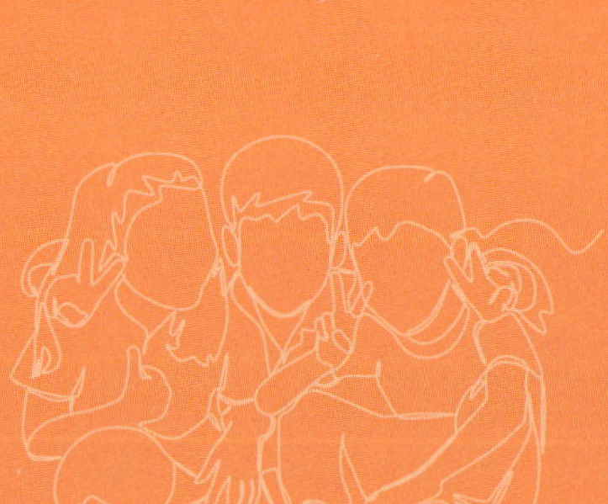

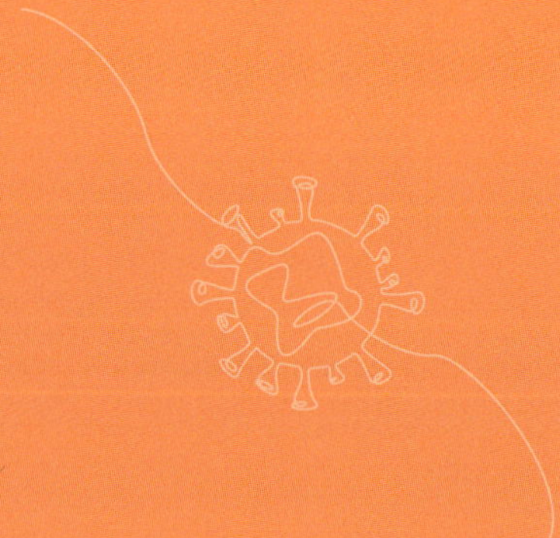

Gehen wir weiter zu Vitamin B_6. Dieses Geschwistervitamin können wir als wahren Teamplayer bezeichnen. Zwar werkeln unterschiedliche B-Vitamine an so mancher Stelle gemeinsam, B_6 allerdings nimmt die Zusammenarbeit besonders ernst. So benötigt die Substanz zunächst den kleinen Bruder B_2, um überhaupt aktiv werden zu können. Selbst wiederum ist sie für die körpereigene Niacin-Produktion notwendig. Dies nur, um ein paar Beispiele zu nennen. Lesen Sie selbst!

VITAMIN B_6 STELLT SICH VOR

Vitamin B_6, auch Pyridoxin genannt, ist chemisch gesehen eine Stoffklasse mehrerer sehr ähnlicher Substanzen und gehört wie seine Geschwistervitamine zu den hydrophilen, also den »wasserliebenden« Vitaminen. Im Körper angekommen, wird es unter Hilfe von Zink und Vitamin B_2 zu Pyridoxalphosphat umgewandelt, erst jetzt kann es selbst aktiv werden.

Wie schon so manch anderes B-Vitamin kommt auch Pyridoxin in der Natur oft bereits in seiner aktiven Form vor. Auch hier ist Ihr Körper zur direkten Aufnahme nicht in der Lage und löst das Vitamin zunächst heraus, um es später wieder neu zu Pyridoxalphosphat umzuwandeln. Umständlich, aber es lohnt sich.

Wo nun finden Sie das Teamplayer-Vitamin, wenn Sie es brauchen?

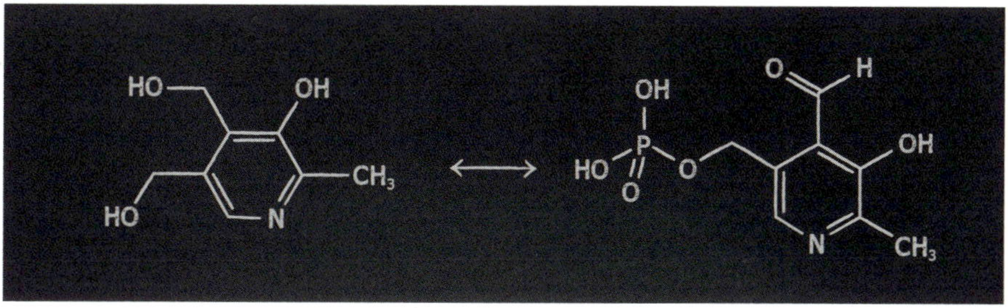

So sehen die chemischen Formeln von Pyridoxin und Pyridoxalphosphat aus.

WO FINDEN WIR ES?

Sie können Vitamin B_6 in vielen Lebensmitteln finden. Sowohl in pflanzlicher als auch in tierischer Nahrung ist es mitunter reichlich enthalten. So können Vollkorngetreide, Kartoffeln, Bananen und Spinat oder auch Leber und Geflügel als gute Vitamin-B_6-Lieferanten angesehen werden. Ein Blick auf das Kochverhalten lohnt sich auch hier, wie wir uns gleich noch genauer ansehen werden.

Einmal im Körper angekommen und aktiviert, macht sich das Teamplayer-B-Vitamin gleich an die Arbeit. Da würde ich sagen: Schnell hinterher!

Diese Lebensmittel sind gute Vitamin-B_6-Lieferanten.

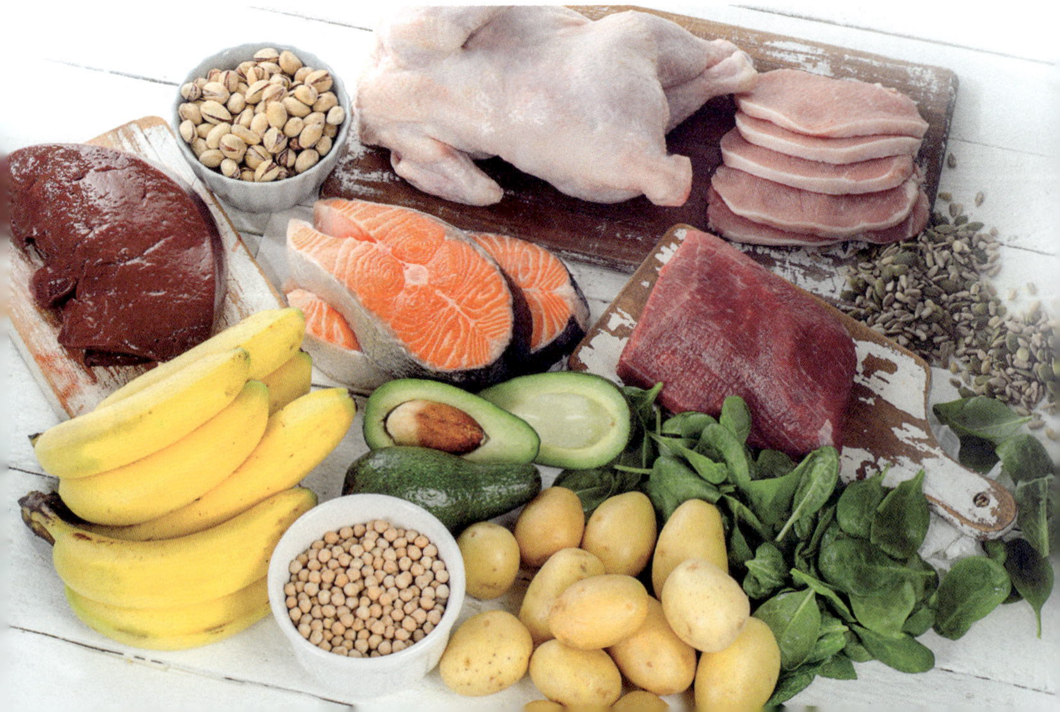

WAS KANN VITAMIN B_6?

Wie seine Geschwistervitamine kann auch Vitamin B_6 eine ganze Menge. Man weiß gar nicht so recht, wo man anfangen soll ...

Zum Beispiel spielt es eine wichtige Rolle dabei, bei Energiebedarf die körpereigenen Kohlenhydrat-Speicher aufzulösen. Auch der Auf- und Abbau von Eiweißbestandteilen ist abhängig von Vitamin B_6, und ebenso spielt es für unser Immunsystem eine wichtige Rolle.

Wie schon so manches Geschwister wird Vitamin B_6 auch benötigt, um eine normale Nerven- und Gehirnfunktion zu gewährleisten. So ist es unter anderem dazu da, die Myelinscheiden, also quasi die »Schutzhüllen« der Nerven, korrekt aufzubauen. Viele Nerven haben tatsächlich eine dünne Wand um sich gebaut – neben der Schutzfunktion ist diese auch sehr wichtig, um die Reize korrekt und besonders schnell weiterzuleiten. Ein guter Vitamin-B_6-Spiegel kann also für eine besonders schnelle Nervenleistung sorgen.

Darüber hinaus sind auch einige Botenstoffe im Gehirn von Vitamin B_6 abhängig. Genauer gesagt handelt es sich um die Transmitter Serotonin, Dopamin, Noradrenalin und Gamma-Aminobuttersäure (kurz GABA), welche für ihren Aufbau unser Vitamin benötigen. Um es einmal bildlich zu formulieren: kein gesunder Menschenverstand ohne Vitamin B_6!

Wie bereits erwähnt arbeitet Pyridoxin als »Familienvitamin« in mehreren Bereichen auch mit einer Reihe anderer B-Vitamine zusammen. So brauchen wir die Substanz für den körpereigenen Aufbau von Niacin. Zur Umwandlung in seine aktive Form selbst wiederum ist es auf sein Geschwisterchen Vitamin B_2 angewiesen. Mit Folsäure und B_{12} ist es zudem für die Verstoffwechselung vom sogenannten Homocystein zuständig. Dies ist eine Substanz, welche im Eiweißstoffwechsel eine Rolle spielt und deren Erhöhung mit einigen Krankheiten in Verbindung gebracht wird. Im Folsäure-Kapitel ab Seite 104 finden Sie noch genauere Informationen dazu.

Darüber hinaus arbeitet Pyridoxin mit Vitamin B_5 gemeinsam an der Blutbildung. Die beiden sind hier für die Bildung eines Bestandteils roter Blutkörperchen notwendig, welcher speziell für den Transport von Sauerstoff zuständig ist: das sogenannte *Häm* als Teil von Hämoglobin. Hierdurch gewährleistet unser Körper, dass jede Zelle genug vom eingeatmeten Gas abbekommt und die sogenannte Zellatmung vollführen kann. Ohne Übertreibung muss man also eingestehen: Ohne diese Vitamine wären wir nicht lebensfähig. Sie sehen einmal mehr: ganz schön wichtig, die kleinen Substanzen!

!

WICHTIGE WIRKORTE VON VITAMIN B_6

- Zellstoffwechsel
- Immunsystem
- Nervensystem
- Niacin-Stoffwechsel
- Homocystein-Stoffwechsel
- Blutbildung

VOM »ZUWENIG«

Jetzt haben wir uns angesehen, warum wir Pyridoxin so dringend brauchen. Daraus ableitend können Sie sich vorstellen, wie unschön und auch schwerwiegend ein Mangel sein kann. Bei den meisten B-Vitaminen tritt ein solcher zum Glück eher selten auf. Anders gestaltet es sich aber leider bei Vitamin B_6! Tatsächlich ist eine Unterversorgung in unseren Breitengraden gar nicht so selten, gerade weil unser Körper für dieses Vitamin eine eher geringe Speicherkapazität besitzt. Führen Sie nicht regelmäßig Vitamin B_6 zu, können Sie leicht in die Mangelfalle tappen.

Befeuert werden kann die Problematik wie bei anderen Geschwistern durch falsches Kochverhalten. Vorsicht, denn auch Vitamin B_6 löst sich gerne im

Kochwasser und kann somit bei zu langem Köcheln aus Nahrungsmitteln bildlich herausgewaschen werden. Auch zu viel Hitze gefällt dem Stoff weniger, eine stundenlange Grillaktion mag das Vitamin ebenso wenig.

Daneben kann auch eine eiweißlastige Ernährung problematisch werden. Warum Eiweiß, wo doch gerade dieser Bestandteil der Nahrung in vielen Diäten besonders angepriesen wird? Wir erinnern uns: Vitamin B_6 wird für den Eiweißstoffwechsel benötigt. Mehr Eiweiß zuzuführen bedeutet für unseren Körper letztendlich auch eine Erhöhung von dessen Verwertung und damit einen vermehrten Verbrauch von Pyridoxin! Gerade bei Jugendlichen, die nicht selten große Mengen an Eiweiß auf dem Ernährungsplan stehen haben, ist daher ein Mangel nicht so selten. Besonders kritisch kann es werden, wenn sich die Person noch im Wachstum befindet und dadurch zusätzlich große Mengen an neuen Proteinen aufbaut. Ebenso kann der Verbrauch in Schwangerschaft oder Stillzeit ansteigen.

Aufgepasst: Ein erhöhter Eiweißstoffwechsel verbraucht auch mehr Vitamin B_6! Dieser entsteht bei:

- **Eiweißreicher Ernährung**
- **Wachstum**
- **Schwangerschaft/Stillzeit**

Auch Medikamente können eine Gefahr für einen Pyridoxinmangel darstellen, insbesondere die Antibabypille, das Parkinsonmedikament L-Dopa oder Tuberkulosemittel sind hier übliche Verdächtige. Auch bei manchen Antiepileptika ist Vorsicht geboten, denn durch einen erhöhten Verbrauch an Vitamin B_6 kann es wiederum zu vermehrten Anfällen kommen. Eine Kontrolle des Blutspiegels oder prophylaktische Einnahme kann in manchen Fällen sinnvoll sein. Sollten Sie solche Medikamente einnehmen, sprechen Sie dies also bitte gegebenenfalls mit Ihrem Arzt ab.

Übergewicht, Rauchen und ein erhöhter Alkoholkonsum können sich ebenso negativ auf den Vitaminhaushalt auswirken wie chronische Krankheiten oder Verdauungsstörungen.

Und zuletzt: Da Vitamin B_6 ein großer Teamplayer ist, wird es ohne seine Geschwister schnell unglücklich. Achten Sie daher auch immer auf die anderen B-Vitamine! Denn ein Mangel eines Vertreters hat nicht selten den Mangel eines anderen zur Folge!

Wie erkenne ich einen Mangel?

Wie bei den anderen B-Vitaminen kann ein Mangel auch bei Pyridoxin sehr verschieden ausfallen. Bei Kindern kann man es sich leicht vorstellen: Durch den gestörten Eiweißstoffwechsel kommt es zu Wachstumsstörungen. Aber bei uns Erwachsenen? Zunächst äußert sich ein Mangel nicht selten durch eine Blutarmut. Auch die Infektneigung ist meist erhöht. Daneben zeigt sich oft eine gerötete, schuppige und fettige Haut mit teilweise schmerzhaften, juckenden Stellen, die sich vor allem an Nase, Mund, Ohr und Genital befinden. Auch Risse und Spalten in Mundwinkel und Lippen sowie eine schmerzende Zunge werden klassischerweise beobachtet.

Spielt das Nervensystem nicht mehr so mit, wie es soll, kann dies ebenfalls ein Hinweis für eine unzureichende Pyridoxin-Versorgung sein. Kribbeln der

! ANZEICHEN FÜR EINEN VITAMIN-B_6-MANGEL

- Bei Kindern: Wachstumsstörungen
- Blutarmut
- Erhöhte Infektneigung
- Auffälligkeiten an Haut, Lippen und Zunge
- Neurologische Auffälligkeiten
- Schlaflosigkeit, Albträume und fehlende Traumerinnerung

Hände und Füße, eine Beeinträchtigung im Gangbild, Nervenentzündungen oder auch Reizbarkeit, Kopfschmerzen, Angstzustände und Depressionen werden in der Folge immer wieder beobachtet. Selbst ein verändertes Schlafverhalten kann aufschlussreich sein: Schlaflosigkeit, eine fehlende Traumerinnerung oder auch gehäufte Albträume können ein Zeichen für einen Vitamin-B_6-Mangel sein.

VOM »GENAU RICHTIG«

Als tägliche Aufnahmemenge empfiehlt die DGE für Männer 1,6 Milligramm, bei den Frauen reichen 1,4 Milligramm aus. Auch in der Schwangerschaft ändern sich die Vorgaben nicht essenziell: Je nach Trimester wird nun die tägliche Zufuhr von 1,5 bis 1,8 Milligramm empfohlen, bei Stillenden pendelt es sich bei den Werten der Männer ein.

Aktuelle tägliche Zufuhrempfehlungen Vitamin B_6 nach DGE (Stand 2019)	
Gesunde Frauen	1,4 mg
Gesunde Männer	1,6 mg
Schwangere Frauen je nach Trimester	1,5 bis 1,8 mg
Stillende Frauen	1,6 mg

VOM »ZUVIEL DES GUTEN«

Glücklicherweise sind Nebenwirkungen bis zur Einnahme moderater Dosen von Vitamin B_6 bisher nicht beobachtet worden. Lediglich bei der täglichen Zufuhr von über 300 Milligramm können selten neurologische Auffälligkeiten wie Gefühlsstörungen und Beschwerden im Magen-Darm-Trakt auftreten. Solche Dosierungen benötigen daher immer eine ärztliche Überwachung und sind absolut nicht zum Versuch im Alleingang empfohlen. Einen Spezialfall stellen darüber hinaus Schwangerschaft und Stillzeit dar: Hier sollte die tägliche Zufuhr zur Sicherheit von Mutter und Kind 25 Milligramm nicht überschreiten.

VITAMIN B_6 UND DIE FORSCHUNG

Was sagt nun die Forschung zum Teamplayer-Vitamin? Tatsächlich eine ganze Menge. Schauen wir es uns mal genauer an.

Psychische Gesundheit

Beginnen wir beim Kopf. Einer Studie zufolge reduziert die regelmäßige Zufuhr von Pyridoxin Angstempfinden. Gleichzeitig kann das Traumerinnern verstärkt werden.

Daneben senkt eine ausreichende Einnahme das Risiko, an Depressionen zu erkranken. Bereits erkrankte Menschen wiederum können parallel zur herkömmlichen Therapie ebenfalls von dem Vitamin profitieren. Dies hängt eventuell mit dem sogenannten Homocystein zusammen, welches wir uns gleich noch genauer ansehen. Insbesondere bei Einnahme der Antibabypille, welche zu depressiver Verstimmung führen kann, vermag die Supplementation von Pyridoxin die Symptomatik zu reduzieren.

Sogar bei Hyperaktivität, ADHS und Autismus scheint Vitamin B_6 Studien zufolge lindernd auf die Beschwerden zu wirken. Die Einnahme sollte aber mit dem behandelnden Arzt abgesprochen werden und ersetzt keine Vorstellung beim Spezialisten.

Herzgesundheit

Daneben scheint sich Vitamin B_6 auch schützend auf die Herzgesundheit auszuwirken. So erhöht eine unzureichende Versorgung das Risiko und die Sterblichkeitsrate von Herzerkrankungen wie Herzschwäche und Arteriosklerose. Das sogenannte Homocystein scheint auch hierbei eine Rolle zu spielen.

Homocystein

Was hat es nun damit eigentlich auf sich? Homocystein ist ein Bestandteil im Eiweißstoffwechsel, welcher durch Vitamin B_6 gemeinsam mit den Geschwistern Folsäure und B_{12} weiter verstoffwechselt wird. Dies ist wichtig, denn das resultierende Produkt benötigt unser Körper, um neue Eiweiße zu kreieren.

Abgesehen davon wird Homocystein selbst verdächtigt, ein Risikofaktor zu sein, wenn es nicht weiter verwertet wird. Arteriosklerose wie Depressionen treten nun häufiger auf. Daneben steigt durch das Anhäufen von Homocystein auch das Risiko für Krankheiten wie Osteoporose, Nierenschwäche, Arthrose, Demenz im Alter, Venenthrombosen sowie Blutarmut und Parkinson. Seine Verwertung sollte folglich durch einen Mangel der drei Vitamine nicht gestört werden. Ist Ihr Interesse nun geweckt? Wir werden uns das Ganze bei der Folsäure noch genauer ansehen.

Schmerzverarbeitung

Außerdem scheint unser Teamplayer-Vitamin ähnlich dem Geschwisterchen B_1 auch im positiven Sinne Einfluss auf die körperliche Schmerzverarbeitung zu nehmen. Insbesondere bei Rückenschmerzen und Migräne kann diese Wirkung von Vorteil sein.

Immunsystem

Für Ihr Immunsystem ist Pyridoxin ebenfalls wichtig. So fanden Forscher neben zahlreichen möglichen Mechanismen einen Zusammenhang zwischen niedrigen Blutkonzentrationen von B_6 und dem Infektrisiko. Menschen mit guter Versorgung wiederum weisen weniger Entzündungszeichen im Körper auf.

Krebserkrankungen

Da unser Immunsystem auch zum Schutz vor Krebserkrankungen notwendig ist, verwundert es nicht, dass Pyridoxin auch hier vielversprechende Effekte aufweist. So zeigt sich, dass eine gesunde Vitaminversorgung sowie ein guter Blutspiegel an B_6 im Körper mit einem niedrigeren Krebsrisiko verbunden sind.

Weitere Bereiche

Eine kleinere Arbeit lässt den Einsatz von Pyridoxin zur Beschwerdelinderung des Prämenstruellen Syndroms vermuten. Daneben kann das Vitamin bei Schwangerschaftsübelkeit helfen. Eine Studie zeigt zudem ein reduziertes Risiko für chronische Verstopfung durch eine ausreichende Versorgung an Vitamin B_6. Ganz schön vielfältig, unser Teamplayer-Vitamin!

Vitamin B_6 zusammengefasst

- In vielen pflanzlichen und tierischen Lebensmitteln enthalten
- Wichtig für Zellstoffwechsel, Blutbildung, Immunsystem, Nervensystem und den Niacin-Stoffwechsel
- Mangel durch geringe Speicherkapazität nicht so selten
- Überdosierung sehr selten
- Forschung in vielen Bereichen, besonders über psychische Gesundheit, Herzgesundheit, Immunsystem und Krebs

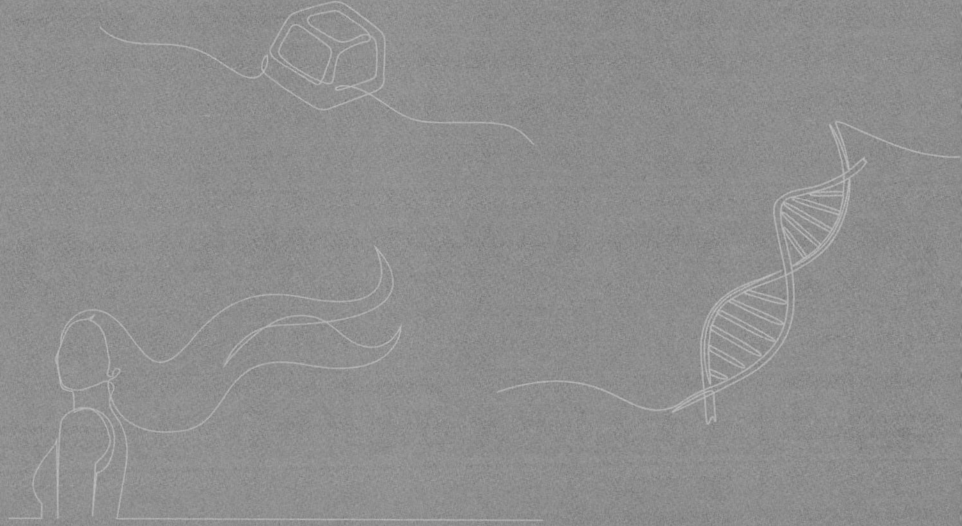

VITAMIN B_7

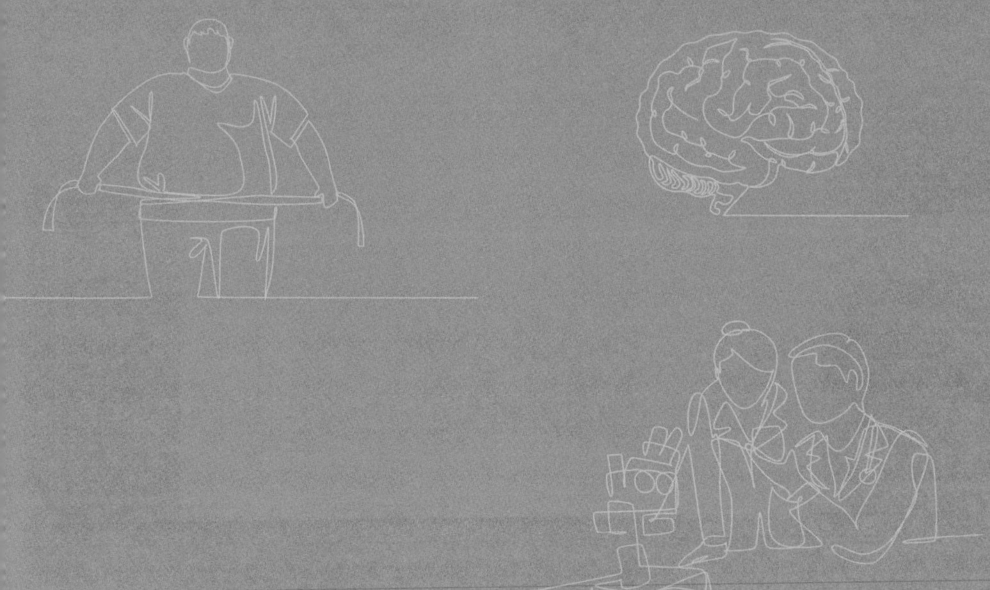

Vitamin B_7 ist den meisten wohl eher unter seinem zweiten Namen Biotin bekannt. Glaubt man der Werbung, so können Sie durch diese Substanz ganz besonders eines erreichen: Schönheit. Sowohl die Haare als auch die Haut sollen durch Biotin geschmeidiger werden, die Nägel gekräftigt. »Super«, denken sich nicht wenige Konsumenten und nehmen regelmäßig Biotin-Präparate ein. Warum das (leider) nur die halbe Wahrheit ist? Unser B-Vitamin steht schon in den Startlöchern, um Aufklärung zu betreiben!

VITAMIN B_7 STELLT SICH VOR

Vitamin B_7 ist ein absolutes Beziehungsvitamin, denn es ist am liebsten gebunden. In seiner aktiven Form bindet es sich nur zu gerne an so manches Enzym und sorgt dafür, dass dieses seine Arbeit reibungslos und effizient vollführen kann. Dabei nimmt es sich selbst ganz zurück und ist einfach für den anderen da. In der Wissenschaft wird eine solche selbstlose Substanz auch prostethische Gruppe genannt.

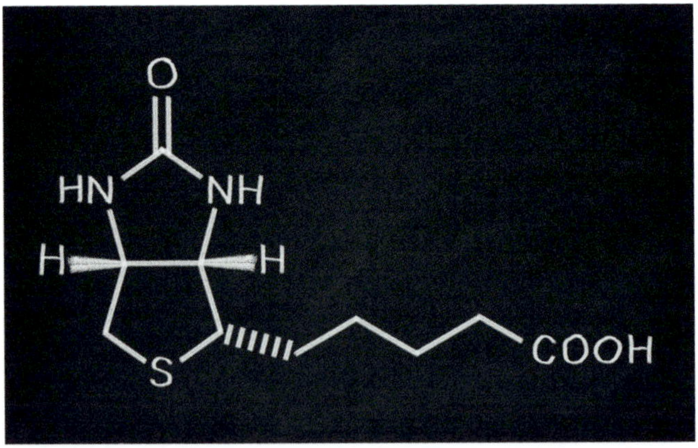

Dies ist die chemische Formel von Vitamin B_7.

WO FINDEN WIR ES?

Um bestens mit Biotin versorgt zu sein, empfehle ich besonders die Ernährung mit Innereien (oder notfalls auch Geflügel, Fisch und Eiern). Wenn Sie nicht der größte Fan von Tierorganen sind, tut es aber auch mal eine Nuss, Hülsenfrucht, ein Pilz oder eine Avocado – oder wir lassen unseren Darm haushalten, denn die eigene Darmflora leistet auch ihren Beitrag zu einem gesunden Biotin-Spiegel.

Zwar kommt es in tierischen Lebensmitteln wie vor allem Leber vermehrt vor, allerdings fällt es unserem Körper sogar leichter, Vitamin B_7 aus pflanzlichen Lebensmitteln oder als freundlichen Beitrag der Darmbakterien aufzunehmen. Hier kommt es nämlich frei vor, während es in tierischem Essen meist an Eiweiße gebunden ist. Ein gebundenes Vitamin muss unser Körper zunächst wieder mühsam abspalten, Sie kennen es bereits von so manchem Geschwistervitamin.

Diese Lebensmittel sind gute B_7-Lieferanten.

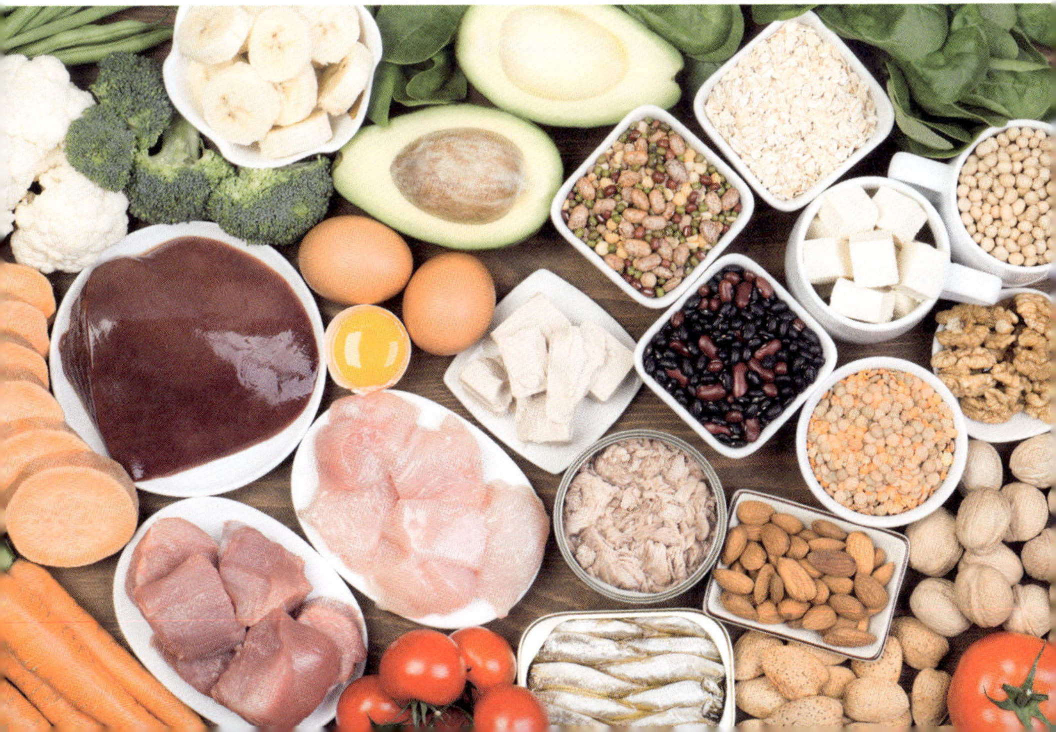

Unser Körper besitzt hierfür sogar ein eigenes Enzym, eine kleine Schere quasi, die nur bei unserem Vitamin schneidet: die sogenannte Biotinidase. Diese wird von unserer Bauchspeicheldrüse munter produziert und kommt besonders den Fleischliebhabern unter Ihnen zu Hilfe, wenn es mal wieder darum geht, die Biotin-Speicher aufzufüllen.

Und nun Hand aufs Herz: Wer von Ihnen denkt, unser Körper würde sogar eine eigene Substanz für die Aufnahme von Biotin kreieren, wenn es letztendlich nur um die Schönheit ginge?

WAS KANN VITAMIN B_7?

Nein, tatsächlich ist die Geschichte mit den Äußerlichkeiten eher von sekundärer Wichtigkeit, wenn man sich die Funktionen des Vitamins genauer ansieht. Wobei schöne Haare natürlich auch nicht zu vernachlässigen sind. Aber beginnen wir von vorne …

Wie schon beschrieben, ist Biotin am liebsten gebunden, alleine kann es nicht so viel mit sich anfangen. Man könnte es mitunter sogar als »klammernd« bezeichnen. Es bindet sich an ein Enzym, um diesem beim Ausführen der speziell gewünschten Reaktion zu helfen. Einmal verbunden, wird dieses unser Biotin so schnell dann nicht mehr los. Will es aber auch nicht, denn die Substanz ist enorm hilfreich, viele Reaktionen könnten Enzyme ohne den Teamplayer gar nicht ausführen. »Zusammen sind wir stärker«, denkt es sich und sieht vielleicht einmal mehr über Biotins Klammertendenz hinweg.

Über diesen Weg hilft Vitamin B_7 bei einer ganzen Reihe von Reaktionen mit. Letztendlich ist auch dieses B-Vitamin unerlässlich für unseren Körper, besonders bei der Verwertung von Fett und der körpereigenen Zuckerherstellung.

Die Sache mit dem Zucker

Für die unter Ihnen, die sich erschrocken fragen: Warum in aller Welt sollte unser Körper selbst Zucker herstellen? Zucker ist doch so ungesund?! Sagen wir es so, wie es ist: Jein. Zu viel Zucker ist definitiv ungesund, und am besten nehmen wir die Substanz in lang verketteter Form von Kohlenhydraten auf. Trotz allem ist es aber kein Zufall, dass unter uns so viele Naschkatzen weilen. Unser Körper lechzt nach Zucker, denn er stellt in gesundem Maße eine sehr effiziente Energiequelle da. Besonders unser Gehirn ist auf diese angewiesen und reagiert recht ungehalten auf Unterversorgung. Da der Blutzucker tagtäglich mitunter großen Schwankungen unterliegt, kann so auch ein völlig gesund ernährter Erwachsener einen Zucker-Engpass erleben. Für solche Fälle hat sich unser Körper mal wieder eine schlaue Lösung einfallen lassen: die sogenannte Gluconeogenese. Ein ungehaltenes Gehirn will ja keiner haben, daher stellen wir im Ernstfall bei kurzzeitiger Zuckerknappheit lieber selber welchen her. Denn nur so kann eine gute Gehirnfunktion garantiert werden. Die körpereigene Zuckerproduktion ist hierbei zwar recht ineffizient, trotzdem aber besser, als in Zeiten der Energieknappheit einen komatösen Zustand zu riskieren.

Abgesehen vom Zuckerstoffwechsel gibt es noch ein weiteres spannendes Feld, wo unser Vitamin tatkräftig unterstützt: in der Genetik. Über mehrere Wege stabilisiert und stimuliert es unsere DNA und beeinflusst sogar deren korrekte Abschreibung. Nicht jede Zelle sieht schließlich gleich aus, und unser Körper muss sekündlich entscheiden, welche Gene denn nun im speziellen Fall abgelesen werden.

So viel zu den wichtigen Wirkungen von Biotin. Die Haare und Nägel soll es übrigens auch kräftigen. Eher sekundär, oder was meinen Sie?

WICHTIGE WIRKORTE VON VITAMIN B_7

- Zellstoffwechsel, hier insbesondere Fettverwertung und körpereigene Zuckerproduktion
- Genetik
- Haar- und Nagelgesundheit

VOM »ZUWENIG«

Ein echter Biotinmangel kann vorkommen – ist zum Glück aber nicht so häufig. Eine geringe Zufuhr wie bei einseitiger Ernährung oder chronischen Krankheiten kann ebenso ursächlich dafür sein wie ein erhöhter Bedarf, zum Beispiel durch Schwangerschaft oder Stillzeit. Auch Medikamente können den Biotin-Spiegel gehörig durcheinanderbringen: So führen Epilepsiemedikamente dazu, dass die körpereigene Aufnahme von Biotin sinkt, während Abbau und Ausscheidung sich erhöhen. Zudem ist eine zerstörte Darmflora nicht selten Ursache für einen Biotinmangel. Vorsicht also bei langer Antibiotikaeinnahme!

Daneben gibt es noch einen sehr speziellen und ebenso seltenen Grund für ein körperliches Vitamin-Defizit: den sogenannten Biotinidasemangel. Erinnern Sie sich an den kleinen Helfer, der Biotin vom Eiweiß der Fleischprodukte abspaltet und so seine Zufuhr in unseren Körper ermöglicht? Haben Menschen weniger oder gar keine Biotinidase, so wird die Aufnahme deutlich erschwert. Dies betrifft natürlich nur die an tierische Produkte gebundene Vitaminform. Wer bei Nüssen, Sojabohnen oder Avocado ordentlich zulangt, muss sich um die tierischen Eiweiße keine großen Gedanken machen.

Apropos Eiweiß: Tatsächlich kann auch ein sehr hoher Konsum von Hühnereiweiß einen negativen Effekt auf Vitamin B_7 haben. Ein im Hühnereiweiß enthaltener Stoff, das Avidin, bindet nämlich allzu gern unser Biotin – und kann dadurch dessen Aufnahme deutlich erschweren.

Wie erkenne ich einen Mangel?

Alle Ursachen führen letztendlich zum gleichen Symptomkomplex: Klassischerweise zeigt sich ein Biotinmangel durch depressive Verstimmung sowie Haut- und Muskelentzündung. Darüber hinaus kann es auch zu anderen Haut- sowie Haarerkrankungen, psychischen Veränderungen, Muskelschmerzen und Übelkeit oder Erbrechen kommen. Wie Sie sehen, kann auch hier ein Mangel leider allzu unspezifisch ausfallen – ähnlich wie bei so manchem anderen B-Vitamin auch.

!

ANZEICHEN FÜR EINEN VITAMIN-B_7-MANGEL

- Depression und andere psychische Veränderungen
- Hautentzündung sowie andere Haut- und Haarkrankheiten
- Muskelentzündung, Muskelschmerzen
- Übelkeit und Erbrechen

Haben Sie nun Sorge, in einer Mangelsituation zu sein? Sprechen Sie mit Ihrem Arzt des Vertrauens, hier können Sie sich individuell beraten lassen. Gegebenenfalls kann er oder sie mit einer Urinuntersuchung Sicherheit schaffen. Davon abgesehen gibt es auch die Möglichkeit, eine Zeit lang Biotin in moderaten Dosen einzunehmen. War ein Biotinmangel ursächlich, so werden sich die Beschwerden dadurch bessern.

VOM »GENAU RICHTIG«

Die tägliche Einnahmeempfehlung ist nicht sehr kompliziert: Ob Männlein, Weiblein, schwanger oder in einer anderen speziellen Lebenslage: 40 Mikrogramm pro Tag lautet die Devise. Lediglich die Stillenden dürfen ausufern und sich fünf Mikrogramm am Tag zusätzlich einverleiben.

Aktuelle tägliche Zufuhrempfehlungen Vitamin B_7 nach DGE (Stand 2020)	
Gesunde Frauen	40 µg
Gesunde Männer	40 µg
Schwangere Frauen je nach Trimester	40 µg
Stillende Frauen	45 µg

VOM »ZUVIEL DES GUTEN«

Dies ist das kürzeste Kapitel zum Vitamin B_7: Bisher sind durch Einnahme auch von hohen Dosen keine Nebenwirkungen bekannt!

Vorsicht: Ein bis zwei Tage vor der Kontrolle von Blutwerten bitte mit Biotin pausieren!

Keine Nebenwirkung, aber trotzdem wichtig zu wissen, sollten Sie zu Supplementen greifen: Wenn mal wieder eine Kontrolle der Blutwerte ansteht, sollte die Einnahme von Biotin lieber pausiert werden. Dies gilt unter anderem für Schilddrüsenwerte, Herzwerte und Vitamin D. Tatsächlich kann Vitamin B_7 in höheren Dosierungen nämlich die Bestimmung dieser Werte stören, was zu falschen Ergebnissen führen kann.

VITAMIN B_7 UND DIE FORSCHUNG

Leider ist das Biotin mal wieder ein Vitamin, an dem das große Forschungsinteresse bisher vorbeigegangen ist. Tatsächlich gibt es nur relativ wenige Studien zur Wirkung des Vitamins. Aber lassen Sie uns doch trotzdem einmal einen Blick darauf werfen.

Multiple Sklerose

So gibt es bei MS ein paar vielversprechende Arbeiten, die bei hoch dosierter Gabe eine Reduktion der Beschwerden nahelegen. Hier sind die Daten aber leider bisher nicht ausreichend und eindeutig genug, um eine generelle Empfehlung auszusprechen.

Haar- und Nagelgesundheit

Zuletzt kommen wir doch noch zum Äußeren: Tatsächlich wird die so vielfach angepriesene Wirkung von Biotin auf Haare, Haut und Nägel zwar angenommen, eine Explosion der Schönheit sollten Sie aber trotzdem lieber nicht erwarten. Speziell bei Nagelproblemen und Haarausfall kann das Vitamin dennoch versuchsweise angewendet werden, insbesondere wenn eine Mangeltendenz besteht.

Vitamin B_7 zusammengefasst

- Beziehungsvitamin
- Zu finden in tierischen und pflanzlichen Produkten, zudem eigene Produktion durch den Darm
- Wichtig für Fettstoffwechsel, körpereigene Zuckerproduktion, Genetik, Haargesundheit
- Mangel eher selten
- Überdosierung verursacht nach aktuellem Stand keine Symptome
- Forschung bisher eher wenig, interessante Ansätze bei Multipler Sklerose und Haar- sowie Nagelgesundheit

FOLSÄURE

Schon sind wir bei der Folsäure angekommen! Lateinisch leitet sich das Wort von *Folium* ab, was so viel wie »Blatt« bedeutet. Dies nicht von ungefähr, schließlich findet sie sich in so manchem grünen Blattgemüse wieder. Daneben wird sie auch gar nicht so selten in Tablettenform zugeführt, eine Gruppe unter den Leserinnen wird sich hier gleich angesprochen fühlen: die Schwangeren. Warum nun ist die Substanz speziell in diesem Lebensabschnitt so wichtig und was ist, wenn ich nicht gerade ein Baby im Bauch habe?

FOLSÄURE STELLT SICH VOR

Folsäure, manchmal auch als Folat oder Vitamin B_9 bezeichnet, wird als Tetrahydrofolat oder 5-Methyltetrahydrofolat aktiv. Beide kann unser Körper in unterschiedlicher Weise verwenden, und sie sind auch ineinander umwandelbar.

Nach Aufnahme der Folsäure durch den Darm kommt es über zwei aufeinanderfolgende chemische Reaktionen zur Umwandlung. Hier helfen Niacin und in einem speziellen Schritt auch Vitamin B_{12} tatkräftig mit. Wo aber nun findet sich die Substanz, und muss es immer das grüne Blattgemüse sein?

Dies sind die chemischen Formeln von Folsäure, Tetrahydrofolat und 5-Methyltetrahydrofolat.

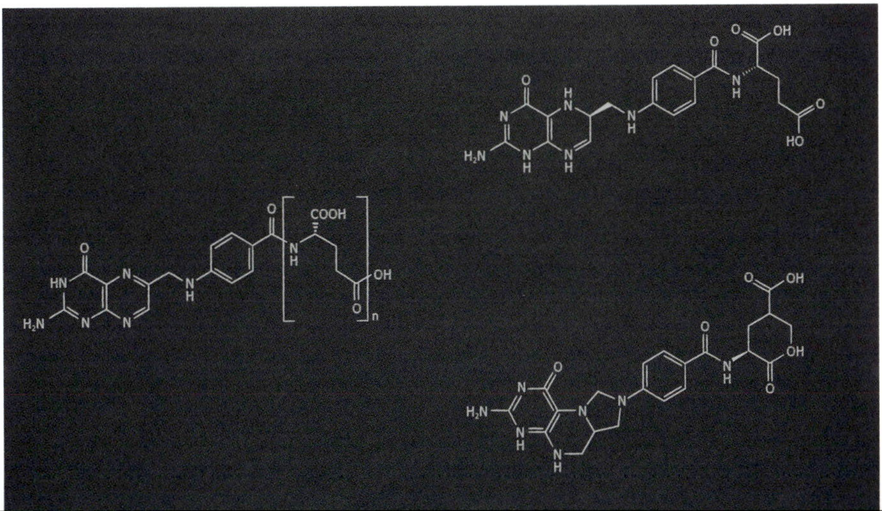

WO FINDEN WIR SIE?

Zunächst ja, besonders viel Folsäure können wir im grünen Blattspinat finden. Daneben gibt es aber noch weitere gute Quellen: Auch Brokkoli, Spargel, rote Bohnen, Hülsenfrüchte, Eier und Leber enthalten viel Vitamin B_9. Darüber hinaus kann auch hier wieder unsere Darmflora aktiv werden: Einen kleinen Beitrag leistet auch sie zum gesunden Folsäurespiegel im Blut.

Wichtig:
Der Folsäurestoffwechsel benötigt Niacin und Vitamin B_{12}!

Nach der Aufnahme und Aktivierung wird unser Vitamin nun im ganzen Körper verteilt. Besonders viel Folsäure wird zu Knochenmark, Darmwand, Lungenzellen und bei Schwangeren auch zur Plazenta transportiert. Warum gerade dorthin? Dazu müssen wir einen genaueren Blick auf seine Funktionen werfen.

Diese Lebensmittel sind Folsäure-Lieferanten.

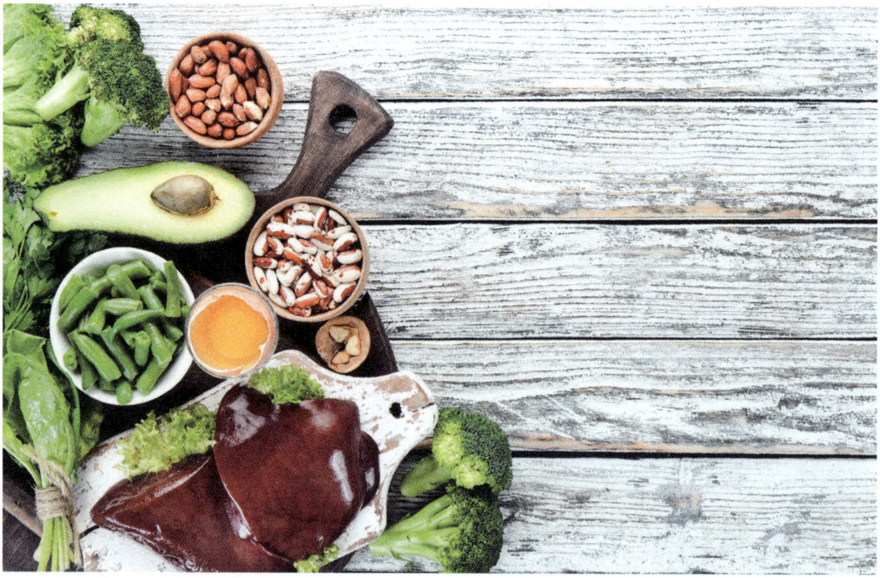

WAS KANN FOLSÄURE?

Darmwand, Lungen und auch die Zellen des Knochenmarkes haben eines gemein: Hier erneuert sich Gewebe gerne und schnell. Praktisch bedeutet dies für unseren Körper: neue Zellen produzieren! Neue Zellbestandteile, neue Zellwand und natürlich ganz besonders: eine neue DNA.

Die Sache mit der DNA

Warum ist die Banane krumm? Warum haben Hasen in der Regel lange Ohren und manche Personen rote Haare? Richtig, all diese Informationen tummeln sich in unserem Genom. Jede Spezies hat ihr eigenes, und selbst bei uns Menschen gleicht kein Erbgut dem anderen, abgesehen natürlich das von eineiigen Zwillingen. Alle Gene finden sich zusammengefasst im wichtigsten Bereich der Zelle: im Zellkern. Ähnlich einem dicken Buch stehen hier sämtliche Baupläne niedergeschrieben, die es benötigt, um ein vollständiges Lebewesen, in unserem Falle ein Mensch, zu sein. Hier steht die Information für die Ausbildung von Haargewebe ebenso wie von Lungenzellen, vom Herzmuskel bis hin zur Gehirnzelle. Wie gelingt es nun, eine solche Vielzahl an Informationen in einen kleinen Zellkern zu stopfen, den der Rest der Zelle dann auch noch verstehen und übersetzen kann? Ein universeller Code muss her! Tatsächlich, der gesamte genetische Code eines Menschen ist letztendlich in einer sehr langen Abfolge von vier verschiedenen Bausteintypen geschrieben. Wie ein Morsecode. Die Reihe der Signale beschreibt die Art des Merkmals. Sage und schreibe 3,2 Milliarden dieser sogenannten Basen bilden unser menschliches Genom, in dem alle Informationen von Aussehen, IQ, Muskelaufbau oder auch die Bestandteile eines Zehnagels unverwechselbar niedergeschrieben sind.

Folsäure nun ist zur Produktion von zwei dieser vier universellen Morsebestandteile notwendig. Ebenso hilft sie bei der Auswahl der gerade relevanten

Gene mit. Dies erklärt, warum bei starker Zellerneuerung auch die Folsäure vermehrt gebraucht und verbraucht wird. Kurz gesagt: keine Innovation ohne Vitamin B_9!

Jetzt ist auch klar, warum die Folsäure in der Schwangerschaft so wichtig ist. Kein Gewebe erneuert sich schließlich so schnell wie das eines ungeborenen Kindes im Mutterleib. Da ist klar, warum Ärzte lieber kein Risiko eingehen und Folat in Tablettenform verschreiben.

Daneben befindet sich der Körper aber auch ohne Schwangerschaft stets in Erneuerung, repariert kleine und größere Schäden, passt Knochen und Muskeln an neue Begebenheiten an oder bildet sekündlich neue Abwehrstoffe. Auch für die Herstellung roter Blutkörperchen ist das Vitamin von Belang.

Darüber hinaus ist unsere Folsäure gemeinsam mit ihren Geschwistern Vitamin B_6 und B_{12} für die Verstoffwechselung eines speziellen Eiweißbestandteils zuständig, dem Homocystein. Wie schon im Pyridoxin-Kapitel auf Seite 84 kurz angerissen, ist dies eine Aminosäure, also ein spezieller Baustein für Eiweiße. Sie selbst braucht Ihr Körper nicht für seine Eiweißproduktion – aber sein »Abbauprodukt«, das Methionin, dafür umso mehr.

Daneben rankt sich um diesen Stoff selbst aber auch einiges an Forschung, schon fast ein kleiner Hype ist ausgebrochen, aber leider kein positiver. Homocystein wird nämlich zunehmend verdächtigt, ein böser Risikofaktor für alle möglichen Krankheiten zu sein. Also schnell weg damit, denken sich

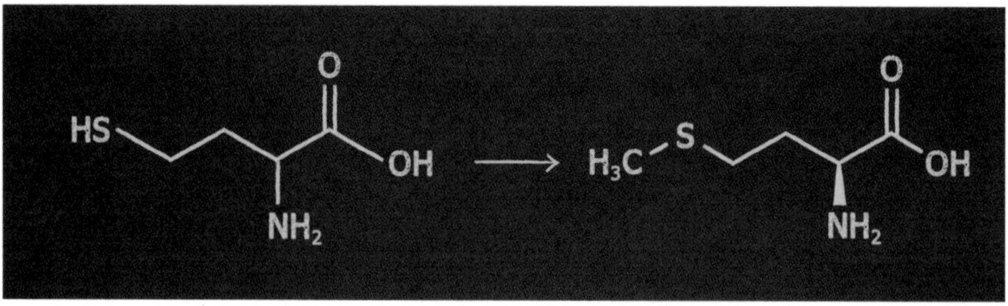

Homocystein wird mithilfe von Folsäure, Vitamin B_6 und Vitamin B_{12} zu Methionin umgesetzt.

unsere kleinen Helferlein, und setzen es flink in Methionin um. Die Gefahr ist damit gebannt, und unser Körper kann fröhlich neue Eiweiße herstellen. Er schlägt somit zwei Fliegen mit einer Klappe, den Vitaminen sei Dank!

Zusammenfassend können Sie sehen: Die Folsäure ist in der Schwangerschaft sehr wichtig – aber auch ohne Baby im Bauch wird sie dringend gebraucht!

WICHTIGE WIRKORTE VON FOLSÄURE

- Vermehrung von DNA
- Bildung roter Blutkörperchen
- Homocystein-Stoffwechsel

VOM »ZUWENIG«

Zwar ist Vitamin B_9 prinzipiell in vielen Lebensmitteln enthalten, leider gibt es da aber ein Problem. Beziehungsweise eher vier.

Bereits durch die industrielle Verarbeitung und Lagerung sinkt der Folsäuregehalt in Lebensmitteln nämlich teilweise drastisch ab, noch bevor sie überhaupt unseren Kühlschrank erreichen. Da Vitamin B_9 auch noch unheimlich gerne im Kochwasser badet und hitzelabil ist, gehen beim Kochvorgang noch mal bis zu 75 Prozent des Folsäuregehalts verloren. Durch diese drastische Verlustkette ist leider selbst bei Menschen, die sich ausgewogen ernähren, ein Mangel nicht auszuschließen.

Tatsächlich ist die Unterversorgung bei diesem Vitamin eine der häufigsten in den Industrieländern, was zusätzlich noch durch die eher geringe Speicherkapazität des Körpers befeuert wird. Liegt neben der unzureichenden Aufnahme dann auch noch ein erhöhter Bedarf vor, so ist ein Mangel noch häufiger anzutreffen.

Wann brauchen Sie besonders viel Folsäure? Richtig, natürlich immer, wenn sich Ihr Körper in Erneuerung befindet. Verletzungen, Reparaturprozesse und chronische Krankheiten verlangen viel Zellerneuerung. Das Gleiche gilt natürlich für Wachstum, sei es bei Kindern, Jugendlichen oder im Mutterleib.

Daneben gibt es Begebenheiten, die unseren Folsäurespiegel im Blut zusätzlich belasten können. So mag die Folsäure weder chronischen Alkoholismus noch Rauchen oder die Einnahme bestimmter Medikamente wie Aspirin, Magensäurehemmer oder die Antibabypille. Liegt ein solcher Faktor vor, so schadet es nie, die kleine Substanz im Auge zu behalten.

Mir geht es aber doch blendend, trotz Rauchen und Pantoprazol, denkt sich vielleicht der ein oder andere unter Ihnen?

Wie erkenne ich einen Mangel?

Tatsächlich liegt ein Folsäuremangel oft in latenter Form vor, das bedeutet, unser Körper ist zwar unzufrieden mit der Gesamtsituation, schafft es aber noch, die fehlende Folsäure zu kompensieren.

Ein Folsäuremangel äußert sich dadurch mitunter erst relativ spät, dann aber so richtig.

Am gravierendsten ist die Folge sicherlich in der Schwangerschaft. Denn wenn die Zellteilung nicht richtig funktioniert – Sie können es sich denken –, entsteht für das ungeborene Kind ein großes Problem. Es kann zu einer ganzen Bandbreite an Schäden kommen, wie zum Beispiel Lippen-Kiefer-Gaumenspalten oder Schädigungen im Nervensystem, da unsere Folsäure hier besonders an der Entwicklung beteiligt ist. Bei schwerem Mangel kann es sogar passieren, dass sich das Rückenmark nicht richtig verschließt. Wie gut also, dass es mittlerweile flächendeckende Empfehlungen zur Folsäurezufuhr während der Schwangerschaft gibt, um solche Umstände zu verhindern!

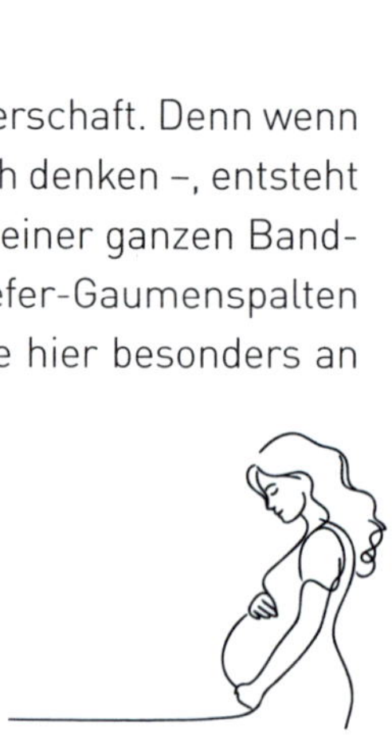

Auch in anderen Lebenslagen ist ein Mangel nicht wünschenswert. Wie es so ist bei wichtigen Vitaminen, die ihre Finger im ganzen Körper im Spiel haben, können die Anzeichen für einen Folsäuremangel ebenso vielfältig ausfallen. Es beginnt bei Appetitlosigkeit, geht über Durchfall, Entzündungen im Magen-Darm-Trakt und Mundschleimhautveränderungen bis hin zu neurologischen Störungen. Diese können wiederum sehr vielfältig ausfallen: von Reizbarkeit über Aggressivität, Gedächtnisschwäche bis hin zu Angstzuständen oder auch Depressionen.

Ebenso kommt es bei ungenügendem Vitaminstatus nicht selten zu einer Blutarmut, einer Gerinnungsstörung und einem geschwächten Immunsystem. Es verwundert wenig, denn gerade in diesen Bereichen betreibt unser Körper schließlich besonders viel Neuerung.

ANZEICHEN FÜR EINEN FOLSÄURE-MANGEL

- Während der Schwangerschaft: Geburtsfehler
- Beschwerden im Magen-Darm-Bereich: Appetitlosigkeit, Durchfall, Entzündungen und Veränderung der Mundschleimhaut
- Neurologische Auffälligkeiten: Gedächtnisschwäche, Angstzustände, Depressionen
- Störungen von Blutbildung, Gerinnung und Immunsystem

VOM »GENAU RICHTIG«

Wie viel Folsäure nun benötigt Ihr Körper, um diese Symptome zu verhindern? Als Empfehlung gibt die Deutsche Gesellschaft für Ernährung sowohl für Frauen als auch für Männer 300 Mikrogramm Folat-Äquivalent täglich an. Die Bezeichnung Folat-Äquivalent steht für die Summe an im Körper wirksamem

Merke

1 µg Folat-Äquivalent = 1 µg Nahrungsfolat
= 0,5 µg synthetische Folsäure

Vitamin. Da diese bei synthetischen Verbindungen deutlich höher ist, reicht hier für gewöhnlich die halbe Dosierung aus, um den gleichen Effekt zu erzielen.

Nicht überraschend steigen die Einnahmeempfehlungen in Schwangerschaft und Stillzeit an: Hier darf Mama (to be) mit 550 Mikrogramm und Mama (already is) mit 450 Mikrogramm eine deutlich höhere Menge an Folsäure aufnehmen. Neben einer ausgewogenen Ernährung wird bereits ab Kinderwunsch die Einnahme von 400 Mikrogramm Folsäure in Tablettenform empfohlen. Dies liegt besonders daran, dass erst nach einigen Wochen täglicher Einnahme die bestmögliche Blutkonzentration erreicht wird. Dazu kommt, dass nicht jede Frau bereits ab Beginn von den neuen Umständen weiß. Das Kind im Bauch aber wartet nicht und beginnt schon in den ersten Wochen mit der Bildung lebenswichtiger Organe. Besser also, wenn bereits jetzt genug Folsäure zugegen ist!

Aktuelle tägliche Zufuhrempfehlungen Folsäure nach DGE (Stand 2015)	
Gesunde Frauen	300 µg Folat-Äquivalent
Gesunde Männer	300 µg Folat-Äquivalent
Schwangere Frauen	550 µg Folat-Äquivalent
Stillende Frauen	450 µg Folat-Äquivalent

VOM »ZUVIEL DES GUTEN«

Wie sieht es nun mit einer Überdosierung aus? Glücklicherweise ist die Einnahme auch von höheren Dosen Folsäure in den meisten Fällen unbedenklich. Erst ab Megadosen von über 15 Milligramm pro Tag haben sich in Studien vereinzelt Übelkeit, Durchfall und Schlaflosigkeit gezeigt.

Vorsicht gilt aber bei einer speziellen Form der Blutarmut, der sogenannten megaloblastären Anämie. Diese kann gleichermaßen Folge eines Folsäure- oder Vitamin-B_{12}-Mangels sein. Wir werden sie uns im nächsten Kapitel ab Seite 116 noch genauer ansehen. Ist Folsäure die Ursache, so wird Ihr Arzt diese supplementieren und das Problem ist schnell vergessen. Ist allerdings Vitamin B_{12} die Ursache, so ist die Gabe von Folsäure tunlichst zu vermeiden und kann als Behandlungsfehler angesehen werden. Sie würde in diesem Fall die Blutarmut nämlich noch zusätzlich verschlimmern.

Vorsicht gilt darüber hinaus möglicherweise auch in der Schwangerschaft. Kleine Forschungsarbeiten deuten darauf hin, dass deutliche Überdosierungen mit einem Risiko für das ungeborene Kind verbunden sein könnten. Am besten also, Sie halten sich im Falle der Fälle an die Vorgaben der DGE, damit sind Sie auf jeden Fall auf der sicheren Seite!

FOLSÄURE UND DIE FORSCHUNG

Wie sieht es nun mit der Forschung aus? Tatsächlich gibt es hier einige interessante Bereiche, bei denen es sich lohnt, einen Blick darauf zu werfen. Beginnen wir aber mit der bekanntesten Wirkung: Folsäure in der Schwangerschaft.

Schwangerschaft

Das größte Anwendungsgebiet der Folsäure liegt definitiv hier. Zunächst schützt die tägliche Einnahme, am besten bereits bei Kinderwunsch begonnen, nachweislich vor Geburtsdefekten beim Ungeborenen. Zudem fördert es auch die Gesundheit der Mutter: So vermag Vitamin B_9 die Wahrscheinlichkeit von Schwangerschaftsdepression zu reduzieren, während es über den Homocystein-Spiegel möglicherweise auch auf andere Problematiken wie Frühgeburten oder Schwangerschaftsdiabetes Einfluss nehmen kann.

Und die Effekte dauern an: Die Einnahme während der Schwangerschaft ist für die geistige Entwicklung des Kindes noch Jahre nach der Geburt hilfreich!

Sie sehen: Folsäure und Schwangerschaft gehören einfach zusammen.

Psychische Gesundheit

Aber auch in anderen Bereichen gibt es interessante Forschungsansätze. Wie zum Beispiel auch bei psychiatrischen Krankheiten, insbesondere in der Behandlung von Depressionen, hier kann das Vitamin versuchsweise zusätzlich zur herkömmlichen Therapie Anwendung finden. Dies sollte aber natürlich immer in Rücksprache mit dem behandelnden Arzt, nie als Selbstversuch, erfolgen. Daneben zeigen Arbeiten auch eine mögliche Verbesserung der Gedächtnisleistung durch die regelmäßige Zufuhr von Folsäure, alleine oder gemeinsam mit anderen B-Vitaminen.

Homocystein

Auch hier lohnt sich wieder ein Blick auf Homocystein. Wie bereits gesehen: Die Substanz wird verdächtigt, ein Risikofaktor für allerlei schwerwiegende Erkrankungen zu sein. Durch einen gesunden Folsäurestatus, gemeinsam mit B_6 und B_{12}, kann so das Risiko für Krankheiten wie Arteriosklerose, Parkinson, Osteoporose, Nierenschwäche, Arthrose, Venenthrombose, Blutarmut oder Demenz im Alter gesenkt werden. Auch bei der Multiplen Sklerose gibt es möglicherweise einen Zusammenhang. Auch der Schutz vor Schlaganfällen ist nicht zu unterschätzen, ein bis zu zehn Prozent niedrigeres Risiko zeigt sich hier bei täglicher Folsäureeinnahme.

Weitere Bereiche

Zu guter Letzt gibt es noch ein paar weitere Bereiche, in welchen die Folsäure Studien zufolge interessante Wirkungen zeigt. So scheint eine erhöhte Einnahme über die Nahrung möglicherweise das Risiko für Bluthochdruck reduziert. Darüber hinaus gibt es möglicherweise auch bei Migräne Potenzial für Vitamin B_9, dies alleine oder in Kombination mit anderen Geschwistervitaminen.

Folsäure zusammengefasst

- Wird mithilfe von Vitamin B_{12} und Niacin zu Tetrahydrofolat umgewandelt
- Besonders in grünem Blattgemüse enthalten
- Wichtig für Zellerneuerung, insbesondere in der Schwangerschaft
- Daneben wichtig für Blutbildung und Homocystein-Verstoffwechselung
- Mangel relativ häufig, Beschwerden treten erst spät auf
- Überdosierung selten
- Forschung besonders im Bereich Schwangerschaft, Psychische Gesundheit und Homocystein

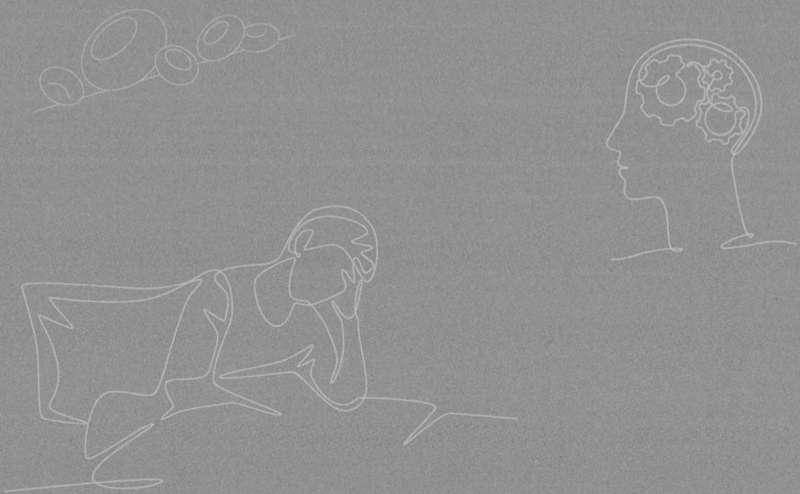

VITAMIN B_{12}

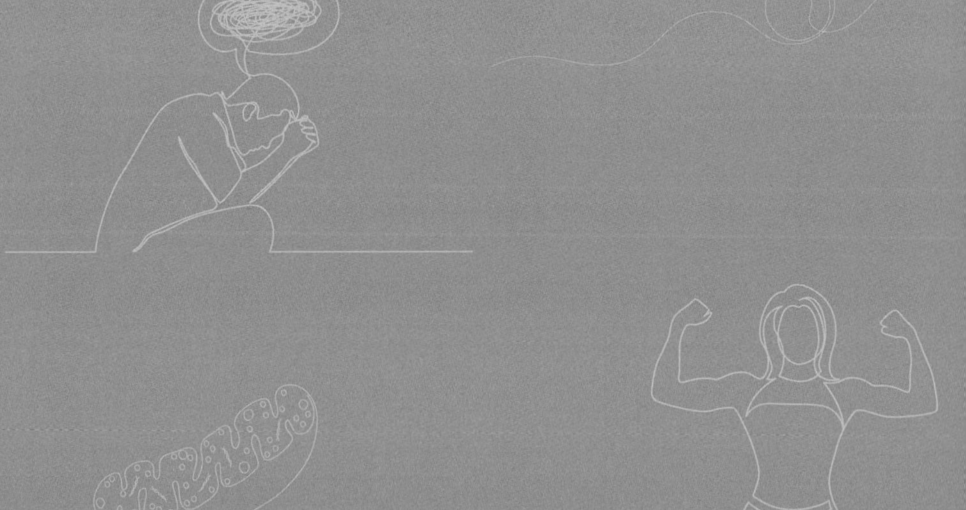

Wir kommen nun zum letzten B-Vitamin im Bunde: dem Vitamin B_{12}. In der Familie hat es eine besondere Position, denn es ist ein Zwilling. Mit der Folsäure hat es nämlich so viel gemeinsam, dass man sie glatt verwechseln könnte. Ein paar Unterschiede gibt es aber trotzdem, insbesondere sein Vorkommen fast ausschließlich in tierischen Lebensmitteln unterscheidet B_{12} von seinem in Blattgemüse enthaltenen Geschwisterchen. Zwillinge also, aber eher zweieiig.

VITAMIN B_{12} STELLT SICH VOR

Beginnen wir zunächst wieder bei den Basics: Vitamin B_{12} ist ein Vitamin, genauer gesagt eine Reihe von Vitaminen mit gleicher Wirkung, die wir auch als Cobalamine bezeichnen. Sehen wir uns einmal seine Grundstruktur an.

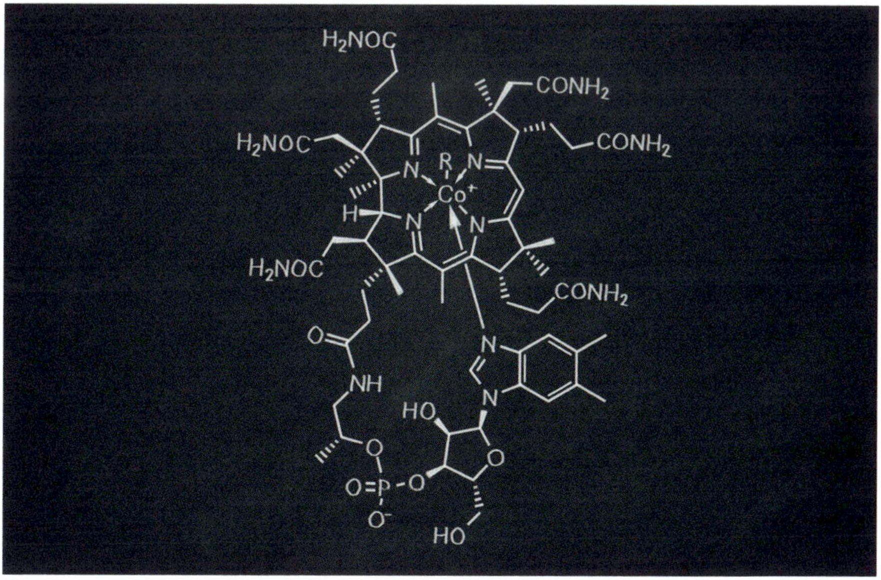

Dies ist die chemische Grundstruktur von Cobalamin.

Einmal aufgenommen, nimmt B_{12} einen komplizierten Weg, um in unsere Zellen zu gelangen. Nach Ablösung von der Nahrung bindet es im Magen zunächst eine Substanz mit dem schönen Namen Haptocorrin, um sich vor der sauren Magensäure zu schützen. Im Dünndarm angekommen, löst sich B_{12}, um sofort die nächste Bindung einzugehen! Sein neuer Partner heißt Intrinsic-Faktor, wurde im Magen produziert und ist geduldig mit dem Nahrungsbrei mitgeschwommen, bis unser Zwillingsvitamin wieder »ungebunden« war. Die zwei verstehen sich prächtig, sie bleiben erst einmal zusammen. Am Ende des Dünndarms, auch *terminales Ileum* genannt, wird das Vitamin nun endlich in die Darmzellen aufgenommen. Auch hierbei hilft der lieb gewonnene Intrinsic-Faktor tatkräftig mit. Zur Aktivierung gelangt das Vitamin in die Leber, wo es bei Überangebot auch gespeichert werden kann. Ab jetzt ist es einsatzbereit!

WO FINDEN WIR ES?

Einer Bevölkerungsgruppe kommt das Vitamin möglicherweise besonders bekannt vor: denjenigen, die, sagen wir, den Brokkoli der Bratwurst stets vorziehen. Gehören Sie auch zu den Menschen, die sich vegetarisch oder vegan

Diese Lebensmittel sind gute B_{12}-Lieferanten.

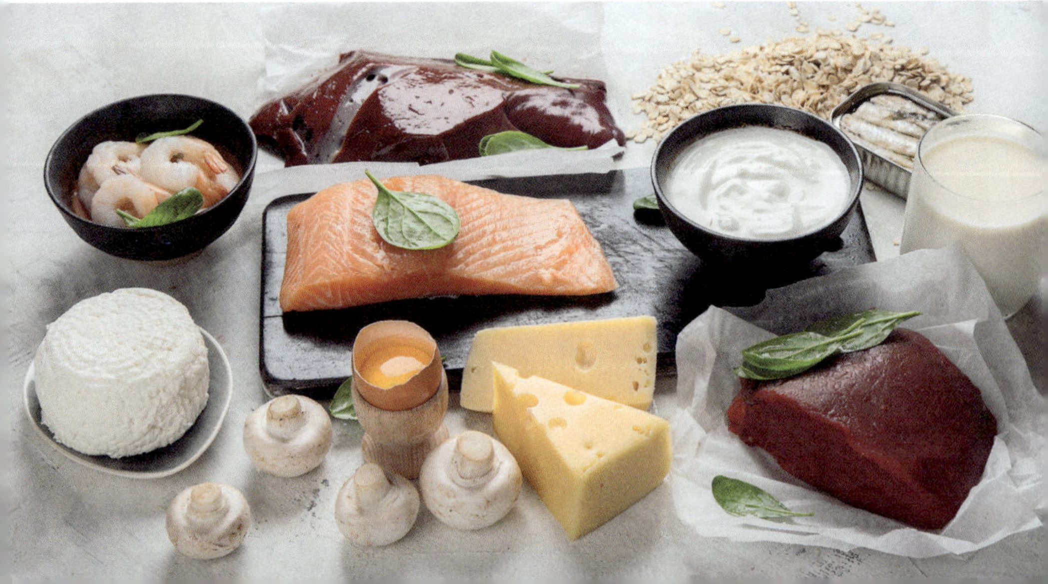

ernähren? Dann haben Sie es nämlich nicht ganz so leicht, ihren Körper mit genug Vitamin B_{12} zu versorgen. Dies liegt daran, dass die Substanz anders als andere Vitamine nahezu ausschließlich in tierischen Produkten enthalten ist. Aber warum ist das eigentlich so?

Woher kommt Vitamin B_{12}?

Manche Lebewesen müssen sich über das Zwillingsvitamin überhaupt keine Gedanken machen. Sie haben einen großen Vorteil: Kleine Bakterien in ihrem Darm produzieren munter Vitamin B_{12}. Bereits am richtigen Ort, muss die Substanz nur noch schnell in die Zellen aufgenommen werden, fertig ist die Vitaminversorgung.

Tatsächlich haben auch wir Menschen das Glück, solche Bakterien im Körper zu haben. Leider gibt es da aber ein Problem: Wie bereits gesehen ist die Aufnahme von Vitamin B_{12} in unseren Körper ist recht kompliziert und erfolgt ausschließlich im Dünndarm. Die tollen Bakterien, die das Vitamin frei Haus produzieren, sitzen aber im Dickdarm, welcher dem Dünndarm nachgeschaltet ist. Da der Nahrungsbrei bei gesunden Menschen nur eine Richtung kennt, nämlich die »nach unten«, wird somit kaum Vitamin rückwärts transportiert werden und stattdessen mit dem Kot ausgeschieden. Manche andere Spezies mit der gleichen Problematik, zum Beispiel Hasen, essen daher von Zeit zu Zeit ihr Darmprodukt. Wenn Sie diesen Versorgungsweg wie ich als eher unappetitlich empfinden, bleibt folglich nur die zweite Möglichkeit: Sie müssen das Vitamin von außen zuführen. Da die Quelle für B_{12} ausschließlich Bakterien und Mikroorganismen darstellen, bleibt uns daher nur die Möglichkeit, die Substanz eben über solche Lebewesen einzunehmen, die selbst Vitamin B_{12} im Überfluss abbekommen haben. Fleisch und Innereien, Milchprodukte, Eier und Fisch sind deshalb die besten Quellen, um sich mit Vitamin B_{12} zu versorgen.

»Aber Moment«, denkt sich vielleicht der ein oder andere, »es gibt doch auch pflanzliche Lieferanten?!« Ja und Jein. Zwar gibt es pflanzliche Nahrungsmittel wie spezielle Pilze in Süditalien oder spezielles Seegras, welche das Vitamin enthalten. Fraglich ist aber jedoch, wie häufig und in welchen Mengen wir diese in unseren Ernährungsplan integrieren wollen.

Einmal im Körper angelangt, kann Vitamin B_{12} als tatkräftiger Zwilling nun durch selbigen wandern und so manche tolle Wirkung entfachen. Welche gibt es da so? Das möchte ich gemeinsam mit Ihnen ansehen, was B_{12} so alles kann!

WAS KANN VITAMIN B_{12}?

Wo ein B_{12}, da ist die Folsäure nicht weit. Wenn man die beiden genauer unter die Lupe nimmt, muss man es zugeben: Ihre Funktionen sind sich verdammt ähnlich. So ist Vitamin B_{12} genauso wie die Folsäure für den Abbau von Homocystein notwendig. Auch zur Herstellung der DNA, insbesondere bei der Zellteilung, wird Vitamin B_{12} gebraucht, ist folglich auch in der Schwangerschaft von Relevanz! Ebenso bei der Bildung neuer roter Blutkörperchen arbeiten die beiden Hand in Hand: So sorgen sie neben der Herstellung der DNA-Bausteine auch für den Aufbau des Hämoglobins. Folsäure und B_{12} sind sogar so fest verbandelt, dass die Folsäure ohne Cobalamin teilweise gar nicht funktioniert, sie braucht zuerst ihren Zwilling für den eigenen Stoffwechsel.

Wo viele Gemeinsamkeiten sind, findet sich nicht selten auch so mancher Unterschied. Neben dem verschiedenen Aussehen hat Vitamin B_{12} noch ein paar weitere Alleinstellungsmerkmale. So wird Cobalamin ganz ohne die Folsäure für einen zentralen Schritt des Fettsäurestoffwechsels gebraucht. Daneben ist es bei der Herstellung der Myelinscheiden, also der Umhüllungen von Nerven, beteiligt. Sogar für die körpereigene Energiegewinnung ist das Vitamin, wie auch mehrere seiner Geschwister der B-Vitamine, notwendig. Es greift hier nicht direkt in die ATP-Produktion, also die Herstellung unserer

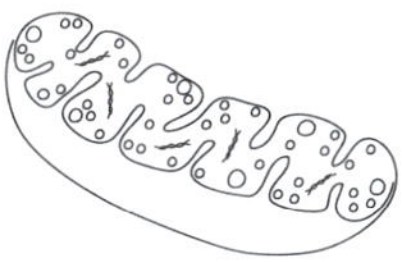

»Energiewährung« ein, nein, vielmehr kümmert es sich um »gesunde Kraftwerke«. Die Energiegewinnung findet nämlich nicht einfach so frei in der Zelle statt, sondern es gibt hierfür einen speziellen Ort: die sogenannten Mitochondrien.

Mitochondrien schwimmen als kleine Gebilde in unseren Zellen umher und machen den lieben langen Tag vor allem eines: Elektronen bewegen. Praktisch gesehen ist der letzte Teil der ATP-Produktion nämlich nichts anderes als ein fröhliches Hin- und Herschieben von Elektronen nach außen und wieder nach innen – über die Wand genau dieser Mitochondrien. Die Gebilde sind hierfür prädestiniert, haben sie doch eine ganz besondere, doppelte Umhüllung ähnlich wie zwei Zellwände. Durch die Bewegung der Elektronen entsteht nun Energie und hieraus letztendlich das so heiß begehrte ATP.

Vitamin B_{12} ist für den eigenen Stoffwechsel der Mitochondrien notwendig. Nur gesunde Kraftwerke vollbringen schließlich gute Leistungen!

Letztendlich kann man die Produktion von ATP folglich schon fast als »Familienleistung« betiteln, oder was meinen Sie? Hier werkeln alle Hand in Hand und garantieren zusammen unseren nächsten Energieschub. Gut also, wenn auch die B_{12}-Speicher voll sind!

WICHTIGE WIRKORTE VON VITAMIN B_{12}

- Vermehrung von DNA
- Bildung roter Blutkörperchen
- Homocystein-Stoffwechsel
- Folsäure-Stoffwechsel
- Mitochondrien-Stoffwechsel

VOM »ZUWENIG«

Beginnen wir mit der guten Nachricht: Vitamin B_{12} ist ein Vitamin, das Ihr Körper sehr gut speichern kann. Anders als bei allen anderen Geschwistern der B-Vitamine verfügt er hier über Speicherkapazitäten von bis zu der tausendfachen Menge des täglichen Bedarfs. Dies führt dazu, dass selbst bei starkem Mangel Symptome mitunter erst nach mehreren Jahren auftreten.

Vorsicht: Durch großen Körperspeicher treten Symptome eines Mangels oft erst nach Jahren auf!

Vegetarier und Veganer also aufgepasst! Denn die allerhäufigste Ursache eines Vitamin-B_{12}-Mangels stellt die unzureichende Aufnahme dar. Da sie Substanz fast ausschließlich in tierischen Lebensmitteln vorkommt, macht sich ein solcher bei einseitiger Ernährung nicht selten bemerkbar. Wer sich also für eine vegane Lebensweise und damit für eine Ernährung komplett frei von tierischen Lebensmitteln entscheidet, ist folglich auf eine anderweitige regelmäßige Zufuhr angewiesen. Auch Vegetarier müssen aufpassen, denn nur durch eine sehr regelmäßige Einnahme von Milchprodukten oder gegebenenfalls Fisch sind Sie sicher, nicht in eine Unterversorgung zu rutschen.

Eine einseitige Ernährung ist der häufigste, aber bei weitem nicht der einzige Grund für einen Vitamin-B_{12}-Mangel. Zunächst ist die Substanz hitzelabil, ihr Gehalt sinkt also mit zunehmendem Köcheln ab. Da der Abbau von Alkohol in unserem Körper Cobalamin braucht, schwinden bei langem Alkoholmissbrauch wiederum die Speicher dahin. Bei einer chronischen Lebererkrankung dagegen ist die Speicherung überhaupt gestört. Auch das Alter spielt eine Rolle, denn nicht selten besteht bei der älteren Generation eine Zellschwäche der Magenwand. Dadurch wird der Intrinsic Factor weniger produziert, eine geringere Aufnahme von Vitamin B_{12} ist die Folge. Denn wie wir es bereits detailliert angesehen haben, ist an der Aufnahme ein Großteil unseres Magen-Darm-Traktes beteiligt. Haben Sie nun einen entzündeten Magen, eine fehlende Magensäureproduktion, eine Darmschwäche, Durchfall, eine Autoimmunkrankheit des Darms wie Morbus Crohn oder hatten Sie vielleicht sogar eine Operation im Magen-Darm-Trakt? All dies kann eine gestörte Aufnahme von Vitamin B_{12} zur Folge haben. Steckt hier die Ursache, so kann lediglich eine intravenöse Gabe Abhilfe schaffen, denn auch künstlich hergestellte Vitamintabletten werden dann nicht mehr richtig aufgenommen.

Daneben können auch Schwangerschaft, Stillzeit oder die Einnahme von Medikamenten wie die Antibabypille, östrogenhaltige Hormonpräparate, Diabetesmedikamente, Magensäurehemmer und manche Blutdruckmittel den Vitamin-B_{12}-Status negativ beeinflussen.

Wie erkenne ich einen Mangel?

Auch bei Vitamin B_{12} gilt: So vielfältig seine Wirkungen, so vielfältig ist auch die mögliche Mangelsymptomatik. Einmal mehr eine Störung, die Ärzten mitunter Detektivarbeit abverlangt.

Zunächst einmal kann eine Unterversorgung lange unauffällig bleiben, weil unser Körper sie durch seine Speicherkapazität eine ganze Weile kompensieren kann. Kippt erst einmal das System, so reichen die Anzeichen von allgemeiner Schwäche, Konzentrationsstörungen, Müdigkeit und Schlaflosigkeit über Taubheit und Kribbeln der Hände und Füße, Gangunsicherheiten und Gereiztheit bis hin zu ernsthaften neurologischen Störungen wie Depressionen, Psychosen und Gedächtnisstörungen. Auch der Magen-Darm-Trakt ist oft beeinträchtigt, es kann zu Appetitlosigkeit, Verstopfung und Durchfall kommen.

Darüber hinaus gibt es noch ein weiteres Anzeichen für einen B_{12}-Mangel, und dieses hat er mit seinem Zwillingsvitamin gemein. Eine spezielle Form der Blutarmut, auch megaloblastäre Anämie genannt, kann durch einen Mangel eines der beiden oder auch beider gleichzeitig entstehen. Besonders für diese Form ist, dass die roten Blutkörperchen sich in ihrer Größe ausdehnen, daher auch das Präfix »mega«.

Mit einer solchen Störung ist tatsächlich nicht zu spaßen, schließlich garantieren die roten Zellen im Blut Ihnen einen optimalen Sauerstofftransport im

Körper. Eine solche Problematik benötigt stets ärztliche Therapie, denn nur die Supplementation des auslösenden Vitamins kann die Krankheit behandeln, und diese kann nur durch eine Blutuntersuchung ausgemacht werden. Ob Folsäure oder B_{12} macht hier einen großen Unterschied, denn einen Folsäuremangel mit Vitamin B_{12} zu behandeln (oder anders herum) kann im schlimmsten Fall statt Heilung die Blutarmut noch verschlimmern.

Je nach Ausprägung der Mangelsituation können Ärzte Vitamin in Tablettenform verschreiben oder auch Spritzen verordnen. Wie viel des Vitamins aber brauchen Sie eigentlich?

ANZEICHEN FÜR EINEN B_{12}-MANGEL

- Lange Zeit asymptomatisch
- Schwächegefühl und Müdigkeit
- Neurologische Auffälligkeiten wie Taubheit und Kribbeln der Hände und Füße, Gangunsicherheiten, Konzentrationsstörungen, Schlaflosigkeit, Gereiztheit bis hin zu Depressionen, Psychosen und Gedächtnisstörungen
- Auffälligkeiten im Magen-Darm-Trakt wie Appetitlosigkeit, Verstopfung, Durchfall
- Störungen der Blutbildung

VOM »GENAU RICHTIG«

Die DGE empfiehlt für Erwachsene eine tägliche Aufnahme von 4,0 Mikrogramm. Schwangere und Stillende dürfen etwas mehr zulangen: 4,5 bis 5,5 Mikrogramm täglich lautet hier die offizielle Empfehlung der deutschen Gesellschaft für Ernährung.

Aktuelle tägliche Zufuhrempfehlungen Vitamin B_{12} nach DGE (Stand 2018)	
Gesunde Frauen	4 µg
Gesunde Männer	4 µg
Schwangere Frauen	4,5 µg
Stillende Frauen	5,5 µg

VOM »ZUVIEL DES GUTEN«

Glücklicherweise können wir diesen Abschnitt wieder recht kurz halten. Vitamin B_{12} ist nach dem heutigen Stand nicht giftig oder gefährlich. Supplemente können also ohne Sorge verschrieben und eingenommen werden.

Und die Spritzen? Auch diese sind in den allermeisten Fällen unbedenklich. Lediglich bei Verabreichung hoher Dosen direkt ins Gewebe hat sich selten eine allergische Reaktion gezeigt, wobei diese eher auf die anderen Inhaltsstoffe der Lösung zurückgeführt wurde und weniger auf das Vitamin selbst. Sehr selten kann zudem eine spezielle Form der Akne entstehen, welche nach Beendigung der Gabe aber auch wieder verschwindet.

VITAMIN B_{12} UND DIE FORSCHUNG

Wie bei seinem Zwillingsvitamin gibt es auch beim Cobalamin einige interessante Forschungsansätze, welche Sie sich einmal ansehen sollten!

Homocystein

Recht naheliegend ist die Forschung über Vitamin B_{12} in Kombination mit B_6 und Folsäure bei erhöhtem Homocystein-Spiegel. Wie bereits bei den anderen beiden relevanten Vitaminen gesehen, kann ein gesunder Vitaminstatus das Risiko für Krankheiten wie Arteriosklerose, Osteoporose, Arthrose, Nierenschwäche, Parkinson, Venenthrombose, Blutarmut und Demenz im Alter senken. Über den Mechanismus nimmt Vitamin B_{12} möglicherweise auch Einfluss auf Multiple Sklerose.

Schwangerschaft

Auch für die Schwangerschaft ist das Vitamin relevant, senkt ein gesunder Blutspiegel doch nachweislich die Wahrscheinlichkeit für Fehlbildungen beim Kind. Besonders Vegetarier und Veganer sollten in dieser Phase eine ausreichende Versorgung gewährleisten, um ihr Kind zu schützen. Durch seinen Einfluss auf Homocystein beugt es möglicherweise auch anderen Problematiken wie Frühgeburten oder Schwangerschaftsdiabetes vor. Selbst die männliche Fruchtbarkeit lässt sich durch Vitamin B_{12} positiv beeinflussen.

Schmerzverarbeitung

Ebenso wie B_1 und B_6 scheinen auch die Cobalamine Einfluss auf die körperliche Schmerzverarbeitung zu nehmen. Besonders bei Rückenschmerzen (alleine oder in Kombination mit B_1 und B_6) und Migräne kann das Vitamin Studien zufolge hilfreich werden. Bei Diabetikern senkt es zudem die Wahrscheinlichkeit für das Auftreten von Nervenschmerzen.

Psychische Gesundheit

Daneben zeigen Forschungsarbeiten auch Effekte auf die Psyche. Ein gesunder Blutspiegel wird mit einem erniedrigten Risiko für Depressionen, Antriebslosigkeit und Gedächtnisstörungen in Verbindung gebracht. Ist eine

Depression bereits ausgebrochen, so vermag die regelmäßige Einnahme des Vitamins die Prognose zu verbessern und zudem die Gedächtnisleistung der Erkrankten zu fördern.

Vitamin B_{12} zusammengefasst

- Vorkommen fast ausschließlich in tierischen Lebensmitteln
- Wichtig für Zellerneuerung, Blutbildung, Homocystein-Verstoffwechselung sowie Mitochondrien und Folsäure-Stoffwechsel
- Mangelgefahr insbesondere bei veganer Ernährung
- Überdosierung selten
- Forschung besonders im Bereich Homocystein, Schwangerschaft, Schmerzverarbeitung und psychische Gesundheit

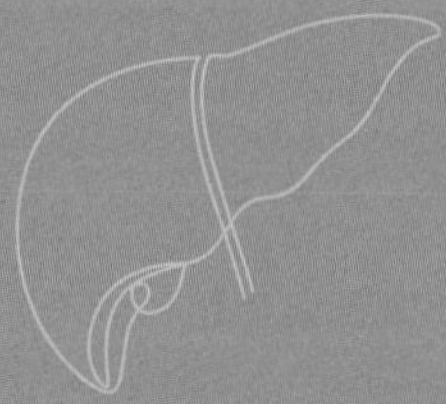

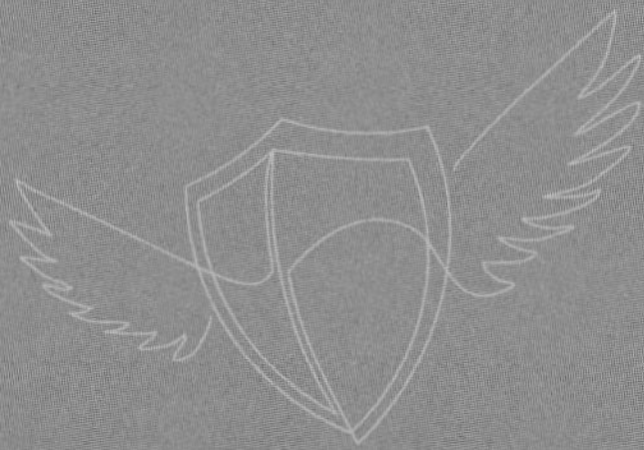

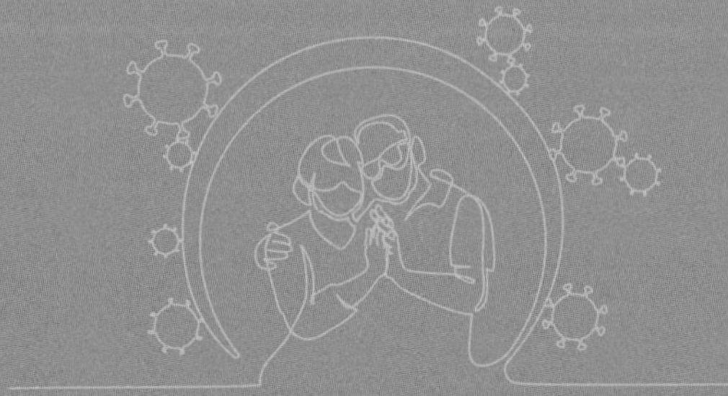

VITAMIN C

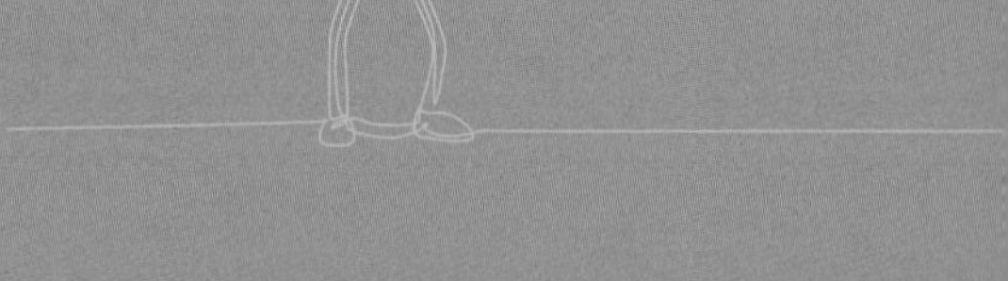

Lassen wir nun die Großfamilie hinter uns und widmen uns als nächstes einem Einzelkämpfer. Vitamin C hat als Substanz durchaus Bekanntheitswert, und das kommt nicht von ungefähr. So nimmt es Einfluss auf unser Immunsystem und wird zur Infektprävention gerade in den kalten Monaten viel umworben. Was ist dran an den großen Versprechen? Gibt es da noch weitere spannende Bereiche? Und war da nicht auch irgendetwas mit Seefahrern?

VITAMIN C STELLT SICH VOR

Vitamin C, auch Ascorbinsäure oder Ascorbat genannt, ist zunächst einmal eines: ein Vitamin.

Tatsächlich ist das aber gar nicht so trivial, wie es erscheint. Denn es sind fast alle Lebewesen in der Lage, das Vitamin selbst herzustellen, was somit die Definition eines Vitamins zunichtemacht. Alle außer ein paar Ausnahmen, zum Beispiel manche Affenarten, Meerschweinchen – und eben uns Menschen.

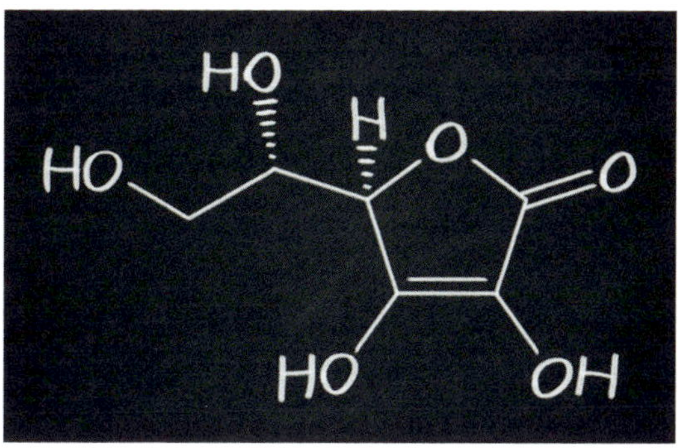

Dies ist die chemische Formel von Vitamin C.

Warum aber gerade wir, Affen und Meerschweinchen? Forscher diskutieren schon lange, ob Vitamin C vielleicht früher auch für uns eine körpereigene Substanz war, die evolutionär bedingt zunehmend weniger selbst produziert wurde. Wie neuere Forschung zeigt, verfügen genau Menschen, Meerschweinchen und Affen nämlich über die Möglichkeit, das Vitamin zu speichern, anders als andere »Selbsthersteller«. Dies brachte den Vorteil mit sich, Vitamin einzulagern, anstatt permanent neues zu herzustellen. Auf diese Weise konnten wir Menschen anscheinend Energie sparen, die dann für andere Stoffwechselwege zur Verfügung stand. Irgendwann haben die bevorteilten Spezies wohl ganz aufgehört, das Vitamin selbst zu produzieren.

Folge dieser Energiesparmethode ist allerdings folgende: Wir sind stets auf die Zuführung von außen angewiesen.

WO FINDEN WIR ES?

Glücklicherweise ist es nicht so schwierig, Vitamin C in der Nahrung zu finden. Sicher haben viele von Ihnen sofort Zitrusfrüchte im Visier. Richtig: Vertreter wie Zitrone, Orange und Limette sind sehr reich an Vitamin C. Aber auch viele andere Obst- und Gemüsesorten wie Paprika, Hagebutte, Kiwi, Brokkoli, verschiedene Beeren oder auch Erbsen können unseren Vitaminspeicher auffüllen. Wer sich einigermaßen gesund ernährt, muss sich daher um die Versorgung mit Vitamin C wenig Sorgen machen.

Ist das Vitamin einmal im Darm angekommen, so wird es relativ schnell und einfach durch die Zellen aufgenommen. Zwar hat unser Körper Speicherkapazitäten, die größte Menge an Vitamin finden wir aber direkt beweglich im Blutsystem. Wie ein Schiff manövriert die Ascorbinsäure durch die stürmische See von Arterien und Venen und ist jederzeit bereit, auszusteigen, wenn es gebraucht wird.

Das ermöglicht unserem Vitamin auch, schnell zu reagieren und vor Ort zu sein. Gut für uns! Ahoi und steigen Sie mit ein, sehen Sie sich selbst all die Orte an, an denen unser Vitamin (Hand) anlegt!

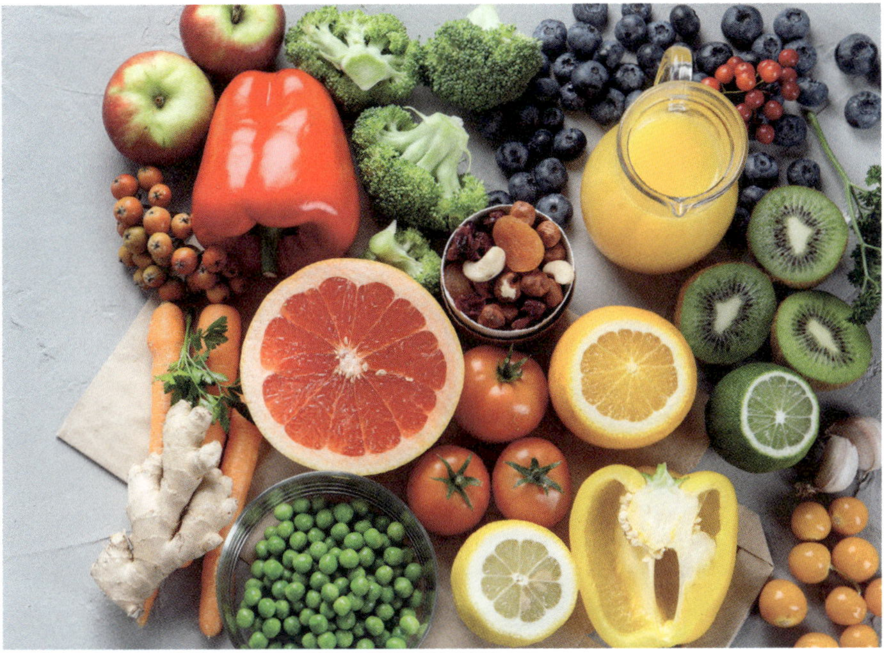

Diese Lebensmittel sind gute Vitamin-C-Lieferanten.

WAS KANN VITAMIN C?

Vom Darm aus stechen wir in See und fahren mit Vitamin C im Blutsystem umher. Was wäre nun einfacher, als direkt vor Ort tätig zu werden?

Was finden Sie direkt im Blutsystem? Genau, große Teile des Immunsystems! An einigen Schrauben dreht hier das Vitamin, um Ihnen eine gesunde Abwehr zu verschaffen. Spezielle Immunzellen werden vermehrt produziert, Immunglobuline aktiviert oder sogenannte natürliche Killerzellen erhöht. Ja, solche Zellen gibt es wirklich. Manchmal haben auch Wissenschaftler Humor.

Jedenfalls sehen Sie: Wer gerne frisch gepressten Orangensaft trinkt, hat besonders in der Infektsaison einen klaren Vorteil, denn durch eine gute

Versorgung an Vitamin-C sichern wir uns eine schnellere und präzisere Immunantwort.

Mit dem Immunsystem aber noch nicht genug. Bleiben wir doch gleich im Blutsystem, denn auch die Blutbildung an sich wird durch die Ascorbinsäure gestärkt! Sie tut dies allerdings nicht auf dem direkten Weg, sondern durch Stärkung anderer. Das für die Blutbildung wichtige Eisen wird mithilfe von Vitamin C im Darm nämlich deutlich besser aufgenommen. Daneben hält Vitamin C das Eisen auch von Substanzen wie Grün- oder Schwarztee fern, welche sonst nur allzu gerne eine Verbindung damit eingehen und fortan seine Aufnahme in den Körper behindern.

Noch alle an Bord? Dann fahren wir weiter zu den vielen unbeweglichen Zellen im Körper. Diese nehmen Vitamin C nur zu gerne auf. So schützt es unser Genom vor DNA-Schäden, und auch andere Verletzungen durch Radikale schirmt es ab, besonders gut, wenn zusätzlich noch andere Antioxidantien wie Vitamin E vor Ort sind.

Wieder raus aus den Zellen und rein ins Gewebe! Am besten wir verlassen hier einmal kurz unser Boot. Endlich Land unter den Füßen, hier werden wir ein bisschen verweilen.

Wer an den menschlichen Körper denkt, stellt sich nicht selten eine große Ansammlung von Zellen vor. Abermillionen oder -milliarden der kleinen Gebilde formen letztendlich unseren Körper – also Sie!

Seltener denken wir allerdings an den Rahmen, der unsere Zellen verbindet, zusammenhält und stützt: das Bindegewebe.

Dabei ist es nicht minder wichtig. So finden wir es quasi überall in unserem Körper, neben der Verbindung von Zellen ist es oft auch als Gleitschicht oder formgebende Struktur zugegen. Es ist in der Lage, komplexe Strukturen wie Sehnen, Muskeln oder Knochen auszubilden.

Was nun hat das mit Vitamin C zu tun? Um dies zu verstehen, müssen wir uns ein bisschen mit der Struktur von Bindegewebe beschäftigen. So besteht es grundlegend aus unterschiedlichen Arten von fadenähnlichen Gebilden, auch Fibrillen genannt. Besonders wichtige Bestandteile sind hierbei das sogenannte Elastin (elastisch) und das Kollagen (fest), welche je nach gewünschter Eigenschaft in unterschiedlicher Zusammensetzung zugegen sein können. Um das Bindegewebe stabil zu machen, nutzen einzelne Fäden herzlich wenig, diese müssen noch verbunden werden. Vitamin C nun ist für die Vernetzung der stabilen Kollagenfasern zuständig. Kein festes Bindegewebe also ohne die Ascorbinsäure!

So, jetzt aber schnell wieder eingestiegen ins Boot. Weiter geht es nämlich geschwind: zur Leber.

Was macht unsere Leber gerne? Richtig, entgiften. Wollen wir Gift- und Schadstoffe besonders schnell loswerden, so lohnt sich ein gesunder Vitamin-C-Spiegel im Blut, denn dieser fährt die Entgiftungsmaschinerie erst so richtig hoch! Was macht die Leber noch gerne? Gallensäure herstellen und gleichzeitig Cholesterin abbauen. Und ja, auch hier hilft Vitamin C, damit alles glatt läuft.

Noch nicht seekrank? Jetzt geht's in Richtung des vielleicht wichtigsten Organes: zum Gehirn. Haben wir die Blut-Hirn-Schranke, eine sehr enge Schleuse, die nur das »Beste« durchlässt, erst einmal passiert, so sind wir in ruhigeren Gewässern angekommen. Hier in der Hirnflüssigkeit dümpelt es eher so vor sich hin. Gut für uns, denn nun haben wir besonders viel Zeit, um das restliche Vitamin zu verteilen. Die Produktion oder Wirkung von Botenstoffen wie Adrenalin, Noradrenalin und Serotonin scheint bei einem gesunden Vitamin-C-Spiegel umso besser zu funktionieren.

Ich hoffe, Ihre Füße sind noch trocken, wenn es jetzt wieder zurück zum Darm geht, um neues Vitamin abzuholen ...

WICHTIGE WIRKORTE VON VITAMIN C

- Immunsystem
- Eisenaufnahme
- Schutz vor Radikalen
- Bindegewebe
- Leberstoffwechsel
- Gehirn

Wie Sie merken, wird die Ascorbinsäure an einigen Stellen in unserem Körper dringend gebraucht. Eine gesunde Ernährung garantiert, dass genug Vitamin-C-Schiffe im Körper unterwegs sind. Aber was passiert, wenn doch mal Flaute herrscht?

VOM »ZUWENIG«

Um es vorwegzunehmen: Wer einen Mangel an Vitamin C provozieren will, muss sich ganz schön ins Zeug legen. Wie Sie bereits wissen, kommt das Vitamin in sehr vielen Obst- und Gemüsesorten vor. Man müsste also schon eine komplette Abneigung gegen alles Pflanzliche vorweisen, um gefährdet für eine Unterversorgung zu sein. Ein Mangel an Vitamin C ist tatsächlich recht selten, und wenn, dann nur in Einzelfällen auf eine niedrige Zufuhr zurückzuführen.

Meist herrschen vielmehr besondere Gegebenheiten vor, die ein solches Krankheitsbild auslösen. So kann eine reduzierte Aufnahme über die Darmschleimhaut im Alter eine Ursache sein. Auch Schwangerschaft, Stillzeit oder die Einnahme spezieller Medikamente wie Aspirin, Cortison und Verhütungsmittel kann eine Unterversorgung begünstigen.

Daneben senkt auch regelmäßiges Rauchen merklich unseren Vitamin-C-Spiegel. Hier kann der Verlust so gravierend ausfallen, dass die Deutsche Gesellschaft für Ernährung sogar eigene, deutlich höhere Zufuhrempfehlungen herausgibt.

Abgesehen von erhöhtem Vitaminverlust oder erniedrigter Aufnahme gibt es noch eine dritte Ursache für einen Vitamin-C-Mangel: der erhöhte Vitaminbedarf.

Was steigert unseren Bedarf an Ascorbinsäure? Sie kennen es bereits von anderen Vitaminen: Die Rede ist von Stress. Je mehr Stress in unserem Körper herrscht, je stürmischer die See ist, desto mehr Vitamin C benötigen wir, um die verschiedenen Bereiche wie das Immunsystem, das Entgiftungssystem und auch Botenstoffe im Gehirn in Takt zu halten. Chronische Krankheiten, Verletzungen, Krebs oder auch langfristiger Alltagsstress können allesamt Gründe für einen schwindenden Vitaminspeicher sein.

Trifft einer dieser Umstände auf Sie zu, so kann es durchaus hilfreich sein, unser Vitamin im Blick zu behalten, um keine Folgeschäden zu riskieren.

Wie erkenne ich einen Mangel

Wir erinnern uns aus dem ersten Kapitel (Seite 20): Eine spezielle Berufsgruppe war für eine gravierende Unterversorgung an Vitamin C prädestiniert, nämlich jene, die teilweise wochenlang keinen einzigen Apfel zu Gesicht bekamen: Seefahrer. Nach langen Reisen kehrten sie nicht selten mit weichen Knochen und weniger Zähnen zurück ...

Was war passiert? Eine massive Unterversorgung an Vitamin C führte zu einer reduzierten Quervernetzung im Bindegewebs-Bestandteil Kollagen. In der Folge wurden Knochen brüchig, Muskeln verletzungsanfällig, das geschwächte Bindegewebe im Mundraum führte zu Zahnfleischbluten bis hin zum Zahnausfall. Bei sehr starkem Mangel kam es letztendlich zu Todesfällen aufgrund von Organversagen.

Zum Glück kommt ein Mangel in dieser Intensität heute quasi nicht mehr vor. Was aber vorkommen kann, ist eine Vorform der Unterversorgung. Diese geht dann oft, wie kann es anders sein bei einem solchen Alleskönner, mit allen möglichen, oft unspezifischen Anzeichen einher. Neurologische Symptome wie Schwäche, Unruhe und depressive Verstimmung können ebenso wie Muskelschmerzen, Durchfall und fahle Haut Hinweise für einen Mangel an Vitamin C sein. Die im Folgenden entstehende Immunschwäche führt zudem zu einer erhöhten Infektanfälligkeit.

ANZEICHEN FÜR EINEN VITAMIN-C-MANGEL

- Neurologische Symptome wie Schwäche, Unruhe, Depression
- Muskelschmerzen
- Durchfall
- Fahle Haut
- Infektanfälligkeit
- Bei schwerwiegendem Mangel: Zahnausfall, Organversagen

VOM »GENAU RICHTIG«

Empfohlen wird eine tägliche Zufuhr von 95 Milligramm für Frauen, Männer sollen mit 110 Milligramm etwas mehr aufnehmen. Schwangere ab dem vierten Monat sollten auf eine tägliche Menge von circa 105 Milligramm kommen, Stillenden werden sogar 125 Milligramm täglich empfohlen.

Wie bereits beschrieben, gelten für Raucher höhere Werte: 135 Milligramm bei den Frauen und 155 Milligramm bei Männern.

Aktuelle tägliche Zufuhrempfehlungen Vitamin C nach DGE (Stand 2015)	
Gesunde Frauen	95 mg
Gesunde Männer	110 mg
Schwangere Frauen	105 mg
Stillende Frauen	125 mg

VOM »ZUVIEL DES GUTEN«

Nebenwirkungen durch Vitamin-C-Einnahme sind zum Glück sehr selten. Erst bei Megadosen zeigt sich in manchen Studien die Neigung zu Übelkeit, Blähungen und Durchfall. Bei Verwendung von Pulver oder Brausetabletten sollte allerdings beachtet werden: Nach Einnahme immer den Mund ausspülen, denn sonst kann die Säure unseren Zahnschmelz angreifen!

VITAMIN C UND DIE FORSCHUNG

Anders als viele stiefmütterlich behandelte Vitamine ist die Ascorbinsäure Gegenstand zahlreicher Forschungsarbeiten. Wo viel geforscht wird, findet sich oft auch eine Menge an Ergebnissen! Immunsystem, Krebstherapie, aber auch Spermienqualität oder tagtäglicher Stress allgemein sind unter anderem im Fokus. Taucherbrille auf und Sauerstoffmaske an, denn jetzt geht es in die Tiefe der aktuellen Vitamin C-Forschung!

Immunsystem

Beginnen wir wieder beim Immunsystem. Dass sich dieses durch Vitamin C verbessert, liegt nahe. Wir sehen dies zum Beispiel bei Erkältungskrankheiten: Studien zufolge führt die langfristige Einnahme des Vitamins zu einer reduzierten Ausprägung und einer verkürzten Krankheitsdauer. Insbesondere bei schwereren Verläufen zeigt sich das Vitamin nützlich. Gute Nachricht für die Sportler unter Ihnen oder Menschen, die sich gerne in der

Kälte aufhalten: In Ihrem Fall konnte die Anzahl an Erkrankungen nachweislich reduziert werden. Gerade bei Anfälligkeit kann es sich also durchaus lohnen, über eine zeitweise oder regelmäßige Einnahme als Prophylaxe nachzudenken.

Daneben scheint Vitamin C auch in der Prävention und Behandlung von Autoimmunkrankheiten Potenzial zu besitzen. Mehr Studien hier bitte!

Krebserkrankungen

Durch eine verbesserte Immunantwort und ein aktiveres antioxidatives System scheint sich zudem das Risiko für manche Krebsarten zu reduzieren, insbesondere vor der Entwicklung von Magen-, Darm- und Lungenkrebs schützt die Einnahme von Ascorbinsäure.

Daneben kann Vitamin C auch in der Krebstherapie eine Rolle spielen. So scheint es die Lebensqualität von Krebspatienten zu verbessern. Einige Krebstherapien können durch die Zufuhr besser wirken, während manche Nebenwirkungen im Schnitt reduziert werden. Bei Brustkrebs scheint die zusätzliche Einnahme möglicherweise die Lebenszeit zu verlängern. Solche Ergebnisse beziehen sich meist auf eine Gabe direkt in die Vene. Selten wurde durch regelmäßige Zufuhr sogar ein Rückgang von Krebszellen beobachtet. Vorsicht, Supplemente bei solch schwerwiegenden Krankheiten müssen immer mit dem behandelnden Arzt abgesprochen werden, um Interaktionen zu vermeiden. Auch können sie in keinem Fall eine herkömmliche Therapie ersetzen.

Stoffwechselkrankheiten

Darüber hinaus wird durch die Supplementation von Vitamin C ein positiver Einfluss auf erhöhte Blutdruck- und Cholesterinwerte sowie eine reduzierte Anzahl an Gichtanfällen und ein besser kontrollierter Blutzucker bei Diabetikern angenommen. Wir sagen dem metabolischen Syndrom (also der krankhaften Kombination aus Übergewicht und weiteren Krankheiten wie Bluthochdruck, Zucker- und Fettstoffwechselstörungen) den Kampf an!

Neurologie

Auch bei einigen neurologischen Krankheiten wird es interessant. So scheint Vitamin C bei Parkinson die Aufnahme des häufig verwendeten Medikaments L-Dopa zu verbessern. Bei Schlaganfällen findet die Substanz ebenfalls Anwendung, dies sowohl in der Prävention als auch in der Rehabilitation. Zudem verbessert Vitamin C die Gedächtnisleistung, während es gemeinsam mit Vitamin E direkt das Risiko reduziert, an Alzheimer zu erkranken. Es hilft uns also auch, im Kopf »jung« zu bleiben!

Psychische Gesundheit

Depressionen und Angsterkrankungen treten bei gutem Vitamin-C-Status seltener auf. Bei bestehender Depression kann durch Einnahme von Ascorbinsäure zusätzlich zur Therapie mit Antidepressiva die Lebensqualität verbessert werden. Und auch die »Gesunden« unter Ihnen können profitieren, denn auch hier scheint sich die Stimmungslage durch einen höheren Vitamin-C-Spiegel zu verbessern, während stressige Alltagszustände im Schnitt besser bewältigt werden.

Weitere Bereiche

Auch in der Schmerzverarbeitung spielt unser Vitamin eine Rolle, was besonders bei Rückenschmerz oder Arthritis interessant sein kann. Des Weiteren schützt die Ascorbinsäure Studien zufolge vor Hautalterung, was ihren Einsatz in so mancher Hautpflege erklärt. Daneben gibt es dann noch einen weiteren, etwas speziellen Bereich: Selbst auf die Spermienqualität nimmt unser Vitamin Einfluss! So zeigen Forschungsarbeiten, dass sowohl Anzahl als auch Beweglichkeit der Einzeller durch regelmäßige Einnahme von Vitamin C verbessert werden. Dies kann bei Kinderwunsch durchaus hilfreich.

Vitamin C zusammengefasst

- In vielen Obst- und Gemüsesorten enthalten
- Besonders wichtig für Immunsystem und Bindegewebe
- Ausgeprägter Mangel verursacht Skorbut
- Überdosierung sehr selten
- Interessante Forschungsergebnisse insbesondere im Bereich Immunsystem, Krebsforschung, Stoffwechselkrankheiten, Neurologie und Psychische Gesundheit

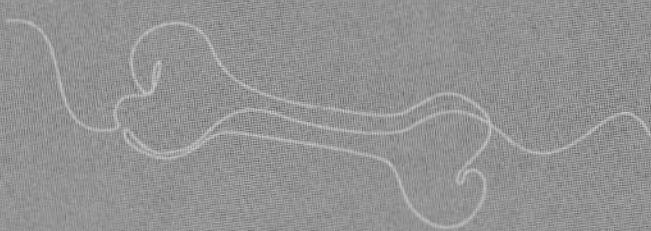
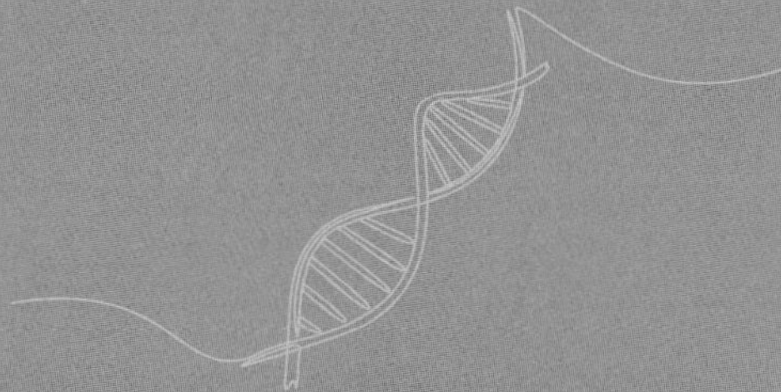
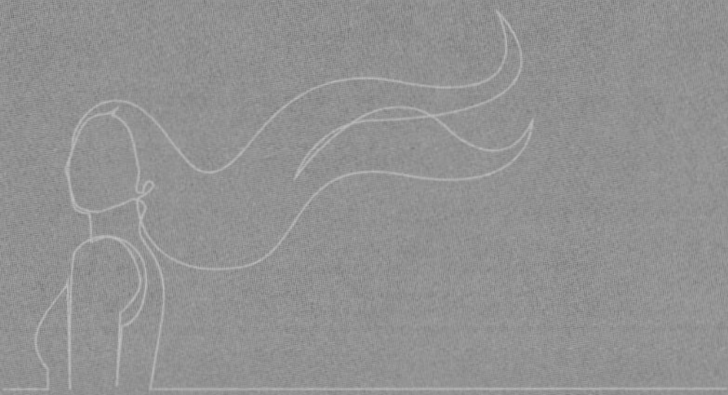
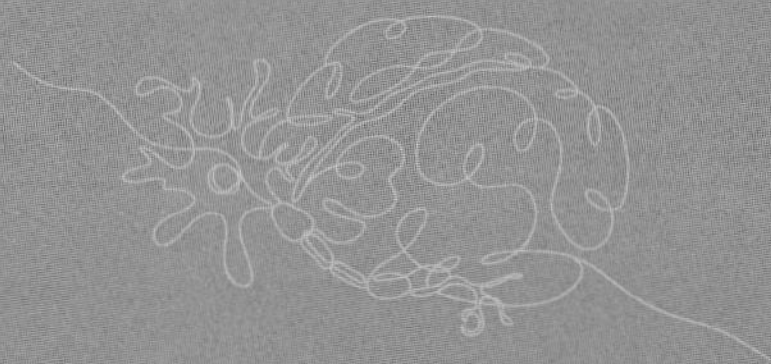

VITAMIN D

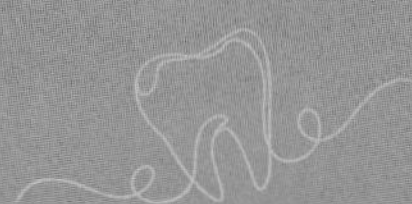
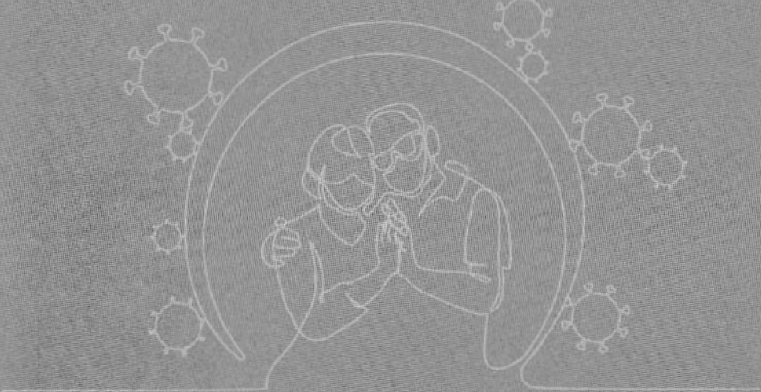
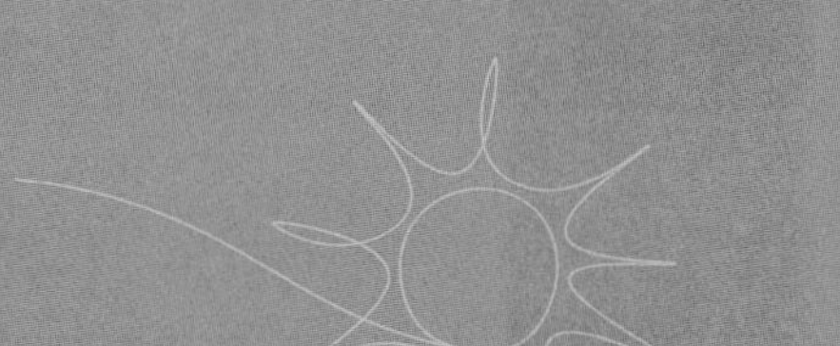
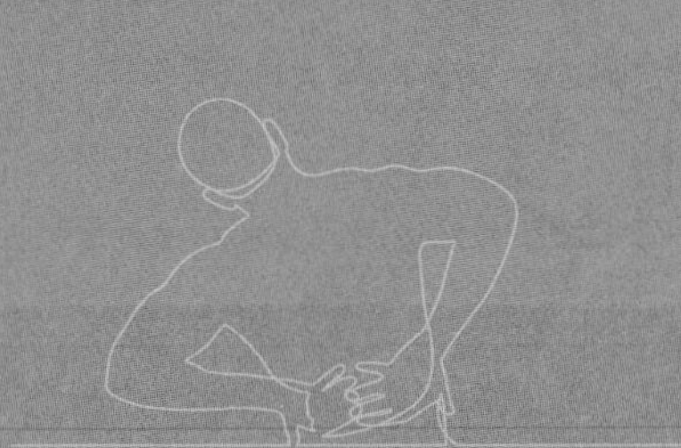

Vitamin D ist sicherlich das Vitamin, welches in den letzten Jahren die meiste Medienpräsenz hatte. So werden ihm neben dem Schutz unserer Knochen einige beachtliche Wirkungen zugeschrieben, wie die Prävention vor Krebs oder Autoimmunerkrankungen. Bei so viel positiven Feedbacks werden natürlich auch immer kritische Stimmen laut. Aber beginnen wir beim Anfang: Streng genommen ist Vitamin D nämlich gar kein Vitamin ...

VITAMIN D STELLT SICH VOR

Vitamin D wird freilich offiziell zu den Vitaminen gezählt, sonst gäbe es schließlich dieses Kapitel nicht. Nimmt man es mit den Definitionen aber ganz genau, so muss man zugeben: Die Eigenschaft, nicht oder nur minimal von unserem Körper produziert zu werden, trifft hier nicht zu. Vitamin D ist im Gegenteil das einzige Vitamin, das Ihr Körper unter gesunden Bedingungen in Hülle und Fülle selbst herstellen kann. Die Definition als Vitamin hat daher eher historischen Charakter, blieb aber trotzdem bis heute bestehen. Aber genug der Wortklauberei, sehen wir es uns doch erst einmal an!

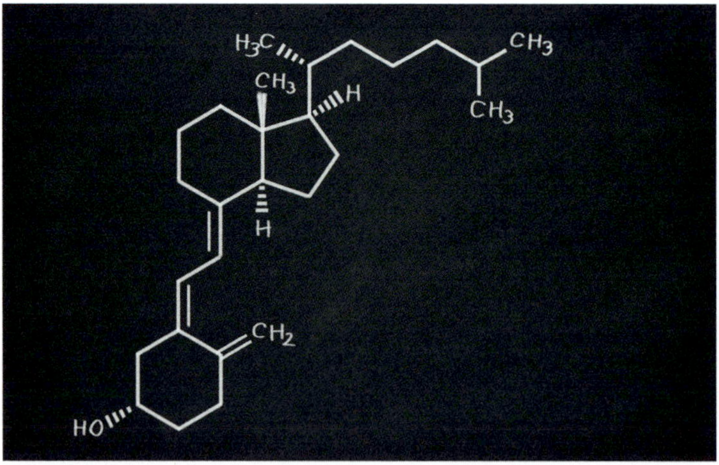

Dies ist die chemische Formel von Vitamin D_3.

Nun gibt es neben dem bekannten Vitamin D_3 noch einen weiteren Vertreter, welchen wir der D-Familie zuordnen: das Vitamin D_2. Beide haben die gleichen Funktionen, einen großen Unterschied gibt es aber, und den finden wir in ihrer Herkunft!

WO FINDEN WIR ES?

Vielleicht sitzen Sie gerade draußen auf dem Balkon oder im Garten und lassen sich von der Sonne bescheinen? Glückwunsch, dann produzieren Sie genau in diesem Moment Vitamin D! Genauer: Vitamin D_3.

Um dies zu tun, muss Ihr Körper etwas logistischen Aufwand betreiben. Beginnen wir in der Leber. Hier wird aus Cholesterin die Vorstufe des Vitamins hergestellt: das 7-Dehydrocholesterin, auch Provitamin D_3 genannt.

Diese Lebensmittel sind gute Vitamin-D-Lieferanten.

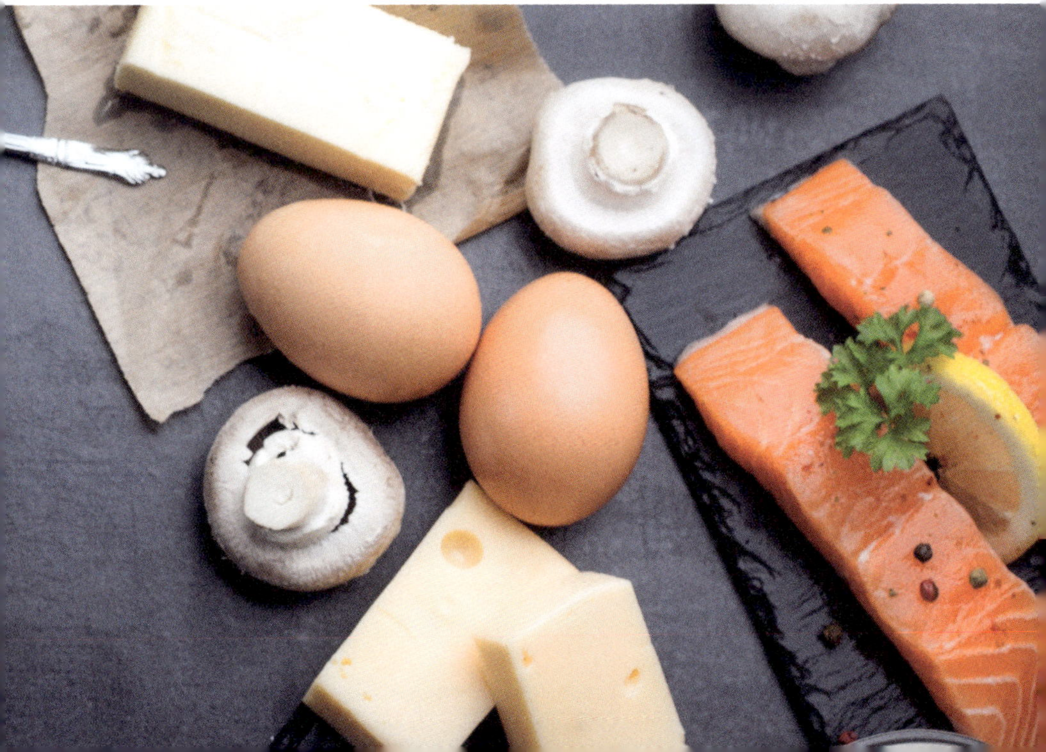

Weiter geht es sogleich in die Haut, wo durch das Eintreffen von UV-Strahlen im nächsten Schritt das sogenannte Cholecalciferol entsteht. Zur Aktivierung nun müssen wir wieder zur Leber zurück, von dort noch zur Niere, und nun ist es endlich fertig: das aktive Vitamin D_3!

Abgesehen von der körpereigenen Herstellung können Sie Vitamin D auch über die Nahrung aufnehmen, was es wieder etwas näher an die ursprüngliche Definition bringt. Vitamin-D_3 findet sich hier vor allem in tierischen Lebensmitteln wie Fisch, Eiern, Butter, Milch oder Leber.

Wie sieht es nun mit Vitamin D_2 aus? Diese Form kann unser Körper nicht selbst herstellen, sondern lediglich, wie bei den anderen Vitaminen, über die Nahrung aufnehmen. Besonders pflanzliche Nahrungsmitteln wie Pilze sind reich daran. Daneben enthalten auch manche Vitaminpräparate diese Form. Neuere Studien legen allerdings nahe, dass das Vitamin D_3 von unserem Körper deutlich besser verwertet werden kann.

Ernährung hin oder her, wer genug an der frischen Luft ist und Licht an die Haut lässt, kann sich hierdurch bereits ein gutes Polster an Vitamin D im Körper sichern. Sollten Sie also noch in der muffigen Wohnung sitzen, dann schnell raus! Denn Vitamin D ist für Ihren Körper tatsächlich von großer Wichtigkeit!

WAS KANN VITAMIN D?

Dass wir Vitamin D zu den Vitaminen zählen, ist historisch bedingt. Medizinisch gesehen ist Vitamin D vielmehr ein sogenanntes Prohormon, also die Vorstufe eines Hormons. Vielleicht haben sie schon einmal von Hormonen gehört? Substanzen mit so schönen Namen wie Testosteron, Oxytocin oder Thyroxin sind allesamt Signalmoleküle, welche teilweise durch komplexe Rangfolgen die Regulation von verschiedenen Körperfunktionen sicherstellen. Solche Systeme gibt es unter anderem für das Wachstum, die Fortpflanzung, längerfristige Stressregulation oder auch den Knochenstoffwechsel. Für Letzteren nun ist Vitamin D zuständig. Gemeinsam mit anderen Vertretern jener Spezies sorgt es für ein gesundes und ausgeglichenes Knochenwachstum. Untrennbar hängt hiermit auch der Körperhaushalt von Calcium und Phosphat zusammen, welchen Vitamin D ebenso reguliert.

Vor einigen Jahrzehnten wäre das Kapitel hiermit abgeschlossen gewesen. Ist ja eigentlich auch schon eine ganz beachtliche Wirkung, die Knochenregulation. Wäre da nicht der Forschungsboom, der sich seit circa 20 Jahren um unser Vitamin rankt. Heute wissen wir: Vitamin D kann noch eine ganze Menge außer dem Stärken der Knochen.

Stellen Sie sich einmal vor: Es gäbe eine Substanz, welche unser Immunsystem gleichzeitig stärkt und drosselt, falls es einmal überreagieren sollte. Keime, Angreifer und Krebszellen würden besonders effizient abgewehrt, während Autoimmunkrankheiten deutlich seltener auftreten. Klingt paradiesisch? Nun ja, im Paradies ist schließlich auch die Sonne nicht weit ...

Diese märchenhafte Wirkung, welche das Immunsystem stabilisiert und in beide Richtungen ausbalanciert, wird Vitamin D tatsächlich zugeschrieben. Wir nennen es daher auch einen Immunmodulator.

So vermag die Substanz unter anderem Entzündungsmarker zu senken, Immunzellen zu aktivieren oder ungewünschte Gäste außen an den Zellen zu markieren, als Vorwarnung quasi. Daneben greift Vitamin D auch direkt in unsere Genetik ein und hemmt hier zum Beispiel Tumorwachstum. Letztendliche Folge: Infekte werden seltener, das Risiko für allerlei Krebserkrankungen und auch Autoimmunkrankheiten sinkt. Und auch wenn es dem ein oder anderen so erscheinen mag: Dies ist tatsächlich keine Träumerei, sondern in einer Vielzahl von Studien belegt.

Der Einfluss auf die Genetik nun beschränkt sich nicht nur auf das Immunsystem. Tatsächlich beeinflusst Vitamin D in vielen Bereichen direkt die Abschreibprozesse der DNA und wirkt hierdurch auf sage und schreibe drei Prozent unseres Genoms ein. Dies mag im ersten Moment nicht nach sonderlich viel klingen. In Anbetracht der immensen Anzahl von Genen handelt es sich aber um eine beträchtliche Anzahl. Neben unserem körperlichen Abwehrsystem zeigen sich so auch Effekte auf die Bildung von Eiweißen und Botenstoffen im Körper. Daneben ist auch die Entwicklung, Reifung und Ausbildung der Zellen in unterschiedlichen Geweben nachweislich Vitamin-D-abhängig. Selbst auf die Genomlänge nimmt es Einfluss und kann dadurch im besten Fall die Zellalterung aufhalten.

Und damit noch nicht genug: Vitamin D unterstützt auch Ihre Blutbildung. Durch Stärkung der Herzmuskelkraft und Regulation der Blutfette ist zudem sogar eine schützende Wirkung auf unser Herz-Kreislauf-System erwiesen. Und auch für die Nervenfunktion spielt es eine Rolle.

So viel zu den vielfältigen Wirkungen, welche wir bisher kennen. Wer weiß, was die Forschung in den nächsten Jahren noch so alles entdeckt. Fakt ist: Vitamin D tut Ihnen in vielfacher Weise gut, weshalb es sinnvoll ist, auf einen ausgewogenen Spiegel zu achten.

!

WICHTIGE WIRKORTE VON VITAMIN D

- Knochenstoffwechsel
- Immunmodulation
- Zellstoffwechsel
- Blutsystem
- Nervenfunktion

VOM »ZUWENIG«

Die gute Nachricht kommt zuerst: Durch eine gesunde Ernährung und genug Kontakt zu Sonnenlicht kann der Vitamin-D-Spiegel ohne Probleme gesichert werden. Die schlechte folgt allerdings sogleich: Im stressigen Alltag kann es manchmal gar nicht so leicht sein, genug Zeit im Freien zu verbringen. Dies wird freilich noch verstärkt, wenn es draußen in Strömen regnet oder Minusgrade herrschen.

So sehen Ärzte leider nicht selten, besonders in den Wintermonaten, Mangelzustände an Vitamin D. Liegt bei Patienten noch eine gestörte Funktion von Leber oder Niere vor, so kann der Mangel umso gravierender ausfallen. Auch hohes Alter, Veganismus, Fettverdauungsstörungen und dunkle Haut in unseren Breitengraden sind daneben Risikofaktoren, in eine Unterversorgung zu rutschen.

Wie erkenne ich einen Mangel?

Ein Mangel an Vitamin D führt klassischerweise zu Problemen im Knochenstoffwechsel. Bei Erwachsenen kommt es zu *Osteomalazie*, einer schmerzhaften Knochenerweichung, während bei Kindern das Knochenwachstum generell vermindert ist, wir nennen diesen Zustand dann auch *Rachitis*. Um davor zu bewahren, verschreiben Kinderärzte sogar flächendeckend Vitamin D für Neugeborene, hier wachsen die Knochen schließlich besonders schnell und viel.

Knochen gesund, alles paletti? Leider nicht immer. Denn ein Vitamin-D-Mangel liegt leider gar nicht so selten in der latenten Form vor. Bedeutet: Es reicht zwar eigentlich nicht, aber unser Körper kompensiert nach allen Kräften. Das Zuwenig wird verschleiert, und wir wiegen uns in Sicherheit.

Dummerweise kann bereits in diesem Stadium der Unterversorgung Schaden entstehen. Deshalb wundern Sie sich nicht, wenn Ihr Arzt des Vertrauens einmal mehr das Vitamin im Blut kontrolliert und gegebenenfalls auch Supplemente verschreibt.

Warum das? Damit soll Ihr Immunsystem gestärkt werden, um vor Infekten und vor Autoimmunerkrankungen und Krebs zu schützen. Ebenso sinkt hierdurch das Risiko für Krankheiten wie hohem Blutdruck, *Diabetes mellitus* und

ANZEICHEN FÜR EINEN VITAMIN-D-MANGEL

- Bei Kindern: gestörtes Knochenwachstum (Rachitis)
- Bei Erwachsenen: Osteomalazie
- Erhöhtes Risiko für eine Vielzahl an Krankheiten

kognitivem Abbau im Alter. Selbst psychiatrische Probleme wie Depressionen oder Angststörungen treten bei gesundem Vitamin-D-Spiegel nachweislich seltener auf. Dies nur, um ein paar Beispiele zu nennen, man könnte die Liste noch eine ganze Weile so weiterführen. Es lohnt sich also, unser Sonnenvitamin im Blick zu behalten.

VOM »GENAU RICHTIG«

Angeraten wird laut DGE die Einnahme von 20 Mikrogramm täglich, und zwar sowohl für Männer als auch für Frauen, ebenso wie für Schwangere und Stillende. Die Empfehlung gilt prinzipiell, wenn die Produktion durch den eigenen Körper nicht gesichert ist. Bedeutet praktisch: Wer genug draußen im Freien ist und Licht an die Haut lässt, muss sich wenig Gedanken um Vitamin D machen. Ist genug Körperproduktion einmal nicht gewährleistet, so lohnt es sich, auf eine externe Zufuhr zu setzen. Vorsicht: Laut Fachgesellschaft kann die Menge alleine durch Ernährung in der Regel nicht erreicht werden!

Manche Präparate geben die Dosierung nicht in Mikrogramm, sondern in sogenannten Internationalen Einheiten, kurz IE, an. Hierfür gilt der Richtwert: 1 Mikrogramm entspricht 40 Internationalen Einheiten. Die tägliche Zufuhrempfehlung von 20 Mikrogramm (µg) entspricht somit 800 Internationalen Einheiten (IE).

1 µg = 40 IE, 20 µg = 800 IE

Aktuelle tägliche Zufuhrempfehlungen Vitamin D bei unzureichender körpereigener Herstellung nach DGE (Stand 2012)	
Gesunde Frauen	20 µg
Gesunde Männer	20 µg
Schwangere Frauen	20 µg
Stillende Frauen	20 µg

VOM »ZUVIEL DES GUTEN«

So richtig und wichtig unser Sonnenvitamin im Körper ist, so tunlichst gilt es aber auch, eine Überdosierung der Substanz zu vermeiden. Um es gleich vorwegzunehmen: Wer sich im letzten Urlaub maximal gesonnt hat, muss sich keine Sorgen machen! Die körpereigene Vitamin-D-Produktion wird nämlich bei zu viel UV-Strahlung gedrosselt, sodass eine Überdosierung durch Sonneneinstrahlung ausgeschlossen ist.

Ganz anders sieht das aber bei der Einnahme von Vitaminpräparaten aus. Vitamin D ist ein lipophiles Vitamin, also ein wahrer Fettliebhaber, der sich sehr gerne in diesem aufhält und dort verbleibt. Auch bei schlanken Menschen findet unser Vitamin noch genug Fettreserven, um sich niederzulassen.

Was passiert nun im Körper, wenn zu viel des Guten vorhanden ist? Es kommt zu einer großflächigen Freisetzung von Calcium ins Blut, wir nennen diesen Zustand auch Hyperkalzämie. Hierdurch schwächeln einerseits unsere Knochen. Andererseits, und das ist in dem Moment das größere Problem, kann die Calciumkonzentration im Blut nicht mehr richtig reguliert werden. Da die Substanz in unserem Körper auch für Signalübertragung und Muskelkontraktionen zuständig ist, geraten in der Folge auch diese Systeme durcheinander.

Zunächst macht sich eine Hyperkalzämie durch Anzeichen wie Appetitlosigkeit, Übelkeit und Erbrechen sowie vermehrten Durst bemerkbar. Bei Fortschreiten kann es zu einer gestörten Signalübertragung der Zellen kommen.

Ebenso sinkt die Erregbarkeit von Muskeln mit Folge von Muskelschwächen und verringerter Beweglichkeit. Es kann zu Herzrhythmusstörungen kommen, gleichzeitig auftretend mit Verwirrtheitszuständen und Bewusstseinstrübung. Eine Hyperkalzämie in diesem Stadium landet dann auch schnell in der Notaufnahme.

Keine Sorge, wenn Sie mal eine Tablette zu viel geschluckt haben. Gefährlich wird es erst ab Dosierungen von 50 000 IE pro Tag, also einer wirklich großen Menge. So, jetzt aber genug der Theorie. Warten Sie nicht auch schon gespannt auf die neuesten Ergebnisse aus der Forschung?

VITAMIN D UND DIE FORSCHUNG

Versucht man sich ein Bild über den aktuellen Forschungsstand zu machen, so kann sich schnell Überforderung breitmachen. Wie bereits erwähnt, gibt es eine solche Fülle an Studien, dass man schon ganz genau hinsehen muss, um nicht den Überblick zu verlieren.

Forschung ist natürlich nicht gleich Forschung, und man macht es sich schon einmal deutlich leichter, wenn man die sogenannten Evidenzgrade mit einbezieht. Verschiedene Studiendesigns sind verschieden aussagekräftig, je besser die Arbeit gemacht ist, desto höher ist dann auch der Evidenzgrad. Anders herum gesagt ist eine verblindete Studie an Patienten im Krankenhaus einem rückblickenden Aktenvergleich an Aussagekraft durchaus vorzuziehen.

Wühlt man sich also durch den Studienhaufen, so kann man einige Arbeiten finden, bei denen die Wirkung des Vitamins gut nachgewiesen ist. Sind Sie bereit? Dann kommen Sie mit und werfen Sie einen Blick in die sagenumwobene Vitamin-D-Forschung!

Bewegungsapparat

Klar ist: Vitamin D fördert unsere Knochengesundheit. Einer Studie zufolge senkt die regelmäßige Einnahme von Vitamin D die Wahrscheinlichkeit für Knochenbrüche deutlich, wobei sich dies nicht in allen Arbeiten reproduzieren lässt. Supplementation von Vitamin D gemeinsam mit Calcium scheint hier noch häufiger Erfolg zu versprechen. Zudem reduziert Vitamin D bei älteren Menschen möglicherweise die Wahrscheinlichkeit zu stürzen, was nicht selten ebenso zu Knochenbrüchen führen kann. Bei Sportlern zeigt sich außerdem durch die regelmäßige Einnahme eine verbesserte Muskelkraft.

Schmerzverarbeitung

Auch die Schmerzwahrnehmung wird durch unser Sonnenvitamin beeinflusst. So scheint ein niedrigeres Blutlevel das Schmerzempfinden zu erhöhen, während Supplemente es herabsetzen, insbesondere, wenn vorher ein Mangel bestand. Im Speziellen zeigt sich eine Assoziation zwischen Vitamin D und Rückenschmerzen, Fibromyalgie, Schmerz bei Krebserkrankungen, Arthrose und Kopfschmerzen.

Immunsystem

Gehen wir weiter zum Immunsystem, so verwundert es nicht: Die Infekthäufigkeit lässt sich durch Vitamin D reduzieren, wie sich zum Beispiel bei Atemwegserkrankungen und Harnwegsinfekten zeigt. Ebenso treten Autoimmunkrankheiten durch langfristige Einnahme des Sonnenvitamins um sage und schreibe 22 Prozent seltener auf. Insbesondere bei Rheuma wird das Vitamin hier interessant. Eine gute Versorgung während der Schwangerschaft scheint zudem das Risiko für Allergien und Neurodermitis beim Kind zu senken.

Krebserkrankungen

Ein gesunder Blutspiegel an Vitamin D verringert des Weiteren auch das Risiko für eine ganze Bandbreite von Krebserkrankungen. Eine Studie verdient besondere Aufmerksamkeit: Forschern zufolge reduziert sich die Krebssterblichkeit durch Vitamin-D-Supplemente um sage und schreibe 15 Prozent.

Nervengesundheit

Vitamin D hat das Potenzial, sowohl präventiv als auch direkt in der Therapie von Depressionen eingesetzt zu werden. Niedrige Blutkonzentrationen wiederum können Depressionen und Angststörungen verstärken. Daneben senkt eine gute Vitamin-D-Versorgung das Schlaganfallrisiko und vermag den Krankheitsverlauf von Parkinson abzumildern.

Haut-, Haar- und Zahngesundheit

Sie haben Interesse an reiner Haut, gesundem Haar und schönen Zähnen? Dann kommen Sie nicht am Sonnenvitamin vorbei! So führt ein Mangel der Substanz zum häufigeren Auftreten von Hautunreinheiten und schnellerer Hautalterung, während Supplemente Symptome der Neurodermitis reduzieren können. Auch bei Schuppenflechte kann das Vitamin möglicherweise hilfreich sein. Daneben ist die Substanz für gesunde Zähne von Wichtigkeit und schützt ebenso vor Haarausfall.

Stoffwechselkrankheiten

Vitamin D senkt das Risiko, an Diabetes zu erkranken, während es bei bereits ausgebrochener Krankheit vor Nervenschäden schützt. Zudem erhöht ein Mangel das Risiko, hohen Blutdruck oder eine Herzschwäche zu entwickeln.

Weitere Bereiche

Bei Kinderwunsch scheint ein gesunder Blutspiegel bei Männern die Wahrscheinlichkeit einer Befruchtung zu erhöhen. Ist wiederum eine Schwangerschaft bereits eingetreten, so kommt es durch Einnahme von Vitamin D möglicherweise zu weniger Schwangerschaftskomplikationen. Daneben kann die Substanz auch im Sportbereich hilfreich sein. Ein niedrigerer Blutspiegel steigert zudem das Risiko für ADHS und Schlafstörungen.

Was sagen die kritischen Stimmen?

Wie bereits erwähnt, steht den ganzen positiven Studien auch immer wieder Kritik gegenüber. Bei einer solchen Vielzahl an weltweiter Forschung verwundert es nicht, dass mitunter auch mal unterschiedliche Dinge herauskommen und sich nicht jedes Ergebnis permanent reproduzieren lässt. Fakt ist, dass Vitamin D großes Potenzial für unsere Gesundheit hat, und das wird nach den vielen positiven Ergebnissen gut durchgeführter Arbeiten auch (hoffentlich) niemand in Abrede stellen.

Vitamin D zusammengefasst

- Körpereigene Produktion mithilfe von UV-Strahlung
- Zudem in manchen tierischen und wenigen pflanzlichen Nahrungsmitteln enthalten
- Besonders wichtig für Knochenstoffwechsel, Immunsystem, Genom, Herz-Kreislauf-System
- Mangel häufig
- Überdosierung kann gefährlich werden
- Großes Forschungsfeld mit vielversprechenden Studien in einigen Bereichen

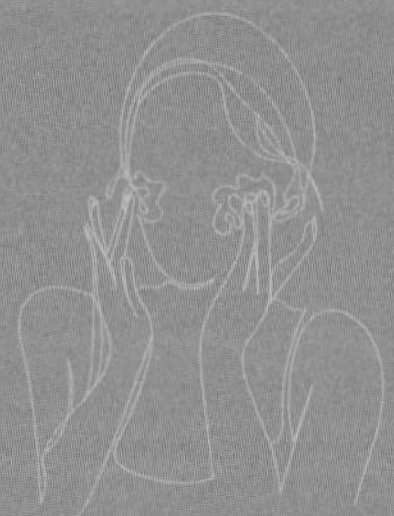

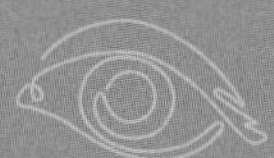

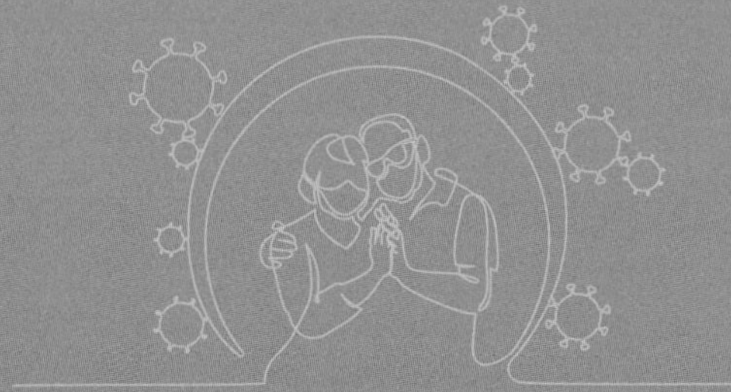

VITAMIN E

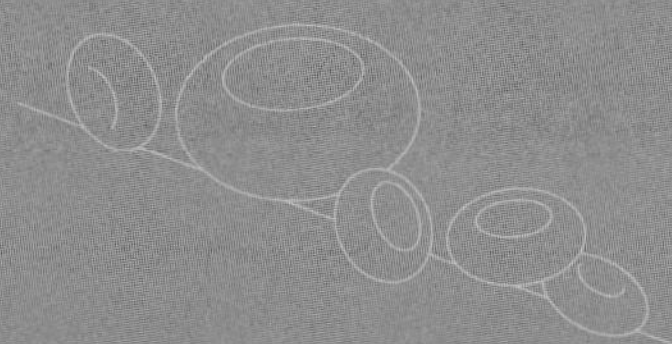

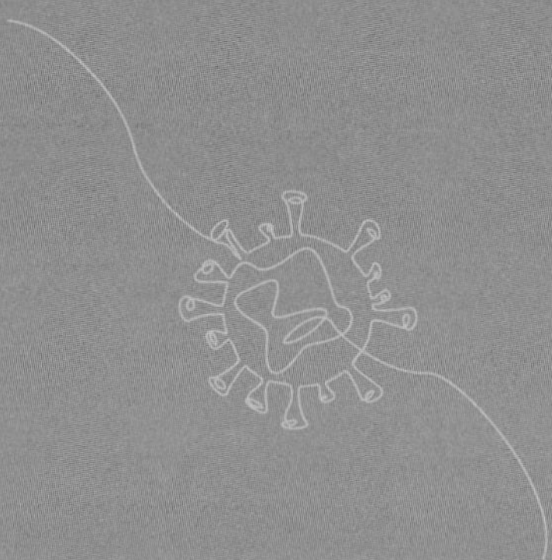

Anders als Vitamin C oder D wird die Sammlung an Tocopherolen und Tocotrienolen, welche allesamt als Vitamin E bezeichnet werden, manchmal etwas stiefmütterlich behandelt. Irgendwas mit Zellschutz, irgendwas mit Haar- und Hautpflege. Schaden tut es sicher nicht, ist ja ein Vitamin.

Sie als Leser haben nun die Wahl: Die »Kann nicht schaden«-Fraktion kann einfach weiter zum nächsten Kapitel auf Seite 164 blättern, denn ja – schaden tut es eher selten (außer bei Überdosierung). Wenn Sie wiederum von der interessierten Seite sind, gerne auch einmal genauer hinsehen und den ein oder anderen Glückscent mitnehmen, dann kommen Sie gerne mit ins Reich der Radikale und Gerinnungshemmung. Für Sie heißt es: Vorhang auf und Bühne frei für unser schüchternes Vitamin E!

VITAMIN E STELLT SICH VOR

Vitamin E ist nicht so gerne im Rampenlicht. Viel lieber versteckt es sich hinter den anderen großen Vertretern seiner Spezies. Dabei trägt jedoch eigentlich bereits seine große Bandbreite dazu bei, ein Verstecken gar nicht so leicht zu gestalten.

Wie bereits angedeutet, ist »Vitamin E« nämlich ein Sammelbegriff für eine ganze Reihe von Stoffen, die wir als Tocopherole und Tocotrienole zusammenfassen. Sehen wir uns beispielhaft doch einmal so ein Tocopherol an.

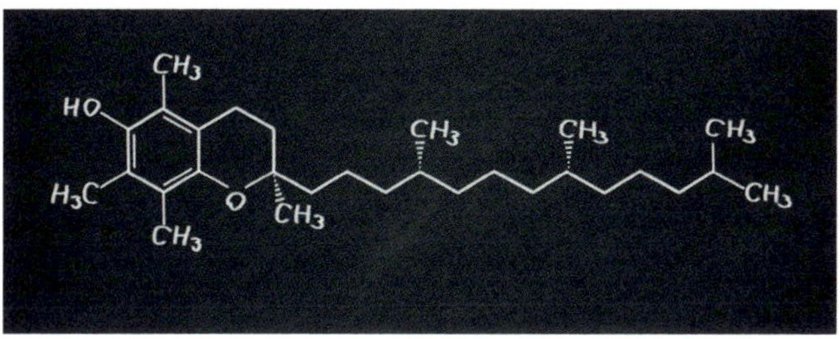

Dies ist die chemische Formel von Tocopherol.

WO FINDEN WIR ES?

Wo findet sich unser schüchternes Vitamin? Zum Beispiel kommt es in Getreidekeimen, Nüssen, Samen sowie vielen Gemüse- und Obstsorten vor. Auch Pflanzenöle wie Weizenkeim-, Sonnenblumen- und Walnussöl sind reich an Vitamin E. Hieraus können wir gleich ableiten: Es fühlt sich offensichtlich in öligen Substanzen wohl, ist daher selbst auch lipophil.

Neuere Forschungen fanden heraus, dass die große Bandbreite an Substanzen der Vitamin-E-Gruppe auch oft etwas verschieden wirken. Das führt dazu, dass die beste Versorgung tatsächlich durch die Nahrung gewährleistet ist, durch die leichte Ambivalenz hält sie nämlich auch die stärkste Wirkung bereit. Welche ist das nun?

Diese Lebensmittel sind gute Vitamin-E-Lieferanten.

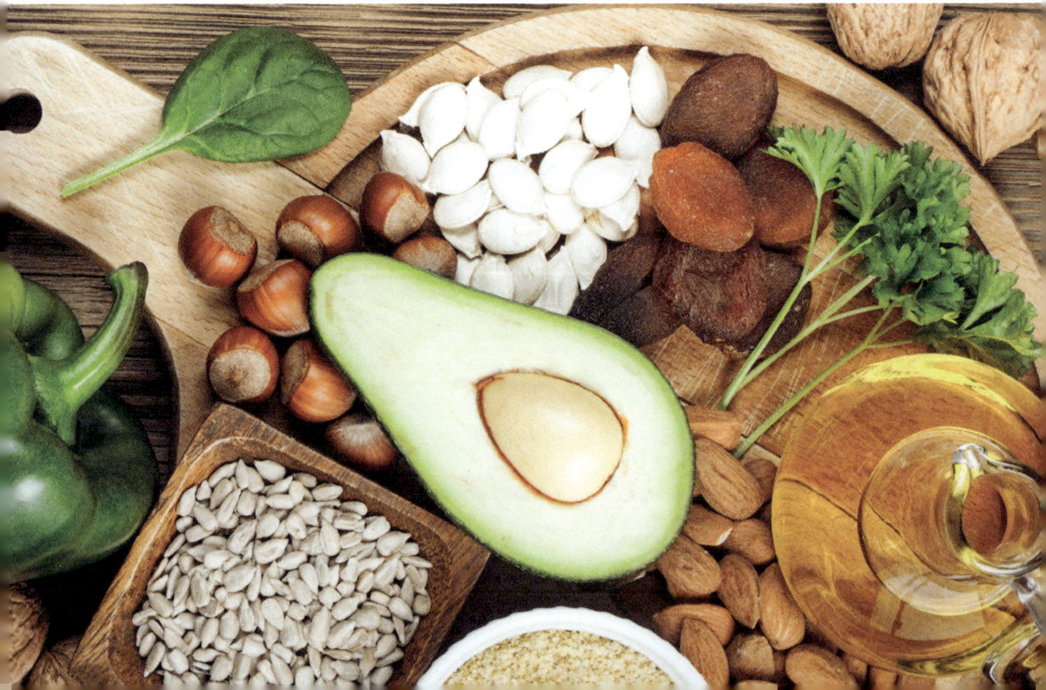

WAS KANN VITAMIN E?

Seine Hauptwirkung hat Vitamin E als sogenanntes Antioxidans. Ähnlich dem berühmten Vitamin C spielt es eine wichtige Rolle in der Abwehr von Radikalen und steht der Wirkung anderer Vertreter hier in nichts nach. Am besten funktionieren die Antioxidantien sogar gemeinsam!

Aber nun Hand aufs Herz: So oft wir von Antioxidantien hören, so selten wird doch erklärt, was es mit den Radikalen eigentlich auf sich hat.

Exkurs: Am liebsten zu acht!

Radikale kennen wir alle. Unter den Menschen sind dies meist Personen, welche grundlegende Veränderungen anstreben. Aber auch auf molekularer Ebene gibt es Stoffe, welche mit den aktuellen Gegebenheiten so gar nicht zufrieden sind. Der Unterschied: Es geht hier weniger um Politik und Gesellschaftsordnung als um die einfache Zahl »Acht«.

Radikale auf Zellebene sind, was ihre Belange angeht, nicht sehr kompliziert. In erster Linie möchten die Moleküle oder Atome, dass kein Elektron alleine sein muss. Während im Zellkern Protonen und Neutronen ihre Ruhe haben, schwirren Elektronen munter um sie herum und bilden dadurch je nach Größe des Gebildes auch mehrere Schichten aus. Die äußerste nun ist besonders vulnerabel, denn hier kann schnell etwas geklaut werden.

Jedes Atom strebt prinzipiell danach, in dieser äußersten Schicht acht Elektronen zu haben, also vier Elektronenpaare. Wir nennen dieses Streben auch »Oktettregel«. Ist dieser Zustand erreicht, so ist das Atom zufrieden. Wurden allerdings ein oder mehrere Elektronen entwendet, so kann dies schnell ins Gegenteil umschlagen. Das Atom wird nun unzufrieden, würde alles tun, um die Schicht wieder zu vervollständigen. Es wird zum Radikal.

Radikale scheuen keine Umstände und Mühen, ihren meditativen Achterzustand wieder zu erreichen. Wo auch immer sich Elektronen finden – das Radikal wird mit aller Macht versuchen, anderen Verbindungen eben jene zu entwenden. Besonders prekär, wenn es auf eine Zelle trifft: Sowohl in der Zellwand als auch in Eiweißverbindungen oder sogar der DNA finden sich reichlich Elektronen. Freilich wird nach solchen Angriffen die Zelle nicht froh sein und im ungünstigsten Fall sogar selbst untergehen.

Verschiedene Reaktionen im Körper tragen zur Bildung solcher Radikale bei, durch körpereigene Mechanismen können diese aber meist sehr schnell wieder neutralisiert werden. Schwierig wird es, wenn die unzufriedenen Verbindungen überhandnehmen, zum Beispiel bei Entzündung, Sauerstoffmangel oder einem hohen Alkoholkonsum. Spätestens jetzt zahlt sich auch die Zufuhr solcher Radikalfänger über die Nahrung aus. Jedes Antioxidans kann nun helfen, die körpereigenen Zellen zu schützen und schlimmstenfalls vor dem Untergang zu bewahren.

Daneben hat Vitamin E noch ein paar weitere wichtige Fähigkeiten. So hemmt es die sogenannte Plättchenaggregation, zu Deutsch: Es verhindert Blutgerinnsel, die sonst womöglich für einen Herzinfarkt oder Schlaganfall verantwortlich sein könnten. Daneben ist auch eine positive Wirkung auf das Immunsystem nachgewiesen: Vitamin E erhöht die Produktion von Abwehrstoffen im Blut. Und auch die Bildung spezieller krebserregender Substanzen im Magen-Darm-Bereich wird durch Vitamin E verhindert.

Komm raus, Vitamin E! Wir wollen dich wirklich nicht missen!

WICHTIGE WIRKORTE VON VITAMIN E

- Schutz vor Radikalen
- Blutgerinnung
- Immunsystem
- Krebsprävention

VOM »ZUWENIG«

Wie bereits erwähnt, zählt zur Vitamin-E-Gruppe eine ganze Menge unterschiedlicher Substanzen, die in allen möglichen Nahrungsmitteln anzutreffen sind. Ein wirklicher Mangel ist daher zum Glück selten. Neben einer sehr einseitigen Ernährung, einer Fettaufnahmestörung oder übermäßigem Rauchen und Alkoholkonsum kann ein Mangel in sehr seltenen Fällen auch durch einen Gendefekt verursacht sein.

Wie erkenne ich einen Mangel?

Sollten Sie sich nun sorgen, möglicherweise selbst von dieser genetischen Variante betroffen sein zu können: Patienten, die an dieser Krankheit leiden, haben ganz schöne Beschwerden. So kommt es mitunter zu starken Symptomen wie einem gestörten Gangbild, Muskelschmerzen und Muskelschwund oder Sehstörungen bis hin zur Erblindung. Auch die Zerstörung roter Blutkörperchen und Fortpflanzungsprobleme können entstehen.

Viel diskutiert wird aktuell eine weitere Unterform: ein latenter Mangel. Dem Körper reicht das Vitamin zwar nicht so richtig, er steuert aber noch soweit dagegen, dass die starken Symptome verhindert werden können. Wir haben also im besten Fall noch keine Beschwerden und machen uns daher auch wenig Sorgen um die Vitaminversorgung. Studien lassen aber vermuten, dass sich bereits bei der Vorform eines richtigen Mangels die Wahrscheinlichkeit für Krankheiten wie Infektionen oder Krebs erhöht.

ANZEICHEN FÜR EINEN VITAMIN-E-MANGEL

- Gestörtes Gangbild
- Muskelschmerzen und Muskelschwund
- Sehstörungen bis zur Erblindung
- Blutarmut
- Fortpflanzungsprobleme
- Erhöhtes Risiko für Krankheiten wie Infektionen oder Krebs

Wer sich nun denkt: »Dann führe ich doch einfach regelmäßig etwas Vitamin E zu«, dem muss ich Achtsamkeit anraten. Sehen wir uns zunächst die Dosisempfehlungen einmal gemeinsam an!

VOM »GENAU RICHTIG«

Als tägliche Einnahme werden je nach Alter, Geschlecht und Umstand 11 bis 17 Milligramm Tocopherol pro Tag empfohlen, wie in der Tabelle zu sehen ist. Je nach Unterform der Vitamin-E-Gruppe kann die Dosierung leicht variieren. Um sie ohne Probleme im Bedarfsfall umrechnen zu können, wird sie daher in der schönen Form Tocopherol mg-Äquivalent angegeben. Wer es ganz genau wissen will, kann die jeweiligen Umrechnungen auf der Internetseite der DGE nachlesen.

Aktuelle tägliche Zufuhrempfehlungen Vitamin E nach DGE (Stand 2000)	
Gesunde Frauen je nach Alter	11 bis 12 Tocopherol mg-Äquivalent
Gesunde Männer je nach Alter	12 bis 15 Tocopherol mg-Äquivalent
Schwangere Frauen	13 Tocopherol mg-Äquivalent
Stillende Frauen	17 Tocopherol mg-Äquivalent

VOM »ZUVIEL DES GUTEN«

Vitamin E gehört zu den »fettliebenden« Vitaminen, kann also nicht so einfach ausgeschieden werden wie zum Beispiel sein wasserliebender Kollege Vitamin C. Zum Glück kann unser Körper allerdings eine ganze Menge Vitamin E »tolerieren«, bevor es Schaden anrichtet. Erst bei starken Überdosierungen ab 3000 Milligramm täglich wurden Verdauungsstörungen, Muskelschwäche und Erschöpfung beobachtet.

Vorsicht gilt für eine besondere Patientengruppe: Bei Menschen, die Blutverdünner einnehmen, sollte die tägliche Dosis 800 Milligramm nicht überschreiten. Vitamin E wirkt nämlich selbst blutverdünnend und kann somit die Wirkung der Medikamente verstärken! Sowohl 3000 Milligramm als auch 800 Milligramm wären aber meilenweit über der täglichen Zufuhrempfehlung entfernt.

VITAMIN E UND DIE FORSCHUNG

Da Vitamin E selten das Rampenlicht sucht, ist leider auch die Forschung bisher noch nicht so oft auf die Substanzfamilie aufmerksam geworden. Ein paar aussagekräftige Studien finden sich dennoch. Was meinen Sie, werfen wir einmal einen vorsichtigen gemeinsamen Blick?

Immunsystem

Der erste Bereich dreht sich um Entzündungen und das Immunsystem im Allgemeinen. So zeigen Studien präventive Effekte auf Erkältungskrankheiten, wobei sich diese nicht in allen Arbeiten reproduzieren lassen. Auch vor Autoimmunkrankheiten macht unser Vitamin nicht Halt: So verspricht die regelmäßige Einnahme bei Rheuma eine Linderung der Beschwerden.

Krebserkrankungen

Außerdem hat die Substanz das Potenzial, über die Nahrung oder auch als Supplement aufgenommen, das Risiko für verschiedene Krebsarten zu senken.

Neurologische Krankheiten

Auch in der Neurologie ist unser Vitamin zu Hause. So schützt die Substanz möglicherweise vor der Entwicklung von Alzheimer, und auch bei Parkinson hat eine regelmäßige Vitamin-E-Einnahme Potenzial, sowohl präventiv als auch therapiebegleitend zu wirken.

Hautgesundheit

Daneben beschäftigt sich die Forschung auch mit Effekten auf die Haut. So zeigt die Supplementation von Vitamin E potenziell lindernde Effekte auf Neurodermitis. Auch bei Schuppenflechte gibt es möglicherweise einen Zusammenhang, und kleine Arbeiten lassen eine Verbesserung der Symptomatik durch Supplemente vermuten. Des Weiteren schützt das Vitamin möglicherweise vor Hautalterung. Eine gemeinsame Supplementation von Vitamin E, C und Zink verbessert zudem die Wundheilung.

Schmerzverarbeitung

Auch bei diesem unangenehmen Gefühl hat Vitamin E möglicherweise Potenzial, Linderung zu verschaffen. So kann Vitamin E bei Arthrose zum Einsatz kommen und deren Symptomatik reduzieren.

Weitere Bereiche

Es gibt zudem eine Reihe von Bereichen, in welchen wenige Arbeiten einen Nutzen von Vitamin E postulieren. Beginnen wir beim altersbedingten grauen Star. Die Erkrankung wird bei einem gesunden Vitamin-E-Spiegel seltener beobachtet. Auch bei Diabetikern kann es Anwendung finden: So verbessert sich durch Vitamin E die Wirkung von Metformin, ebenso schützt es vor Diabeteskomplikationen der Nerven und Augen. Auch bei Kinderwunsch wird es interessant, wie Vitamin C nimmt auch dieses Antioxidans Einfluss auf die männliche Fertilität. Daneben scheint sich auch die Leistungsfähigkeit im

Sport zu verbessern. Hier wird allerdings insbesondere eine antioxidantienreiche Ernährung empfohlen, bei Supplementen zeigen sich in Studien hinsichtlich der Wirksamkeit unterschiedliche Ergebnisse.

Vitamin E zusammengefasst

- In vielen unterschiedlichen, vorwiegend pflanzlichen Lebensmitteln enthalten
- Wirkung als Antioxidans, in der Blutgerinnung und beim Immunsystem
- Mangel und Überdosierung selten
- Forschung besonders im Bereich Immunsystem, Neurologie, Hautgesundheit und Schmerzverarbeitung

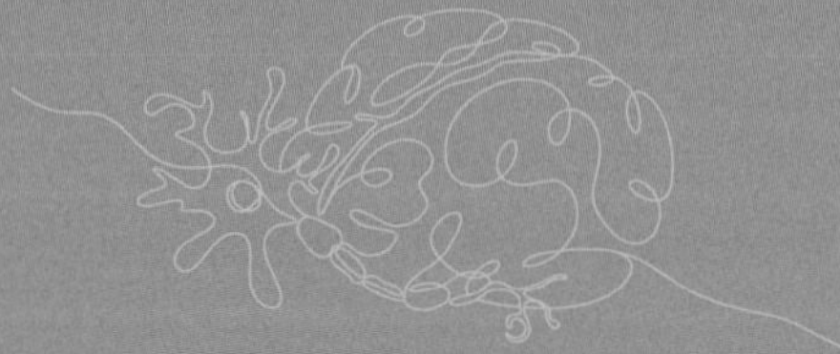

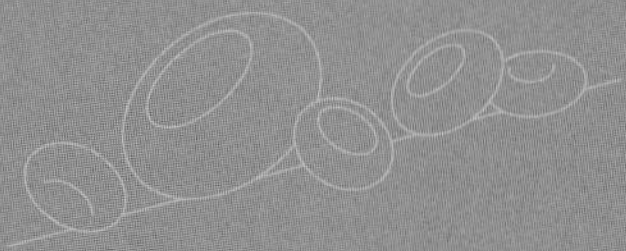

VITAMIN K

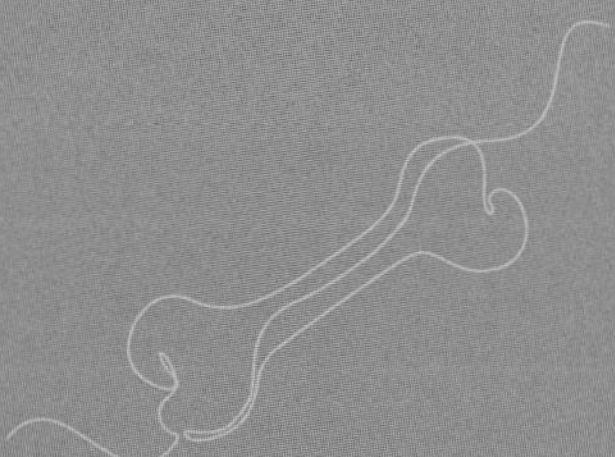

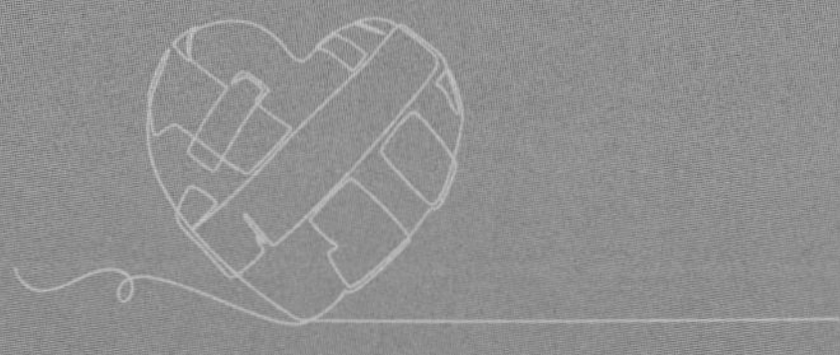

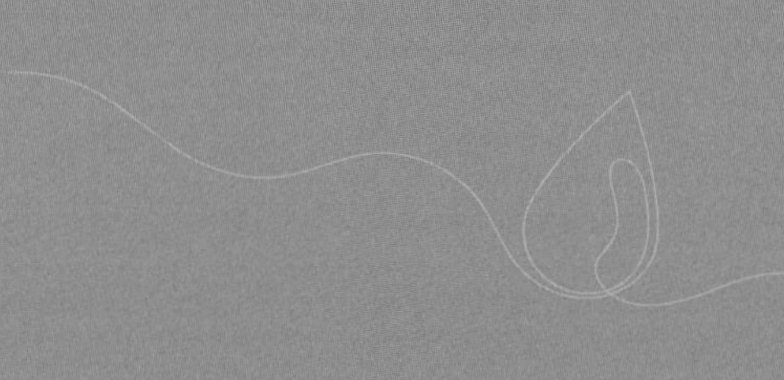

Nur noch eine letzte Substanz fehlt, dann haben Sie alle Vitamine genauestens kennengelernt. Begonnen beim Augenvitamin über die Großfamilie der B-Vitamine, sehr selbstbewusste und schüchterne Vertreter der Spezies haben wir es bis zum letzten Stoff im Bunde geschafft: dem Vitamin K, das dieses Kapitel mit einem lauten K-nall beenden möchte.

VITAMIN K STELLT SICH VOR

Zunächst wieder etwas Basiskunde. Wie bei anderen Vitaminen versammeln sich auch unter dem Begriff »Vitamin K« mehrere chemisch ähnliche Substanzen. Um es genau zu sagen: zwei. Passend dazu hat man sich in der Wissenschaft zu einer Nummerierung entschieden, also Vitamin K_1 und K_2. Bei K_2 gliedert es sich genau genommen noch weiter auf, wir wollen es an dieser Stelle aber mal nicht übertreiben. Fakt ist: Beide haben eine ähnliche chemische Struktur. Sehen wir uns beispielhaft doch einmal so ein Vitamin K_1 an:

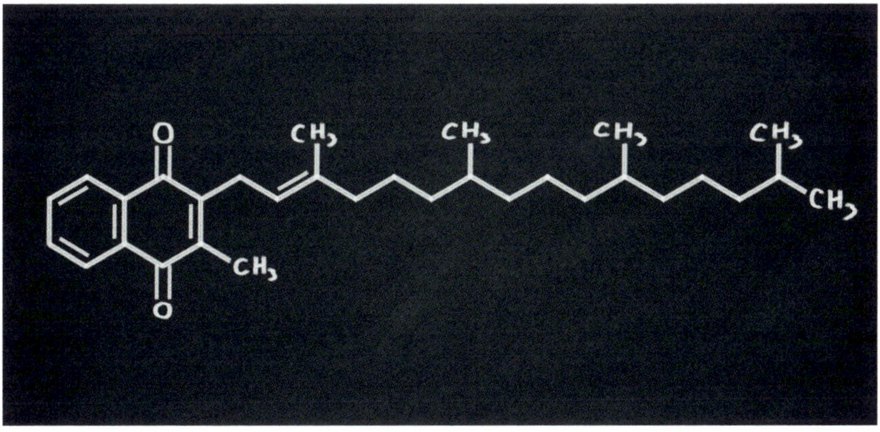

Dies ist die chemische Formel von Vitamin K_1.

Die grundlegende Wirkung ist bei beiden Substanzen gleich, trotzdem gibt es ein paar Unterschiede. So hat die Forschung herausgefunden, dass Vitamin K_1 lediglich für ein paar Stunden seine Wirkung in unserem Körper entfacht, während K_2 für mehrere Tage aktiv werden kann. Vitamin K_2 wirkt somit insgesamt stärker. Daneben unterscheiden sich die beiden auch im Vorkommen.

WO FINDEN WIR ES?

Vitamin K_1, das sogenannte Phyllochinon, findet sich vorwiegend in grünem Gemüse wie zum Beispiel Spinat, Brokkoli und einigen Kohlarten. Vitamin K_2 wiederum, das Menachinon, wird zumeist von Bakterien produziert. Wo finden sich diese talentierten Einzeller? Einerseits sind sie in tierischen Lebensmitteln wie Joghurt, Quark oder auch so mancher Käsesorten enthalten. Andererseits, und das wirkt zunächst sehr praktisch, tummeln sich große

Diese Lebensmittel sind gute Vitamin-K_1-Lieferanten.

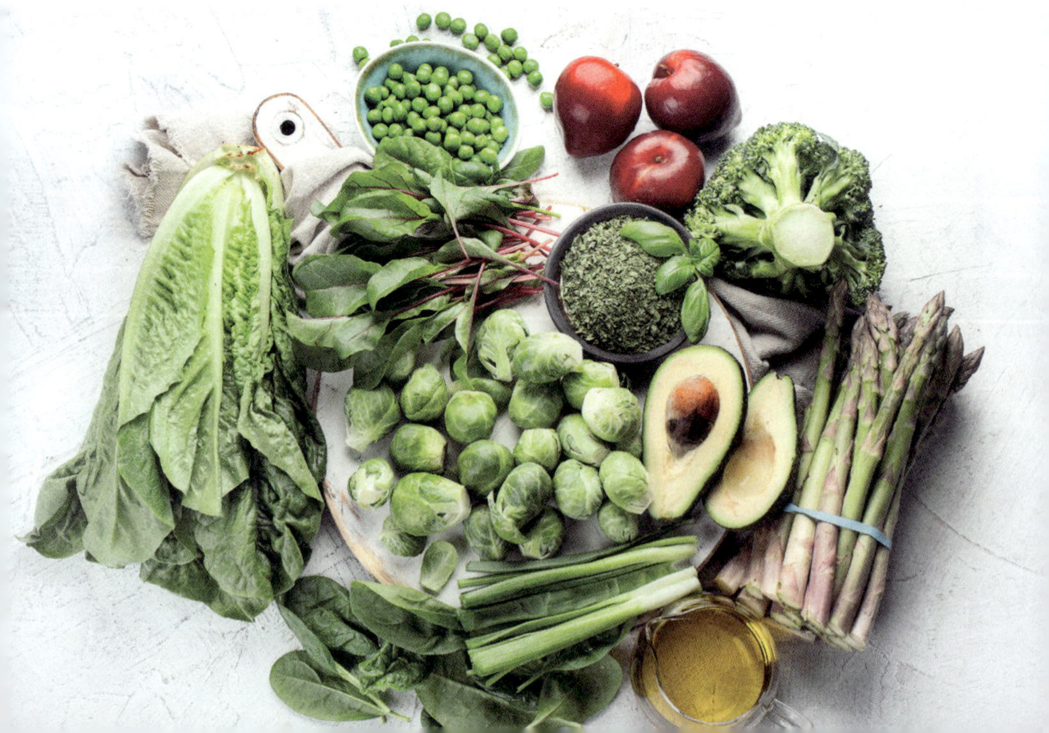

Anzahlen solcher Bakterien in unserem Darm. Leider aber, Sie kennen das Problem bereits von Vitamin B_{12} (siehe Seite 117), sind diese eher im Dickdarm vertreten. Eine Aufnahme über den vorgeschalteten Dünndarm ist dadurch sehr schwer, weshalb auch bei diesem Vitamin der größte Teil der eigenen Produktion mit dem Stuhl ausgeschieden wird.

WAS KANN VITAMIN K?

Der laute Knall kommt bei Vitamin K nicht von ungefähr. Tatsächlich hat es oft etwas mit solchen Geräuschen zu tun. Nicht als Verursacher, nein, sondern vielmehr als Schadensbekämpfer direkt vor Ort.

Knall – Peng – Ritsch – Ratsch – oh nein, Sie haben sich verletzt! In den Finger geschnitten, das Knie angeschlagen, einen blauen Fleck kassiert. Es blutet! Jeder kennt wohl das unschöne Gefühl. Glücklicherweise ist es aber meist auch genauso schnell wieder vergessen. Unserem Vitamin K sei Dank!

Was passiert im Körper, wenn es blutet? Ein Gefäß hält nicht mehr dicht. Da wir auf unser Blut als Versorger angewiesen sind, kann es bei größeren Verlusten schnell gefährlich werden. Deshalb hat Ihr Körper auch einen Weg gefunden, solche Gefäßverletzungen schnellstmöglich zu reparieren.

Exkurs: Vom Knall zu Vitamin K

Wir Menschen brauchen unser Blut, wir sind auf dessen Versorgung mit Nährstoffen und Sauerstoff angewiesen. Da wundert es nicht, dass hier immerzu ein kleines Bataillon von Zellen und anderen Stoffen umherschwimmt, die für den unschönen Fall eines Blutaustritts gewappnet sind. Ist nun tatsächlich eine Verletzung im Gefäß aufgetreten, so sind zunächst die Blutplättchen an der Reihe. In Höchstgeschwindigkeit positionieren sie sich um den Defekt und versuchen mit aller Kraft, ihn zu verschließen. Der sogenannte weiße Thrombus hat sich gebildet. Für den Anfang schon mal ganz gut, hält die Barriere aber leider nicht lange dicht. Eine zweite, festere Schicht muss her. Hierzu nun gibt es eine große Anzahl an sogenannten Gerinnungsfaktoren, welche durch eine komplizierte Aktivierungskaskade dazu in der Lage sind, ein festes Gerüst zu bilden. Der nun entstandene rote Thrombus hält den meisten Beanspruchungen stand und sorgt dafür, dass das Gewebe in Ruhe und schnellstmöglich heilen kann.

Vitamin K brauchen wir zur Bildung einer Reihe solcher Gerinnungsfaktoren. Ohne es gibt es also kein festes Gerüst, als Folge davon längere Blutungen und eine deutlich erschwerte Heilung von Gefäßverletzungen.

Darüber hinaus ist unser Vitamin auch wichtig für Knochen. So fördert es die Bildung einiger Stoffe der Knochensubstanz sowie den Einbau von Calcium und hemmt den Knochenabbau. Ebenso verhindert es Kalkeinlagerungen in unseren Gefäßen und hilft im Gehirn bei der Signalübertragung mit.

Sie sehen: Auch das letzte Vitamin im Bunde ist für Ihren Körper essenziell wichtig und somit ein richtiger Knaller!

!

WICHTIGE WIRKORTE VON VITAMIN K

- Blutgerinnung
- Knochenstoffwechsel
- Schutz vor Gefäßverkalkung
- Signalübertragung im Gehirn

VOM »ZUWENIG«

Mangelzustände an Vitamin K sind zum Glück selten. K_1 und K_2 sind zusammen in einer Vielzahl an Lebensmitteln enthalten, zudem tragen auch unsere Darm-Mitbewohner zur Versorgung bei. Dies zwar eher in geringem Maße, trotzdem kann dieser weitere Weg in Zeiten von Vitaminknappheit durchaus den Unterschied machen.

So muss, um in eine echte Unterversorgung zu rutschen, schon gehörig etwas schieflaufen. Nimmt unser Körper durch eine chronische Darmkrankheit nicht mehr genug Vitamine auf, so kann dies gefährlich sein. Auch Funktionsstörungen von Leber, Gallenblase und Bauchspeicheldrüse mag Vitamin K nicht. Kommt nun noch eine Antibiotikatherapie dazu, welche unabsichtlich auch unseren K-Lieferanten im Darm den Kampf ansagt, so ist ein Mangel nicht mehr ausgeschlossen. Trotzdem bleibt eine solche Kombination an Umständen bei weitem weniger die Regel und mehr die Ausnahme.

Bei einer besonderen Bevölkerungsgruppe wiederum kommt ein Mangel sogar recht häufig vor. Ich rede von den kleinsten Erdenbewohnern: den Neugeborenen. Sie besitzen bei Geburt meist noch nicht genug Darmbakterien, die Vitamin K produzieren. Auch über die Plazenta wird vor der Geburt nur wenig des Vitamins übertragen. Um Komplikationen wie schwerwiegende Blutungen zu verhindern, haben Ärzte daher die »Vitamin-K-Prophylaxe« ins Leben gerufen, welche Babys von Geburt an mit ausreichend Knallervitamin versorgt.

Daneben gibt es auch den Umstand, dass Ärzte absichtlich einen Mangel erzeugen. Wieso denn das, fragen Sie sich möglicherweise erschrocken?

Die Sache mit der Gerinnung

Wir haben uns bereits angesehen, wie wichtig Vitamin K für eine gesunde Blutgerinnung ist. Nun gibt es medizinische Situationen, in welchen diese eigentlich gesunde Reaktion allerdings auch das

Gegenteil bewirken kann: Statt zu schützen, macht sie uns im schlimmsten Fall schwer krank. Durch verschiedene Umstände kann es passieren, dass die Gerinnungsreaktion überschießt. Statt das Gefäß nur nach außen hin zu verschließen, kommt es zu einem kompletten Verschluss auch nach innen, welcher den Blutstrom eindämmt oder sogar ganz verhindert. Löst sich ein solches Blutgerinnsel dann auch noch ab, so kann es weiter im Blutstrom mitschwimmen und im gravierendsten Fall Gefäße in Herz oder Gehirn verschließen: Es kommt zum Herzinfarkt oder Schlaganfall.

Keine Sorge, für gewöhnlich macht unsere Gerinnung keine solchen Überreaktionen. Nur in besonderen Fällen, zum Beispiel bei speziellen Herzrhythmusstörungen, kann die Wahrscheinlichkeit für solche Ereignisse steigen.

Liegt ein derartiger Risikofaktor vor, so werden Ärzte beginnen, prophylaktisch die Blutgerinnung einzudämmen. Wie passiert das praktisch? Tatsache, Ärzte hemmen Vitamin K! Medikamente wie das Falithrom oder Warfarin machen tatsächlich nichts anders, als mit Vitamin K im Körper zu konkurrieren und damit seine Wirkung zu hemmen. Jetzt kann die Gerinnung nicht mehr so gut funktionieren und dramatische Ereignisse einer überschießenden Blutgerinnung werden unterbunden.

Zwar gibt es heutzutage einige andere gerinnungshemmende Medikamente, gerade bei Nierenschwäche greifen Ärzte aber weiterhin meist auf die Vitamin-K-Hemmer zurück. Sind auch Sie von diesem Umstand betroffen? Dann passen Sie besonders gut auf sich auf, denn der künstlich hervorgerufene Vitaminmangel kann Ihnen leider ebenso gefährlich werden.

Wie erkenne ich einen Mangel?

Ob durch Verdauungsstörung oder Medikamente entstanden, die Folge eines Vitamin-K-Mangelzustandes ist immer die Gleiche. Blutungen werden nicht mehr richtig gestillt, schließlich ist die Bildung des festen roten Thrombus erschwert. Das kann teilweise sogar zu Spontanblutungen führen. Wenn Sie Gerinnungshemmer einnehmen müssen, achten Sie also immer besonders gut auf sich – schließlich werden alle Verletzungen nun länger bluten und nicht mehr so schnell heilen.

Darüber hinaus kann es durch eine Unterversorgung an Vitamin K auch zu einem erhöhten Risiko für Knochenbrüche kommen. Ebenso kann sich in Geweben, Gelenken und Gefäßen vermehrt Calcium ablagern.

!

ANZEICHEN FÜR EINEN VITAMIN-K-MANGEL

- Blutungsneigung
- Erhöhtes Risiko für Knochenbrüche
- Ablagerung von Calcium im Körper

VOM »GENAU RICHTIG«

Männern bis 50 wird die Einnahme von 70 Mikrogramm empfohlen, danach können die Herren mit 80 Mikrogramm etwas mehr zulangen. Die Frauen sollten, ob schwanger, stillend oder nicht, 60 Mikrogramm täglich aufnehmen. Ab 51 wird auch hier eine Steigerung empfohlen: von 60 Mikrogramm auf 65 Mikrogramm täglich.

Aktuelle tägliche Zufuhrempfehlungen Vitamin K nach DGE (Stand 2000)	
Gesunde Frauen je nach Alter	60 bis 65 µg
Gesunde Männer je nach Alter	70 bis 80 µg
Schwangere Frauen	60 µg
Stillende Frauen	60 µg

Durch eine gute Versorgung über die Nahrung und die Hilfe unserer Darmbakterien wird die empfohlene Tagesmenge zumeist ohne Zutun von außen erreicht. Haben Sie allerdings eine mangelgefährdende Krankheit? Dann sollten Sie auch Supplemente in Erwägung ziehen, um die Versorgung mit Vitamin K sicherzustellen. Wie sieht es nun aus, müssen Sie hier etwas beachten?

VOM »ZUVIEL DES GUTEN«

Vitamin K ist ein fettliebendes Vitamin. Vorsicht, denken sich nun findige Leser, eine Überdosierung kann der Körper nicht so einfach ausgleichen.

Richtig ja, und falsch ebenso, denn hier haben wir es mal wieder mit einer großen Ausnahme zu tun. Trotz Lipophilie zeigt sich unser Gerinnungs-Vitamin bisher auch bei höher dosierter Einnahme frei von großen Nebenwirkungen.

VITAMIN K UND DIE FORSCHUNG

Während Vitamin K als Prophylaxe an Neugeborene und auch im Kampf gegen ungewünschte Blutgerinnsel bereits vielerorts Einzug in die medizinische Praxis gefunden hat, gibt es noch ein paar weitere Forschungsfelder, in welchen unser Vitamin Potenzial zu haben scheint.

Knochengesundheit

Beginnen wir bei den Knochen. Eine Vielzahl an Studien beschäftigt sich mit der Thematik, untersucht unterschiedliche Gegebenheiten und kommt mitunter auch zu unterschiedlichen Ergebnissen. Besonders gut scheint sich das länger wirksame Vitamin K_2 auf die Knochengesundheit auszuwirken, insbesondere bei Frauen in den Wechseljahren, in welchen Hormonumstellungen die Entwicklung von Osteoporose begünstigen. Einer sehr großen Forschungsarbeit zufolge kommt es hier durch regelmäßige Einnahme nachweislich zu einer erhöhten Knochendichte, während das Risiko für Knochenbrüche sinkt.

Calcium, Herz-Kreislauf-System und Sterblichkeit

Vitamin K nimmt zudem Einfluss auf die Calciumverteilung im Körper, insbesondere ein Mangel des Vitamins kann dazu führen, dass sich Calcium im Gewebe und in Gefäßen ablagert. Dies wiederum kann zu häufigeren Gefäßverschlüssen beitragen. Eine Unterversorgung an Vitamin K führt in Forschungsarbeiten tatsächlich zu einer Erhöhung der Sterblichkeit, sei es durch Herz-Kreislauf-Ereignisse oder sogar generell.

Weitere Bereiche

Daneben existieren ein paar weitere Umstände, in welchen Vitamin K interessant werden kann. So wird durch die Supplementation möglicherweise das Risiko gesenkt, an Diabetes zu erkranken, während Zellen durch Vitamin K besser auf Insulin zu reagieren scheinen. Ein gesunder Blutspiegel oder eine ausreichende Zufuhr über die Nahrung schützen zudem vor Arthrose.

Vitamin K zusammengefasst

- In unterschiedlichen pflanzlichen und tierischen Lebensmitteln enthalten
- Zusätzlich Produktion durch Darmbakterien
- Wirkung im Bereich Blutgerinnung, Knochenstoffwechsel, Schutz vor Gefäßverkalkung und Signalübertragung im Gehirn
- Überdosierung nach bisherigem Kenntnisstand frei von Symptomen
- Mangel selten
- Forschung besonders im Bereich Knochengesundheit, Calciumstoffwechsel, Sterblichkeit und *Diabetes mellitus*

3

VITAMINE FÜR ALLE LEBENSLAGEN

Sind Sie jung, sportlich und wollen Ihre Leistung verbessern? Oder auch im Alter leistungsfähig bleiben? Haben Sie häufig Stress? Meckert manchmal Ihr Herz oder haben Sie mit chronischen Krankheiten wie Diabetes, Schmerzzuständen oder sogar Krebs zu tun? Sie interessieren sich für Infektprävention? Möchten Ihre Schönheit kultivieren? Haben einen Kinderwunsch oder sind bereits schwanger? In all diesen Fällen können Vitamine hilfreich sein und darüber hinaus sogar noch in so manch anderem Bereich. Wenn auch Sie sich etwas Gutes tun und Ihren Körper bestmöglich unterstützen möchten, so lohnt es sich, einen Blick ins folgende Kapitel zu werfen. Denn in welchen Bereichen die Vitamine überall unterstützen, helfen, verhindern oder sogar heilen können – all das erfahren Sie auf den folgenden Seiten.

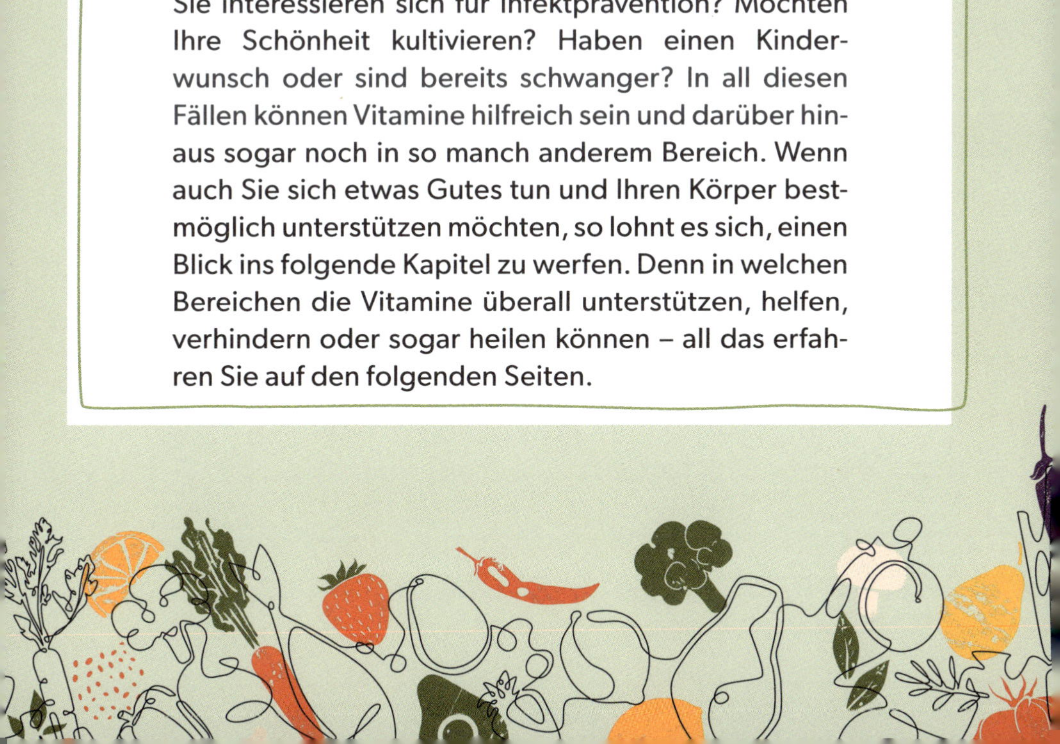

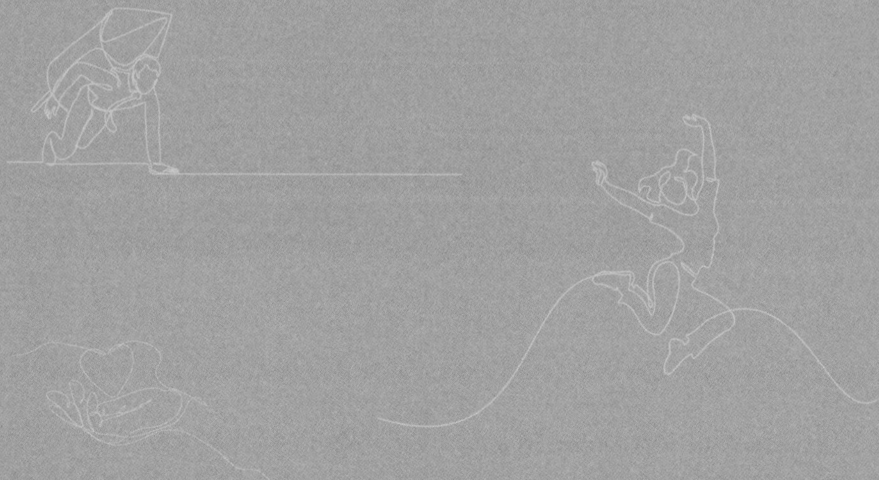

EINFACH GESUND?

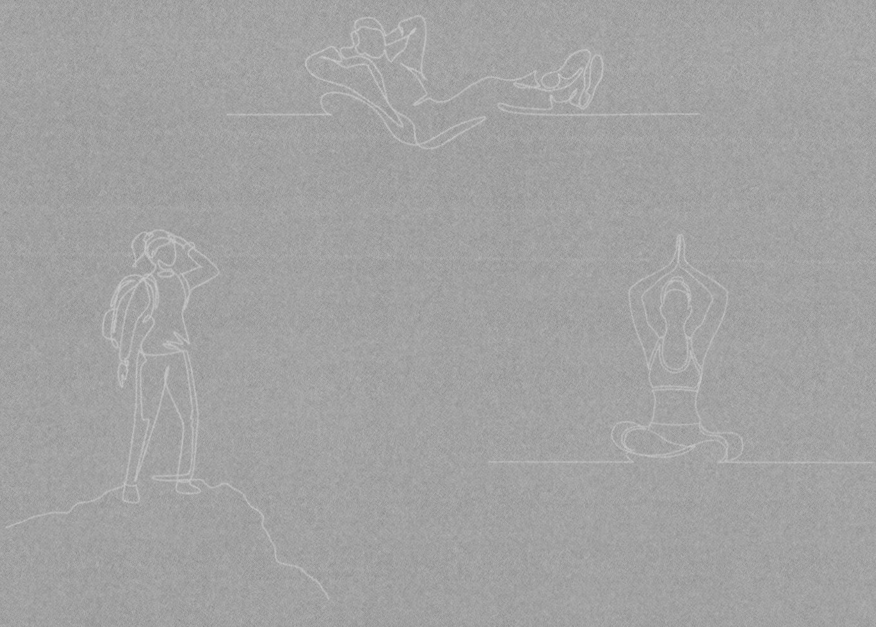

Beginnen wir mit dem Idealfall. Sie fühlen sich rundum gesund? Meinen Glückwunsch!

Wer sich in diesem Kapitel wiederfindet, hat es wahrlich gut getroffen. Sie fühlen sich pudelwohl, sind glücklich und strotzen nur so vor Energie? Dann müssen Sie eigentlich nichts weiter machen, als diesen Zustand zu genießen. Ihr Körper hat offensichtlich genug von allem, was er braucht.

Sollten Sie aber heute schon etwas für morgen tun wollen, so lohnt sich trotzdem ein Blick in die nächsten Kapitel. Tatsächlich können Vitamine bereits präventiv viel bewirken und Sie vor dem Ausbruch so mancher Krankheit schützen. Auch auf Leistungsfähigkeit und geistiges Fitbleiben haben die Substanzen Einfluss und bieten die Möglichkeiten, das Ich von morgen bereits heute zu unterstützen. Bestens versorgt stellen Sie so die Weichen, um nicht nur gesund zu sein, sondern es auch zu bleiben!

Ebenso lohnt es sich auch in einem besonderen Lebensabschnitt, auf die Vitamine zu schauen – auch wenn Sie sich rundum gesund und glücklich fühlen. Die Rede ist von Kinderwunsch und Schwangerschaft. In dieser speziellen Phase muss man natürlich nicht nur an sich, sondern auch an den Bedarf eines (potenziellen) kleinen Bauch-Mitbewohners denken. Sollten Sie sich angesprochen fühlen, lesen Sie einfach weiter, Ihre Fragen werden gleich im nächsten Abschnitt ab Seite 178 beantwortet!

Zusammengefasst

- Wer sich pudelwohl und rundum gesund fühlt, hat genug von allem, was er braucht.
- Durch eine vitaminreiche Ernährung oder Supplemente können Sie bereits jetzt Einfluss auf Ihre Leistungsfähigkeit nehmen und präventiv die Wahrscheinlichkeit erhöhen, möglichst lange gesund zu bleiben (hierzu folgen Tipps in den nächsten Kapiteln ab Seite 191).

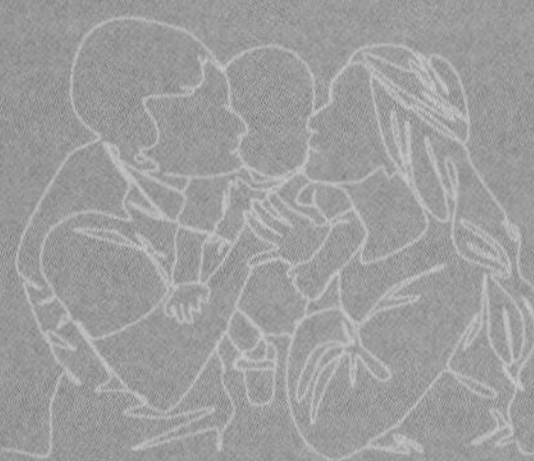

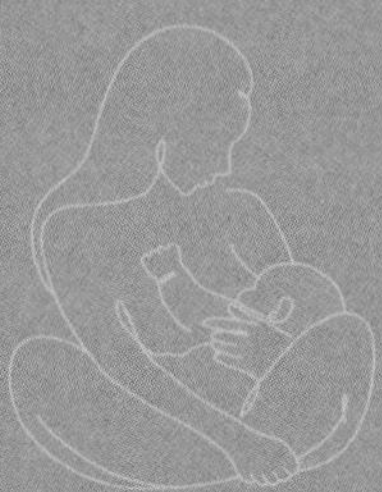

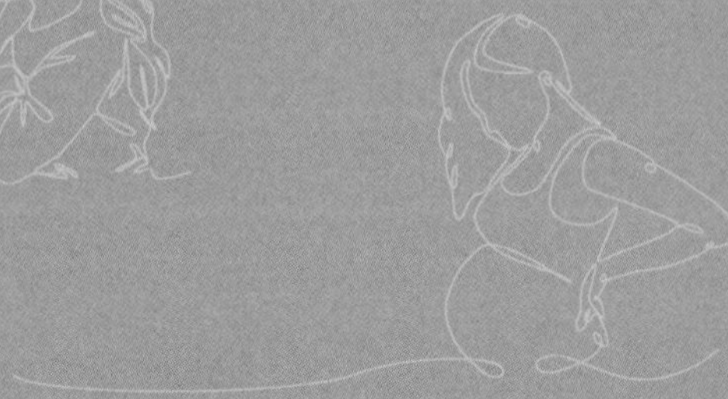

VON KINDER-WUNSCH, SCHWANGER-SCHAFT UND STILLZEIT

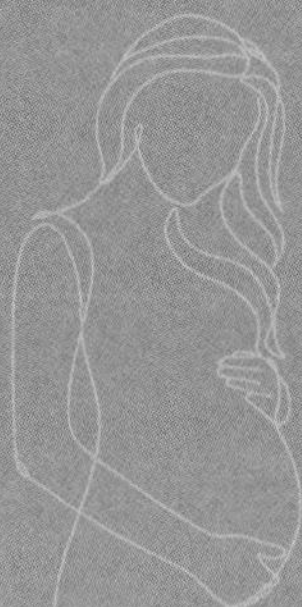

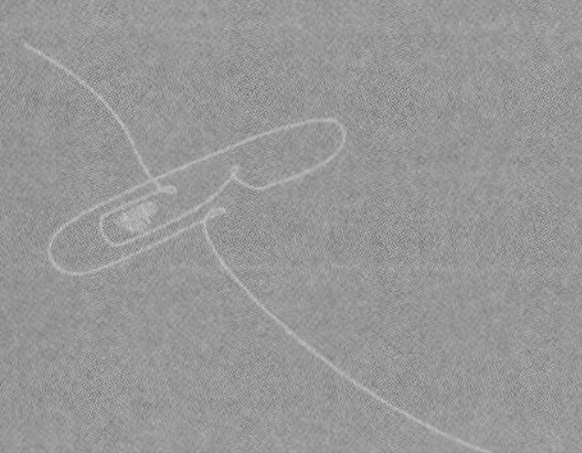

Kinder sind für die allermeisten Menschen eine große Freude. Für diejenigen unter Ihnen, die selbst welche haben: Wer erinnert sich nicht glücklich an den Moment, als man das Kleine zum ersten Mal in die Arme schließen konnte? Oder den ersten Schritt, das erste Wort? Ich denke, die meisten werden mir zustimmen: Kinder bringen eine Menge Freude ins Haus.

Neben dem großen Glücksgefühl brauchen Kinder aber auch viel von uns. Viel Zeit, Zustimmung, Hilfe und Energie. Und im Zuge dessen natürlich auch: viel Essen und Trinken. Kinder sind schließlich immer bestrebt, zu wachsen.

Für die Frauen unter Ihnen: Diese Phase geht natürlich nicht erst los, wenn Ihr Kind auf der Welt ist, nein, einen großen Anteil leisten bereits Sie, während das Kleine noch friedlich in Ihrem Bauch schlummert. Denn in dieser Phase ist eine optimale Versorgung mit Nährstoffen essenziell für die Entwicklung und stellt teilweise auch schon die Weichen für die Kindheit des Babys und sogar dessen Gesundheit im Erwachsenenalter.

Wir wollen an dieser Stelle aber auch nicht die Männer außen vor lassen, denn auch sie können etwas tun – und dies noch bevor überhaupt neues Leben entsteht. Fakt ist, dass bereits die Ernährung und Nährstoffzufuhr vor Eintritt der glücklichen Umstände eine Rolle spielen können, und dies gleichermaßen bei Männern und Frauen. Besonders wichtig kann die Ernährung überdies werden, wenn schon länger ein Wunsch nach Nachwuchs besteht, es bisher aber noch nicht geklappt hat. Glauben Sie nicht? Dann sehen wir es uns doch gemeinsam an, warum sowohl werdende Mütter als auch werdende Väter manchmal »für zwei« essen.

VOM (UNERFÜLLTEN) KINDERWUNSCH

Vor einer Schwangerschaft besteht – in den überwiegend Fällen zumindest – der Wunsch nach einem Kind, der Wunsch, die Familie zu vergrößern. Bei den meisten Paaren kommt es nach Beendigung von Verhütungsmaßnahmen zwar nicht immer gleich in den ersten Wochen, aber doch innerhalb eines Jahres zum gewünschten »Ergebnis«: der befruchteten Eizelle.

Exkurs: Aus zwei wird eins

Die Eizelle, welche im Eierstock auf ihren großen Moment wartet, ist wahrlich eine Königin. So manche Strapaze hat sie bereits auf sich genommen, um in diesem Augenblick das Zentrum allen Interesses zu sein.

So wartet die Zelle bereits seit dem Embryonalstadium der werdenden Mutter (!) auf ihren großen Moment. Einmal zum Weiterentwickeln im Eierstock auserkoren, muss sie sich noch gegen einige Mitbewerberinnen behaupten. Nur die Beste gewinnt und bekommt die große Chance, ihren Prinzen zu treffen.

Haben sich zwei Menschen freudig zusammengetan, so macht sich sogleich eine ganze Horde an potenziellen Prinzen auf den Weg Richtung Königin. Für einige sind die Strapazen zu hoch, sie gehen schnell zugrunde. Die anderen Vertreter nun liefern sich einen regelrechten Wettkampf, unter mehrfacher Umwandlung erreichen die besten bald den Eierstock. Das stärkste und schnellste Spermium nun wird, falls eine königliche Eizelle sich bequemt hat, gerade den Eierstock zu verlassen, einen Kontaktversuch starten. Ist sie dem Anwärter zugeneigt, so wird sie sich öffnen und beide werden eins.

Aus zwei Zellen entsteht nun eine völlig neue, noch nie dagewesene. Auch das Erbgut der beiden Partner wird verschmelzen und so ein komplett neuer Gensatz entstehen. So glücklich vereint wird das Paar noch fast eine Woche als kleine Einheit entlang des Eileiters bis zur Gebärmutter schwimmen und in dieser Zeit schon eine Menge neuer Zellen produzieren. Erreicht sie nun einen angenehm erscheinenden Platz, so wird sie sich dort »einnisten«. Herzlichen Glückwunsch, Sie sind schwanger!

Anders als das meiste im Leben lässt sich der Eintritt einer Schwangerschaft auf natürlichem Wege leider nicht exakt voraussagen – denn der Körper entscheidet selbst, wann die Bedingungen optimal sind. Gerade Organisationskünstlern, die stets alles im Griff haben, kann eine solche Situation nicht immer leichtfallen. Wenn es dann nicht gleich klappt, bedeutet dies leider nicht selten Stress. Und Stress wiederum ist für die Sache nicht unbedingt förderlich.

Die subjektive Erfahrung lehrt, dass oft in besonders entspannten Momenten wie einem lang ersehnten Urlaub, nach einer Phase voller Anspannung, oder wenn wir so gar nicht darüber nachdenken, eine Befruchtung klappt.

Trotzdem können auch Sie als Eltern in spe etwas tun. Eine Garantie für den Einzelfall gibt es natürlich nicht. Nichtsdestotrotz kann es hilfreich sein, die Wahrscheinlichkeiten für sich spielen zu lassen. Gerade die Vitaminversorgung spielt Studien zufolge durchaus eine Rolle, und das bei beiden Geschlechtern gleichermaßen.

VITAMINE BEI KINDERWUNSCH

Natürlich braucht es für eine so komplizierte Reifung Nährstoffe. Je gesünder der Mensch, desto besser gehen auch solche Vorgänge vonstatten, und dies beginnt bei den Männern! So zeigen Studien, dass insbesondere antioxidativ

WICHTIGE VITAMINE FÜR MÄNNER

- Vitamin B_{12}
- Vitamine C
- Vitamin D
- Vitamin E

wirksame Vitamine wie Vitamin C und E Einfluss auf eine gesunde Spermienaktivität haben. Kleinere Studien weisen sogar eine beachtliche Wirkung bei unerfülltem Kinderwunsch nach: Nahmen männliche Probanden täglich antioxidative Vitamine zu sich, so stieg die Rate der Schwangerschaften deutlich an. Auch die regelmäßige Einnahme von Vitamin B_{12} und ein gesunder Vitamin-D-Spiegel im Blut können die Spermienqualität verbessern.

Auch bei Frauen ist eine gute Vitaminversorgung von Vorteil. So scheinen Multivitaminpräparate bei täglicher Einnahme laut mehrerer Forschungsarbeiten eine Befruchtung zu begünstigen und die Wahrscheinlichkeit einer Fehlgeburt deutlich zu reduzieren. Insbesondere Frauen, die vorher lange Zeit die Pille eingenommen haben, können hier profitieren, denn dieses Medikament führt nicht selten zu einem Mangel an verschiedenen Vitaminen (inklusive Folsäure!), der sich so beheben lässt.

Den Frauen ist noch aus einem weiteren Grund zur Einnahme von Vitaminpräparaten bereits vor einer Schwangerschaft geraten. Wie wir bereits im ersten Teil gesehen haben, lohnt es sich insbesondere bei der Folsäure, schon bei Kinderwunsch zu supplementieren. Sie ist essenziell wichtig, um Entwicklungsstörungen beim Baby vorzubeugen. Leider wird der hierfür optimale Blutspiegel aber erst nach mehreren Wochen der Supplementation erreicht! Es lohnt sich folglich, mit der Einnahme bereits jetzt anzufangen.

Daneben lohnt es sich auch, die anderen Vitamine im Blick zu behalten. Es geht um den Zeitpunkt. Die wenigsten Frauen registrieren nämlich: »Oh, der Prinz hat seine Königin erreicht.« Die meisten merken oft als Erstes:

WICHTIGE VITAMINE FÜR FRAUEN

- Folsäure
- Multivitaminpräparate

»Moment, hätte ich nicht letzte Woche bereits meine Tage haben sollen? Irgendwie ist mir heute Morgen so übel ...« oder so etwas in der Art.

Die ersten richtigen Anzeichen für eine Schwangerschaft kommen dabei oft erst mehrere Wochen, nachdem die Befruchtung vonstattenging. Unser weiblicher Körper dagegen ist schon seit geraumer Zeit damit beschäftigt, ein kleines Leben aufzubauen! So entstehen bereits in den ersten Wochen einer Schwangerschaft lebenswichtige Organe wie das Herz oder Strukturen des Gehirns. Gerade der Aufbau solcher Organe benötigt aber besonders viele Vitamine, denn er ist hochkomplex. Achten Frauen in dieser Phase auf eine gute Nährstoffzufuhr oder nehmen gegebenenfalls bereits jetzt Supplemente zu sich, so sind sie auf der sicheren Seite, diesen sensiblen Zeitraum nicht zu verpassen.

SCHWANGERSCHAFT

Es hat geklappt, Sie sind schwanger? Meinen herzlichen Glückwunsch! Alle Achtung davor, was Ihr Körper geschaffen hat, und das scheinbar ganz nebenbei. Es ist nicht weniger als ein neues Leben entstanden, welches nun im Bauch der Mama ganz in Ruhe wachsen und gedeihen kann.

Wachsen und gedeihen wird das Kleine in den folgenden Monaten der Schwangerschaft eine ganze Menge. So ist es aus nicht mehr als einer (!) Zelle entstanden und soll ja am Ende einen ganzen Menschen abgeben, der ohne Nabelschnur und sichere Hülle der Gebärmutter überleben kann.

Von der einen Zelle zum »geburtsfähigen Baby« sind glücklicherweise ein paar Monate Zeit für die ausführliche Vorbereitung. Je nach Phase der Schwangerschaft braucht der weibliche Körper manchmal mehr und manchmal weniger Vitaminversorgung. Woran aber liegt das eigentlich?

Darf ich vorstellen, Ihr Baby!

Hier kann man sehen, wie unglaublich effektiv Zellen funktionieren können. Die befruchtete Eizelle wird sich zunächst vielfach selbst vermehren, bevor sie beginnt, verschiedene Zelltypen auszubilden. Bereits in den ersten acht Wochen einer Schwangerschaft (eine Zeit, in der manche Frau noch nicht einmal um ihren Zustand weiß) entstehen so in Grundzügen nicht weniger als alle lebenswichtigen Organe.

Sind Herz, Nieren, Darm und Nervensystem erst einmal angelegt, heißt es: wachsen, wachsen, wachsen! In der folgenden Phase werden alle Bereiche des kleinen Körpers immer weiterentwickelt und vollführen so über die Monate eine enorme Größenzunahme bis hin zum fertigen Menschen.

Da die Entwicklung in verschiedenen Phasen verläuft, also zunächst Ausbildung der Körperorgane und nachfolgend vor allem Wachstum und Kraftentwicklung, verwundert es nicht, dass auch der Nährstoffverbrauch des kleinen Lebens gehörig schwanken kann, was sich in den sich ändernden Nährstoffempfehlungen für Vitamine während der Schwangerschaft niederschlägt.

VITAMINE IN DER SCHWANGERSCHAFT

Machen wir es kurz: Prinzipiell stehen Vitamine in allen Abschnitten der besonderen Monate hoch im Kurs. Man stelle sich einmal vor, was für einen immensen Energieaufwand (B-Vitamine) es bedeutet, aus einer einzelnen Zelle einen fertigen (kleinen) Menschen zu machen. Es braucht neues Bindegewebe (Vitamin C), neue Knochen (Vitamin D), eine neues Immun- und Gerinnungssystem (Vitamin C, D, E, K) und erst das ganze neue Nervengewebe (erneut die B-Vitamine) ... Letztendlich sollte es in dieser Phase an keinem einzigen Vitamin fehlen.

Vitaminbedarf in der Schwangerschaft		
Vitamin	**Vorheriger Bedarf**	**Bedarf in der Schwangerschaft**
A	700 µg	800 µg
B_1	1,0 mg	2. Trimester: 1,2 mg 3. Trimester: 1,3 mg
B_2	1,1 mg	2. Trimester: 1,3 mg 3. Trimester: 1,4 mg
Niacin	12 mg	2. Trimester: 14 mg 3. Trimester: 16 mg
B_5	5 mg	5 mg (unverändert)
B_6	1,4 mg	1.Trimester: 1,5 mg 2. und 3. Trimester: 1,8 mg
B_7	40 µg	40 µg (unverändert)
Folsäure	300 µg Folat-Äquivalent	550 µg Folat-Äquivalent
B_{12}	4 µg	4,5 µg
C	95 mg	105 mg
D	20 µg	20 µg (unverändert)
E	12 Tocopherol mg-Äquivalent	13 Tocopherol mg-Äquivalent
K	60 µg	60 µg (unverändert)

Um sich die Wichtigkeit der Vitaminversorgung vor Augen zu führen, reicht es eigentlich bereits, sich die Tabellen zur empfohlenen Tagesdosis der Substanzen anzusehen. Denn in der Schwangerschaft besteht auch nach offiziellen Vorgaben der DGE fast bei jedem Vitamin ein erhöhter Bedarf!

Bleibt nun die wichtige Frage offen: Wie sieht es eigentlich mit der Einnahme der groß beworbenen Nahrungsergänzungsmittel aus?

SUPPLEMENTE - JA ODER NEIN?

Prinzipiell ist die aktuelle Empfehlung, dass man in der Schwangerschaft durch eine ausgewogene Ernährung bereits genug Vitamine zu sich nimmt und nicht unbedingt zum Supplement greifen muss. Mit einer Ausnahme: der Folsäure.

Folsäure hat über Studien mehrfach bewiesen, durch Mangelzustände schwere Schäden beim Kind auslösen zu können. Gleichermaßen schützt sie auch die werdende Mutter vor so mancher Komplikation und trägt, während der Schwangerschaft zugeführt, noch nach Jahren zur geistigen Entwicklung des Kindes bei!

Auch mehrere andere Vitamine können bei Defiziten während der Schwangerschaft zu Schwangerschaftskomplikationen und Schäden beim ungeborenen Kind führen, hier gilt also ebenfalls Vorsicht. Passend dazu zeigen sich bei Einnahme von Multivitaminpräparaten während dieser besonderen Zeit, verglichen mit Folsäure alleine, weniger Missbildungen beim Kind. Bei Vegetariern und Veganern sollte zudem ein besonderes Augenmerk auf der Versorgung mit Vitamin B_{12} liegen. Ein Mangelzustand, welcher mitunter lange keine Beschwerden macht und so unentdeckt bleibt, kann beim ungeborenen Kind ebenfalls zu Fehlbildungen führen und sollte daher nicht unterschätzt werden.

Jetzt verstehen Sie vielleicht, warum so viele Schwangerschaftssupplemente auf dem Markt sind. Die offizielle Empfehlung gibt es bisher zwar nur für die

WICHTIGE VITAMINE IN DER SCHWANGERSCHAFT

- Folsäure
- Vegetarier und Veganer: Vitamin B_{12}
- Alle Vitamine: Mangel verhindern!

Folsäure, aber auch alle anderen Vitamine braucht Ihr Körper in dieser besonderen Phase und dies zumeist in höherer Konzentration. Inwieweit Sie nun auf Ihre Ernährung vertrauen oder lieber doch noch etwas Vitamin zusätzlich zuführen, bleibt natürlich jeder schwangeren Frau selbst überlassen.

So schön der besondere Zustand für viele schwangere Frauen ist, so ist er leider auch immer endlich und mündet mit der Geburt in einen neuen Lebensabschnitt. Sagen wir es so: Die Vitamine haben an diesem Punkt noch lange nicht ausgedient.

STILLZEIT

Es ist so weit, Ihr kleiner Schatz hat das Licht der Welt erblickt? Abermals herzlichen Glückwunsch! Es mag kitschig klingen, aber ich selbst würde sagen, dass die Geburten meiner Kinder zu den glücklichsten Momente meines Lebens zählen. Vielleicht kennen Sie auch das Gefühl, von purer Freude und Glück überströmt zu werden?

Dieses Gefühl ist wohl ein Geschenk, das Mama und Papa nach einer nervenaufreibenden Geburt bekommen. Vielleicht ist es für uns Eltern aber auch unerlässlich. Denn hat man gerade eine Geburt hinter sich gebracht, so geht die Arbeit jetzt erst so richtig los! Windeln wechseln, das kleine Wesen beruhigen und zum Schlafen bringen – und natürlich auch ernähren.

Schließlich kommt nichts mehr direkt von Mama, weder Nährstoffe noch Sauerstoff, die Nabelschnur ist ab. Atmen kann unser Baby gleich zur Geburt eigenständig. Bei der Nährstoffzufuhr sieht es etwas anders aus, da braucht das Kleine noch ein bisschen Hilfe. Zum Glück ist Mama da und hat im Idealfall etwas wunderbar Leckeres in petto: die Muttermilch.

Falls Sie selbst stillen oder gestillt haben, erinnern Sie sich vielleicht, dass dieser Vorgang für den eigenen Körper einen immensen Aufwand bedeutet. Viele Neu-Mamas beschreiben das Gefühl des »Ausgesaugtseins«, es ist in diesem Fall ein durchaus passender Begriff. Aber was genau produziert unser Körper da eigentlich, und warum kostet es uns so viel Energie?

Muttermilch ist in erster Linie einmal selbst ein Energieträger. Neben der großen Menge an Wasser sind sowohl Milchzucker als auch Fettzellen in rauen Menge enthalten, um der kleinen Maus Kraft für das Wachstum zu geben. All dies wird aus dem Kreislauf der Mutter entnommen – klar, dass uns das einiges an Kraft kostet. Daneben ist in der Milch auch Eiweiß zu finden und dies in großer Vielfalt, um eine bestmögliche Versorgung für den Aufbau von neuem Gewebe zu gewährleisten.

Abgesehen von diesen Komponenten enthält Muttermilch auch Bestandteile des Immunsystems, welche das Kleine in den ersten Monaten vor Infekten schützen.

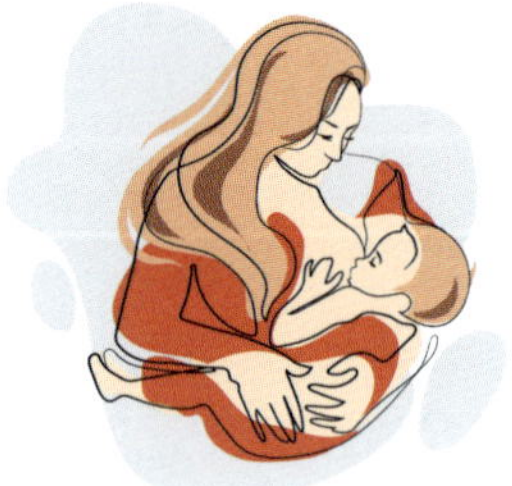

Die Muttermilch beinhaltet alle wichtigen Nährstoffe.

Daneben stellt Mama auch für das Wachstum lebenswichtige Vitamine und Spurenelemente ganz selbstlos bereit. Selbstlos meine ich hier wörtlich, denn einige Vitamine werden aus unserem Blut direkt in die Muttermilch übertragen, fast egal, wie die eigene Reserve gerade aussieht. Ein weiterer Grund, warum Mama durch das Stillen manchmal ganz schön müde wird.

VITAMINE IN DER STILLZEIT

Tatsächlich ist der Vitaminverbrauch des Babys in dieser Zeit sogar noch höher als während der Schwangerschaft, schließlich möchte das Kleine in den ersten Wochen und Monaten gehörig wachsen. Dies spiegelt sich auch in den Empfehlungen der DGE wider: Während des Stillens dürfen und sollen Frauen verglichen mit der Schwangerschaft nochmals mehr Vitamine zu sich nehmen.

Wichtig ist daher immer: Versorgen Sie sich selbst! Ihr Körper wird allerhand an Vitaminen und Spurenelementen in die Milch abtreten. Ernähren Sie sich also selbst vitaminreich, und greifen Sie im Zweifelsfall ruhig zeitweise auch zu einem passenden Supplement, so können Sie nachweislich Einfluss auf Ihre körperlichen Vitaminreserven nehmen und verhindern, in die Mangelfalle zu tappen. Denn sonst kann Stillen für Mama und Kind höchst unangenehm werden.

Vitaminbedarf in der Stillzeit		
Vitamin	**Vorheriger Bedarf**	**Bedarf in der Stillzeit**
A	700 µg	1300 µg
B_1	1,0 mg	1,3 mg
B_2	1,1 mg	1,4 mg
Niacin	12 mg	16 mg
B_5	5 mg	7 mg
B_6	1,4 mg	1,6 mg
B_7	40 µg	45 µg
Folsäure	300 µg Folat-Äquivalent	450 µg Folat-Äquivalent
B_{12}	4 µg	5,5 µg
C	95 mg	125 mg
D	20 µg	20 µg (unverändert)
E	12 Tocopherol mg-Äquivalent	17 Tocopherol mg-Äquivalent
K	60 µg	60 µg (unverändert)

Meist zeigt uns unser Körper selbst, ob alles in Ordnung ist. Fühlen Sie sich fit und gesund, so sind Sie höchstwahrscheinlich bereits gut mit allem Nötigen versorgt. Sind Sie aber vermehrt abgeschlagen und müde? Kommen Mangelanzeichen wie weiche Nägel, Hautveränderungen oder Haarausfall dazu? Dann ist es höchste Zeit, sich selbst besser zu versorgen. Sie können beim Arzt Ihres Vertrauens um eine Vitaminanalyse im Blut bitten oder alternativ ein an die besondere Situation angepasstes Supplement verwenden, welches Mama mit allem jetzt noch mehr Nötigem versorgt.

Zusammengefasst

- Kinderwunsch: Durch gute Vitaminzufuhr erhöht sich die Wahrscheinlichkeit für den Eintritt einer Schwangerschaft.
- Schwangerschaft: Der Bedarf an den meisten Vitaminen steigt, neben der empfohlenen Einnahme von Folsäure sollte auch ein Mangel anderer Vitamine tunlichst vermieden werden.
- Stillzeit: Der Vitaminbedarf steigt nun abermals, eine ausreichende Zufuhr ist Voraussetzung für ein schönes Stillerlebnis für Mama und Kind.

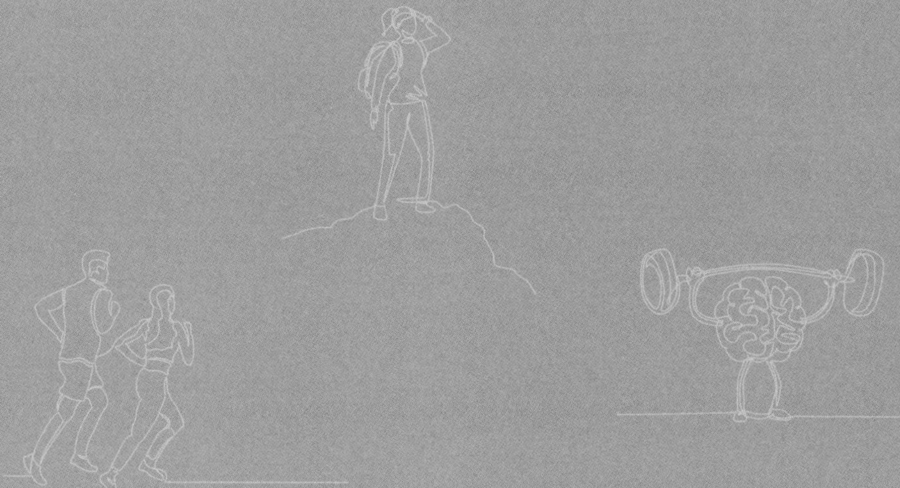

LEISTUNGSSTARK IN ALLEN LEBENS-LAGEN

Wer will nicht leistungsfähig sein. Fit sein, nur so vor Energie strotzen. Stress soll uns nichts anhaben, im Sport greifen wir nach den Sternen. Dies alles am besten bis ins hohe Lebensalter. Was können Sie tun, um Ihren Körper zu stählen, generell und in besonders anspruchsvollen Zeiten? Können Sie heute schon Ihre Gehirnfunktion von morgen beeinflussen? Ist etwas dran an den vielen Versprechen der Supplement-Hersteller?

Werfen Sie mit mir einen Blick auf die vielen Möglichkeiten aus der Vitaminkunde, sich besonders leistungsfähig zu machen.

VOLLE POWER IN JUNGEN JAHREN

Hand aufs Herz: Wer von Ihnen hat sich schon einmal tiefergehend mit einem gesunden Lebensstil und Selbstoptimierung auseinandergesetzt? Aktuell gibt es tatsächlich einen Trend, wonach junge Menschen sich immer mehr mit ihrer Gesundheit und möglichen Auswirkungen ihres Verhaltens auf diese beschäftigen. Da geht es los beim Ernährungsverhalten, regelmäßiger Bewegung, genug schlafen, bis hin zu Stressmanagement. Super Sache! In einer solchen Bewegung dürfen natürlich sie auch nicht fehlen: die Nahrungsergänzungsmittel. Mit großen Versprechen locken mitunter die Unternehmen, geben Aussicht auf ein noch gesünderes und leistungsfähigeres Leben.

An manchem ist sicherlich etwas dran, Sie sollten aber auch wissen, dass in diesem Bereich eine Menge Geld verdient wird. Ich empfehle daher, sich lieber etwas genauer mit so manchen Zusatzstoffen auseinanderzusetzen, anstatt blind anderen Personen aus den sozialen Medien zu vertrauen. Auch sie verdienen schließlich in den meisten Fällen an der Werbung mit.

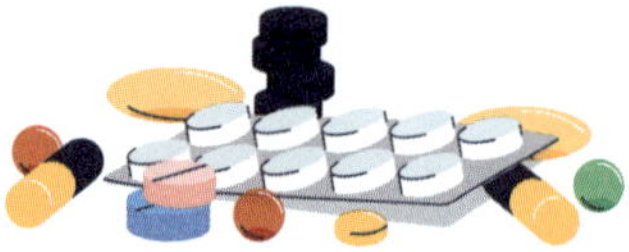

Nahrungsergänzungsmittel halten nicht immer, was sie versprechen.

Fakt ist: Die Ernährung nimmt einen großen Einfluss auf unsere Gesundheit und die dort enthaltenen Vitamine natürlich gleich mit. Achten Sie darauf, was Sie täglich zu sich nehmen, so verhindern Sie schon einmal, in eine Mangelfalle zu tappen. Dies ist die Voraussetzung für Leistungsfähigkeit in jungen Jahren.

Voraussetzung für Leistungsfähigkeit in jungen Jahren ist eine gute Versorgung mit allen Vitaminen!

VITAMINE UND LEISTUNGSFÄHIGKEIT

Sehen wir uns darüber hinaus die Studienlage an, so ist diese bisher leider noch sehr überschaubar. So gibt es ein paar Arbeiten, welche sich mit dem Nutzen von Multivitaminpräparaten auseinandersetzen. Bei längerfristiger Einnahme lässt sich hier sowohl eine verbesserte Stimmungslage als auch eine gestärkte Aufmerksamkeit generell feststellen. Hier scheinen vor allem die B-Vitamine eine wichtige Rolle zu spielen. Die Ergebnisse sind zwar leider bisher nicht ausreichend, um eine gesicherte Aussage insbesondere über nötige Dosierungen zu treffen, aber ein Effekt scheint da zu sein.

Daneben gibt es auch eine interessante Arbeit zu Vitamin C. Bei geringen Konzentrationen im Blut zeigte sich auch die mentale Vitalität verringert. Wurde täglich Vitamin C zugeführt, so führte dies zu einer verbesserten Motivation und einem besseren Fokus, während auch die Denkleistung nachweislich stieg.

Nach aktuellem Stand empfehle ich jüngeren Menschen daher, primär auf eine gesunde Ernährung zu setzen. Multivitamine und besonders Vitamin C haben möglicherweise einen guten Effekt – wer sich also extra etwas Gutes

!

WICHTIGE VITAMINE FÜR DIE LEISTUNGSFÄHIGKEIT

- Vitamin C
- Multivitaminpräparate

tun will und im Rahmen der empfohlenen Dosierungen bleibt, kann getrost auch hier noch etwas extra zuführen.

Auch Stress ist nicht selten ein Thema der Selbstoptimierungsbewegung. Negativ empfundenen Stress am besten vermeiden, lautet die Devise. Wenn dies aber gerade nicht möglich ist, kann ich dann auch mit Vitaminen etwas machen?

STARK IN STRESSIGEN ZEITEN

Wann hatten Sie zuletzt so richtig Stress?

Den meisten wird sicher recht schnell ein passender Moment einfallen. Da war diese große Familienfeier, die es zu organisieren galt. Die Kinder wollten mal wieder überhaupt nicht so wie man selbst, und dabei war man doch schon längst viel zu knapp dran. Oder die Arbeit, von Stress in der Arbeit können die meisten wahrscheinlich ein gehöriges Liedchen singen.

Bestimmt werden Sie solche Stressmomente eher mit einem negativen Gefühl verbinden. Dabei ist Stress per se nichts Schlechtes! Ganz im Gegenteil: Ohne die körperliche Stressreaktion gäbe es unsere Spezies wahrscheinlich gar nicht mehr.

Ob nun damals ein Mammut vor uns stand oder heute eine Deadline – unsere Reaktion auf Stress hat sich im Grunde nicht verändert. Was passiert? Der Körper mobilisiert alle Energien, um zu kämpfen, zu fliehen oder im ungünstigsten Fall zu erstarren *(fight, flight or freeze)*. Egal, wie entspannt Sie vorher waren, plötzlich können Sie bestenfalls eine extreme Geschwindigkeit erreichen oder Bärenkräfte mobilisieren. Stress bewirkt letztendlich, dass wir zu Dingen im Stande sind, die wir normalerweise nicht mal ebenso abspulen könnten. Dies kann in der Ausnahmesituation sogar Leben (oder den Job) retten.

Wir sprechen hier natürlich von akutem, kurzfristigem Stress. Hat der Steinzeitmensch das Mammut erfolgreich abgehängt und konnte sich in der Höhle verkriechen, so hat er wahrscheinlich erst einmal entspannt und sich ausgeruht.

Stress ist so lange gesund, wie es genug Erholungspausen von ihm gibt.

In solchen Phasen von kurzzeitigem Stress lohnt es sich natürlich, auf eine gesunde Zufuhr von Vitaminen zu achten. Da unser Körper in stressigen Phasen vermehrt Vitamine verbraucht, funktioniert er umso besser, wenn auch genug davon im Blut vorhanden ist. Wer auf eine ausgewogene Ernährung geachtet oder das ein oder andere Multivitaminpräparat eingenommen hat, ist hier also definitiv im Vorteil. Daneben am wichtigsten: Gönnen Sie Ihrem Körper nach stressigen Zeiten die notwendigen Erholungsphasen, um wieder zu Kräften zu kommen! Denn sonst riskieren Sie, dass aus dem Ausnahmezustand ein Dauerzustand wird.

VOM CHRONISCHEN STRESS

Leider scheint es in unserer heutigen Gesellschaft manchmal so, als würden diese Erholungspausen immer seltener und kürzer. In der Arbeit oder Schule schuften wir. Wer selbst eine Familie hat, holt nach der Arbeit schnell die Kiddies ab. Essen machen, Haushalt, abends vielleicht noch eine Fortbildung? Wie oft wünschen wir uns, der Tag hätte doppelt so viele Stunden.

Ich nehme es vorweg: Vitamine alleine werden leider nicht in der Lage sein, Sie in einen Zustand paradiesischer Entspannung zu versetzen. Ist einmal eine Situation von langfristigem Stress entstanden, so hilft eigentlich nur eines dagegen: dem Stress den Kampf anzusagen. Irgendwo reduzieren, Pausen einplanen.

Manchmal ist dies aber deutlich leichter gesagt als getan, wie ich aus eigener Erfahrung weiß. Da helfen die gut gemeinten Ratschläge von lieben

Freunden à la »mach doch mal ein bisschen Yoga« manchmal herzlich wenig. Wann denn? In so einem Fall muss eine kurzfristige Strategie her. Und ja, hier können unsere Vitamine helfen. Es gibt viele kleine Schräubchen, und sie sind eines davon. Sehen Sie sich gemeinsam mit mir aber erst einmal kurz an, was an längerfristigem Stress eigentlich so schädlich ist.

Von der gesunden zur kranken Stressreaktion

Grundlegend kann man zwischen zwei Stressarten unterscheiden: dem Eustress und dem Disstress. Ersteren nehmen wir als selbstbestimmt, positiv und bewältigbar wahr, dadurch fällt es Menschen deutlich leichter, damit umzugehen. Der Disstress wiederum wird als Belastung empfunden. Wir sprechen hier von einem Stress, den wir eigentlich gar nicht wollen. Tritt ein solcher nun immer wieder auf, fehlen die so wichtigen Erholungsphasen, um den Körper zu regenerieren, so entsteht daraus mit der Zeit chronischer Stress.

Was passiert jetzt im Körper? Wird unsere Stressreaktion andauernd getriggert, so beginnt dessen gesunde Regulation aus dem Ruder zu laufen. Anstatt im Intervall sind Stresshormone wie Adrenalin und Cortisol jetzt dauerpräsent. Dadurch wird der Körper auch permanent vermehrt Zucker und Energie bereitstellen, was langfristig alle möglichen metabolischen Krankheiten wie Diabetes und Fettleibigkeit begünstigt. Unser Immunsystem wird nachweislich heruntergefahren, schließlich können wir körperliche Keimbekämpfungsmaßnahmen wie Durchfall oder Niesattacken in einer stressigen Situation eher weniger gebrauchen. Dies geht sogar so weit, dass bei chronischem Stress nachweislich Infektionen und sogar Krebs häufiger und mit größerer Intensität auftreten. Und auch unser Gehirn reagiert. So zeigt sich, dass Lernvorgänge, Erinnerungsbildung und auch die Entstehung von Angst stark auf Stressreize reagieren. Chronischer Stress begünstigt daher die Entstehung von Depressionen und Angststörungen und führt langfristig sogar nachweislich zu Veränderungen in der Gehirnstruktur.

Keine Sorge, natürlich entstehen diese Dinge nicht von heute auf morgen. Wer immer mal an Stress leidet, für sich aber eine gute Bewältigungsstrategie findet, muss sich wenig Sorgen machen. So zeigt sich, dass ein gesundes soziales Umfeld, sei es Familie oder ein enger Freundeskreis, den Umgang mit Stress erheblich verbessern kann. Auch regelmäßige Entspannungsübungen oder körperliche Bewegung und Sport können helfen – und sei es nur, dass man die Treppe statt dem Aufzug nimmt. Daneben hat auch die eigene Einstellung einen großen Einfluss: Sehe ich mein Tun als sinnvoll und schaffbar an, so werde ich insgesamt mit der Situation besser umgehen können.

VITAMINE BEI STRESS

Daneben ist natürlich auch die Ernährung nicht zu verachten, denn sie liefert schließlich die Ressourcen nach, die aktuell vermehrt verbraucht werden. Dass hier auch die Vitamine nicht fehlen dürfen, erklärt sich von selbst – schließlich verbraucht unser Körper in stressigen Zeiten ein Vielfaches der kleinen Helferlein. Die erhöhte Bereitstellung von Energie, die stärkere Hirnleistung und auch die Aktivierung von Muskelgewebe brauchen eben viel Substanz. Insbesondere den B-Vitaminen und Vitamin C sollte Beachtung geschenkt werden, um nicht schnell in einen Mangelzustand zu rutschen. Aber auch die anderen Vertreter sollten nicht vergessen werden, schließlich werden in Zeiten von chronischem Stress meist alle Vitamine vermehrt gebraucht. Es lohnt sich also definitiv, auf eine ausgewogene und gesunde Ernährung zu setzen, damit alle Speicher gefüllt sind. Fehlt hierfür mal die Zeit, so kann auch ein ausgewähltes Multivitaminpräparat Abhilfe schaffen. So bleibt der Körper länger leistungsfähig, und die körperliche Stressreaktion wird gestärkt.

VITAMINE FÜR STRESSIGE ZEITEN

- Vitamin C
- Vitamin-B-Komplex
- Multivitaminpräparate

So, jetzt haben wir uns gemeinsam angesehen, wie Sie sich und Ihrem Körper in stressigen Zeiten beistehen können. Sie haben an allen Schräubchen gedreht und fühlen sich trotzdem einfach nicht besser? Taucht das Gefühl von Leere, Hilflosigkeit oder Frustration durch den vielen Stress immer häufiger auf, so ist es an der Zeit, sich aktiv Hilfe zu holen. Denn wer den Absprung nicht schafft, kann irgendwann in die vollständige Erschöpfungsfalle tappen, und dann wird es eine ganze Weile dauern, bis man sich wieder besser fühlt. Bei Sorgen sprechen Sie immer ihren Arzt des Vertrauens an, er wird Ihnen mit Rat und Tat zur Seite stehen und Wege aufzeigen, damit es Ihnen bald wieder besser geht.

Gehen wir jetzt aber weiter zu einem anderen Bereich, der im Großen und Ganzen sehr gesund ist, unserem Körper in übertriebenem Maße aber auch gehörig zusetzen kann: dem Sport.

SPORTLICHE GLANZLEISTUNG

Kommen wir nun zu etwas Schönem. Was gefällt Ihnen besser: Schwimmen, Yoga, Handball, Rugby, Joggen oder doch Seilhüpfen? Je nach Sportart können wir uns einfach bewegen, so richtig auspowern oder auch die Akkus wieder aufladen. Sie haben die Wahl!

Glücklicherweise haben alle verschiedenen Sportarten etwas gemeinsam: Sie sind gut für unseren Körper, für Muskeln, Knochen und Gelenke. Der Stoffwechsel wird angeregt, Kalorien verbrannt, in regelmäßiger Ausführung vor so mancher Krankheit geschützt. Selbst mental hat die Ertüchtigung große Vorteile, denn durch Bewegung lässt sich effektiv Stress abbauen und so mancher psychischen Störung vorbeugen. All diese Vorteile mit dem einen Aber: solange man es nicht übertreibt.

Übertriebener Sport kann, gerade wenn viel Ehrgeiz im Spiel ist, für unseren Körper leider auch ins Negative umschlagen. Eine deutlich erhöhte Verletzungsgefahr, gepaart mit einem sehr großen Zeitaufwand, der oft wenig anderes zulässt. Statt Stressabbau und Schutz vor Krankheiten führt die Überbewegung zu noch mehr davon. Kommen dann, wie leider in der Praxis viel zu häufig, noch Mittel wie Anabolika ins Spiel, so kann es wirklich gefährlich werden.

Sport ist also nicht immer gesund. Kein Sport aber definitiv auch nicht. Auf das Maß kommt es an, wie so oft im Leben. Die meisten unter Ihnen, mich eingeschlossen, werden mit einem moderaten Maß an Bewegung, wie zum Beispiel zweimal wöchentlich einer Sporteinheit, vollkommen zufrieden sein. Eine ausgewogene Ernährung wird in diesem Fall für eine optimale Nährstoffversorgung völlig ausreichend sein. Was ist aber, wenn es für Sie darüber hinaus geht? Wenn Sie nicht nur etwas entspannen möchten, sondern im Sport nach den Sternen greifen? Da habe ich was für Sie!

VITAMINE IM SPORT

Zunächst sollten Sie wissen: Möchten Sie im Sport viel erreichen, verlangen Sie in diesem Bereich Ihrem Körper so einiges ab, so erhöhen sich natürlich auch dessen Stoffwechsel und Muskelaktivität – und damit der Bedarf an Vitaminen, welche für diese Prozesse notwendig sind. Gerade durch den erhöhten Verbrauch oder gegebenenfalls durch eine spezielle Ernährung ist es sehr wichtig, den Bedarf an Vitaminen zu decken. So kann die Einnahme eines speziell abgestimmten Multivitaminpräparats angezeigt sein, um einer Unterversorgung vorzubeugen. Zudem kann eine Analyse des Vitamin-D-Spiegels sinnvoll sein. Als Supplement wiederum kann das Sonnenvitamin ebenso hilfreich werden: Durch regelmäßige Zufuhr zeigt sich bei Sportlern eine verbesserte Muskelkraft.

Ganz besonders sollten Sie sich darüber hinaus eine spezielle Gruppe der kleinen Substanzen ansehen: die Antioxidantien. Erinnern wir uns gemeinsam: Antioxidantien fangen freie Radikale ab, die sich im Körper bilden. Machen Sie sehr viel Sport, so bilden sich deutlich mehr von diesen Radikalen. Also nehmen wir einfach antioxidative Vitamine wie C und E in hoher Dosis ein, und das Ding ist gebongt? Leider nur zum Teil. Zwar zeigen beide Vitamine vielversprechende

!

VITAMINE IM (LEISTUNGS-)SPORT

- Vitamin C
- Vitamin D
- Vitamin E
- Multivitaminpräparate

Ergebnisse, diese lassen sich aber nicht immer reproduzieren, wodurch sich insgesamt ein gemischtes Bild ergibt. Selten wird sogar auch von negativen Effekten durch diese Supplemente berichtet. Zusammenfassend kann man sagen, dass eine Ernährung reich an Antioxidantien wohl der beste Weg ist, um seinen Körper in sportlicher Hinsicht bestens zu unterstützen. Insbesondere bei Vitamin E ist diese sowieso empfohlen, um die ganze Bandbreite an Wirkungen seiner Unterformen mitzunehmen. Eine Supplementation wird einer Arbeit zufolge nur im Falle von Mangelzuständen empfohlen und sollte insbesondere im Leistungssport mit dem betreuenden Arzt abgestimmt werden.

So können die Vitamine auch hier ihren Beitrag zu einem gesunden Körper leisten. Die Arbeit nehmen sie uns aber leider nicht ab, aufs Rad müssen wir uns trotzdem noch selbst setzen. Sie sitzen schon? Na dann viel Spaß!

MENTAL FIT BIS INS HOHE ALTER

Ich bin mir sicher, dass einige unter Ihnen bereits ein stolzes Alter erreicht haben oder vor haben, dort hinzukommen. Da stellt sich schnell die Frage: Wie gelingt es auch im höheren Alter, leistungsstark zu sein und zu bleiben? Wie können Sie Konzentrationsfähigkeit und Gedächtnis stärken und trotz der normalen körperlichen Veränderungen im Alter möglichst lange gesund bleiben? Und für die jüngeren Leser unter Ihnen: Gibt es etwas, das ich jetzt schon tun kann, um meine mentale Fitness von morgen zu beeinflussen?

VITAMINE FÜR GEDÄCHTNIS UND KONZENTRATION

Was unsere Hirnleistung betrifft, legen neuere Studien nahe, dass sie nach einem Höchstpunkt zwischen 20 und 30 Jahren bis circa 60 relativ stabil bleibt. Danach nimmt sie im Schnitt langsam, aber stetig ab. Sein Gehirn aktiv zu halten und zu trainieren, wird nun immer wichtiger, sei es direkt durch Gedächtnistraining oder durch die aktive Teilnahme am sozialen Leben. Langfristig ist es aber definitiv sinnvoll, nicht erst bis zum 60. Lebensjahr damit zu warten. Wer in seinem Alltag aktiv ist, tut bereits früher etwas Gutes für die Gedächtnisleistung im Alter.

Neben Gehirnjogging, welches nachweislich unsere Synapsen jung hält, ist natürlich auch hier die Ernährung unentbehrlich. Da gab es doch ein paar Substanzen, die besonders wichtig für unser Gehirn und die Nerven waren. Erinnern Sie sich? Genau: die B-Vitamine!

Um Informationen zu verarbeiten und wenn gewünscht kurzzeitig oder langzeitig abzuspeichern, braucht es viele gesunde und leistungsfähige Hirnzellen. Diese wiederum brauchen einen gesunden Zellstoffwechsel, und dieser braucht eine ganze Bandbreite an Vitaminen.

So führt ein Mangel einiger Vertreter unter den B-Geschwistern nachweislich zu Gedächtnisabbau. Eine Unterversorgung gilt es also definitiv zu verhindern. Daneben kann auch die direkte Einnahme von Supplementen hilfreich sein. Eine regelmäßige Zufuhr von Folsäure und Vitamin B_{12} zeigt in Studien bei älteren Menschen zum Beispiel eine Steigerung der Gehirnleistung. In Kombination mit Vitamin B_6 konnte zudem ein geringerer Abbau von Gehirngewebe im Alter nachgewiesen werden, möglicherweise durch die Senkung des berühmten

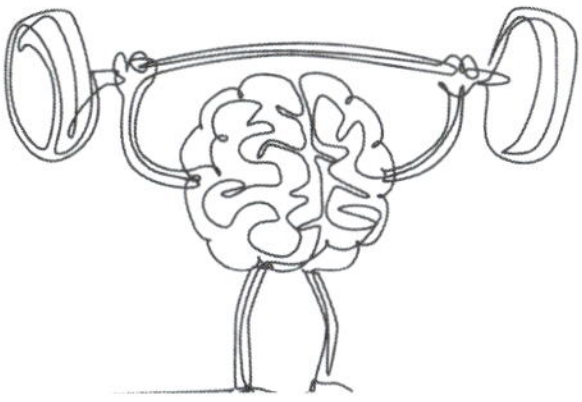

Wie den Körper müssen wir auch unser Gehirn »trainieren«, um möglichst lange leistungsfähig zu bleiben.

VITAMINE UND MENTALE FITNESS IM ALTER

- Vitamin B_6
- Folsäure
- Vitamin B_{12}
- Vitamin C
- Vitamin D

Homocysteins. Wir erinnern uns: Steigt der Spiegel an, so treten nachweislich häufiger Demenzen auf. Es lohnt sich also, auf die Nervenvitamine zu achten!

Daneben sind auch die Vitamine C und D nicht zu verachten, beide wirken sich in Studien ebenfalls positiv auf die Gedächtnisleistung im Alter aus.

Ü 60 - WORAUF ES JETZT ANKOMMT!

Wenn Sie schon etwas länger auf dieser Erde verweilen und sich nun fragen, was Sie sich Gutes tun können, sind Sie hier genau richtig! Zunächst einmal ist es stets hilfreich, die Empfehlungen für Gedächtnis und Konzentration aus dem vorherigen Kapitel zu beachten, egal ob man mit 20 oder 75 damit anfängt.

Darüber hinaus beobachten Ärzte bei älteren Menschen insgesamt deutlich häufiger Mangelzustände an Vitaminen. Wieso ist das so? Zwar sinkt ab 60 langsam die Gehirnleistung und auch der Stoffwechsel läuft jetzt mitunter langsamer. Trotzdem bleibt der Vitaminbedarf aber bestehen, schließlich will auch ein älterer Körper gesund funktionieren. Was nicht zum gleichbleibenden Bedarf passt, ist leider oft die Ernährung. Diese kann im Alter nämlich deutlich abnehmen, sei es an Menge oder Qualität.

Ältere Menschen haben der Erfahrung nach oft weniger Appetit oder sie versorgen sich teilweise auch nicht mehr so ausgewogen. Nachlassende Geruchs- und Geschmacksempfindung, gepaart mit möglichen Schluck- und

VITAMINE IM HÖHEREN LEBENSALTER

- Vitamin D
- Vitamin-B-Komplex
- Multivitaminpräparate

Zahnbeschwerden im fortgeschrittenen Lebensabschnitt tun dann ihr Übriges. Kommt überdies noch eine Palette an täglichen Medikamenten dazu, so können unsere wichtigen Helfer umso mehr in Mitleidenschaft gezogen werden, wie wir uns gleich noch genauer ansehen werden.

Es empfiehlt sich daher immer, bei auftretenden Beschwerden im höheren Lebensalter auch an einen Vitaminmangel zu denken. Besonders anfällig für einen Mangel sind bei älteren Menschen dabei Vitamin D und die B-Vitamine, diese muss der Arzt jetzt besonders im Blick behalten. Da die Nahrungsaufnahme sehr variiert, sollten aber auch die anderen Vitamine nicht außer Acht gelassen werden, insbesondere, wenn viele Medikamente eingenommen werden müssen. Wird ein Mangel ausgeglichen oder gleich verhindert, so können Mediziner im Idealfall durch eine kleine Veränderung einen großen Effekt auf den Körper älterer Menschen ausüben.

Bei Unsicherheit oder unklaren Beschwerden sprechen Sie also immer ihren Arzt des Vertrauens an! Denn objektives Alter ist schließlich nicht gleich subjektives und wer für sich sorgt, kann sich mit guter Wahrscheinlichkeit ein gesundes und aktives Leben auch weit jenseits der Rente sichern.

Vitamine und Medikamente

Wie sieht es nun mit der Palette an Medikamenten aus, die gerade ältere Menschen häufig täglich zu sich nehmen? Wir haben uns bereits im zweiten Kapitel angesehen, wie sich die Einnahme von so mancher Substanz negativ auf die Vitaminversorgung auswirken kann. Die Stoffe interagieren schließlich immer mit unserem Körper (das ist ja auch ihr Sinn und Zweck), leider

AUSWAHL AN MEDIKAMENTEN, DIE DEN VITAMINHAUSHALT BEEINFLUSSEN

- Schmerzmittel
- Medikamente zum Magenschutz
- Cortisolhaltige Mittel
- Hormonelle Verhütungsmittel
- Antibiotika
- Psychopharmaka
- Medikamente gegen Epilepsie
- Parkinsonmedikamente
- Fett-/Cholesterinsenker
- Herzmedikamente
- Diabetesmedikamente

aber nicht immer nur in positiver Weise. Neben den erwünschten und erwarteten Wirkungen führen manche Medikamente leider auch oft dazu, dass unser Vitaminhaushalt durcheinandergerät. Verschiedene Schmerzmittel, der gängige Magenschutz, cortisolhaltige Therapeutika, die Antibabypille, manche Antibiotika, Psychopharmaka, Medikamente gegen Epilepsie oder Parkinson, Fettsenker oder auch manche Herz- und Diabetesmittel können je nachdem einzelne oder auch gleich mehrere Vitamine im Blut absenken und somit einen Mangel zusätzlich begünstigen.

Dies soll lediglich als Überblick gelten, wobei nicht jede Substanz aus der jeweiligen Klasse ein Übeltäter sein muss. Wenn Sie unsicher sind, fragen Sie am besten Ihren Arzt, er kann Sie individuell über das verschriebene Mittel beraten. Gerade wenn Sie mehrere der Arzneien längerfristig einnehmen, lohnt es sich, die Helferlein im Blick zu behalten, um keinen Mangel zu riskieren. Wir alle wollen schließlich am Ende das Gleiche: fit und leistungsstark sein, und das am besten unser ganzes Leben lang!

Zusammengefasst

- In jungen Jahren: Hier lohnt sich besonders ein gesunder Lebensstil, daneben können Vitamin C und Multivitaminpräparate von Interesse sein.
- Chronischer Stress: Am Wichtigsten ist die Stressreduktion, daneben können B-Vitamine, Vitamin C oder Multivitaminpräparate zeitweise unterstützen.
- Sport: Von Interesse sind Antioxidantien wie Vitamin C und E, Vitamin D oder Multivitaminpräparate.
- Mental fit bleiben: Je nach Alter ist eine große Bandbreite an Vitaminen interessant.
- Medikamente: Viele Arzneien interagieren mit Vitaminen und können Mangelzustände begünstigen.

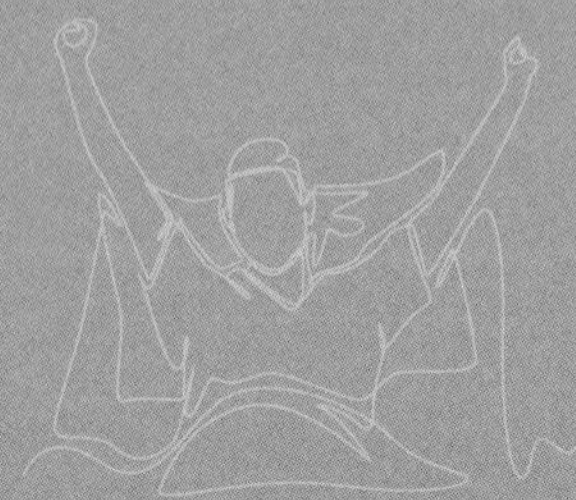

IMMUNSYSTEM: VON ÜBER- UND UNTER-FUNKTIONEN

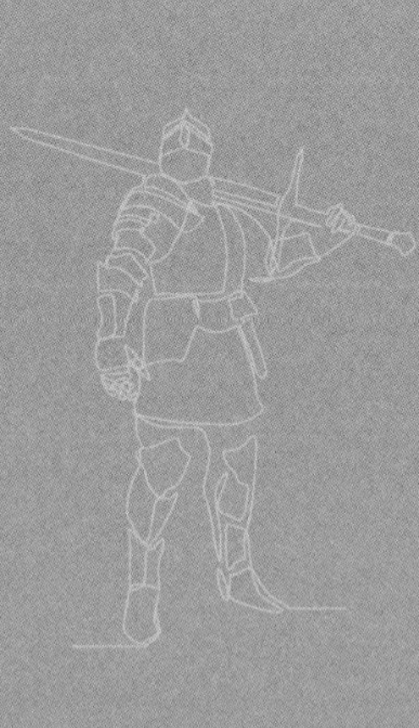

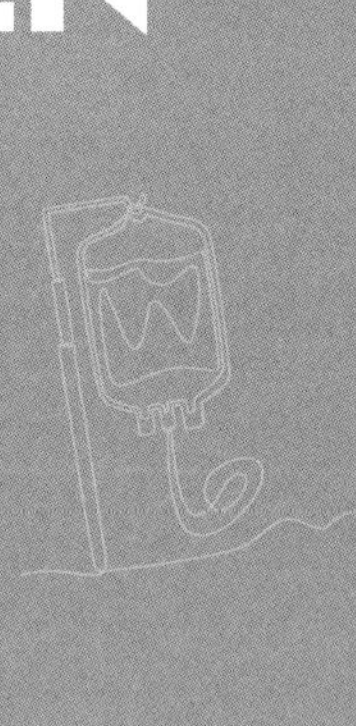

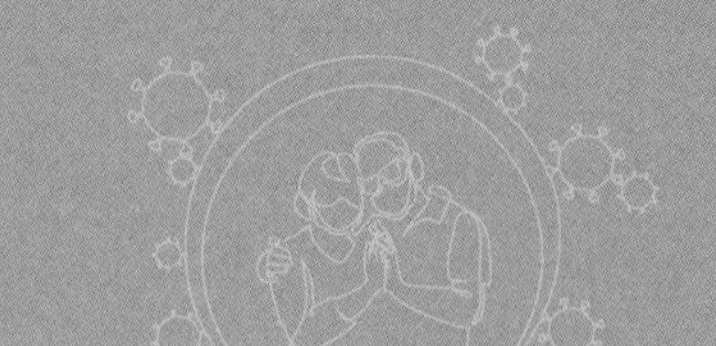

Im zweiten Kapitel haben Sie bereits an verschiedenen Stellen einen Blick auf unser körperliches Abwehrsystem werfen können. Jetzt wollen wir einen Schritt weitergehen und uns fragen: Welche Krankheiten stehen mit diesem großen System in Verbindung, abgesehen vielleicht von der banalen Erkältung? Was passiert, wenn das Immunsystem zu schwach ist – und was, wenn es plötzlich total überreagiert? Fangen wir zunächst einmal beim Einfachen an: der Abwehr unliebsamer Gäste.

IST DER KEIM ZU STARK, SIND WIR ZU SCHWACH

Infektionen kennen wir alle. Sei es die winterliche Erkältung oder die Frühsommergrippe, so gut wie jeder hat schon einmal ein solches Geschehen durchgemacht. Unangenehm sind sie, ja wahrlich lästig! Niemand liegt schließlich gerne fiebergeplagt und schniefend im Bett, und auch Fußpilz oder rote Pusteln auf der Haut genießen die meisten eher weniger. Zum Glück ist eine solche Infektion in der Mehrzahl der Fälle aber auch schnell wieder vergessen.

Was spielt sich nun auf zellulärer Ebene ab, wenn ein unliebsamer Gast sich breitmacht? Ist ein egoistischer Keim oder Parasit in unseren Körper vorgedrungen, so hat er vor allem ein Ziel: sich maximal zu vermehren. Je nach Erreger bevorzugt er dazu meist ein spezielles Milieu, zum Beispiel den Magen, das Lungengewebe oder auch die Haut.

Registriert unser Immunsystem den ungewollten Fremdling, so wird es im besten Fall schnell und effektiv in der Lage sein, den »Feind« zu eliminieren. Dabei hat die körpereigene Abwehr verschiedenste Möglichkeiten, um dem unliebsamen Gast zu begegnen. Begonnen bei der Hautbarriere, physischen Abwehrreaktionen wie Niesen, gezielten zellulären Attacken bis hin zum »Aufessen« des Bösewichts. Ja, solche Dinge passieren tatsächlich. Und das sogar ziemlich oft.

Vielleicht fahren Sie ja gerade mit der Bahn oder liegen im Schwimmbad? Ganze Bataillone an bösen Keimen gibt es da, glauben Sie mir! Trotzdem geht es Ihnen eigentlich ganz gut? Ihr Immunsystem ist sicherlich gerade an allen Fronten damit beschäftigt, böse Eindringlinge abzuwehren. Das ist ganz normal und quasi ihr tägliches Geschäft. Tatsächlich passiert hier die allermeiste Arbeit im Stillen. Bevor Sie überhaupt etwas mitbekommen, hat unsere Abwehr bereits Tausende von Keimen erfolgreich eliminiert.

Blöd wird es, wenn es mal nicht gelingt, den Fremdling gleich am Schopfe zu packen. Ist dieser im richtigen Milieu angekommen und beginnt bereits mit der Vermehrung, so wird auch auf unserer Seite eine größere »Armee« notwendig. Jetzt kommen so schöne Dinge wie Husten, Schnupfen oder auch Übelkeit, Durchfall und Fieber zum Vorschein, alles Wege, um die Erreger aus dem Körper loszuwerden. Daneben arbeitet es innerlich auf zellulärer Ebene auf Hochtouren, was einiges an Kraft kostet. Nicht zufällig fühlen wir uns bei Krankheit schlapp und wollen uns ausruhen – unser Körper hat schließlich bereits genug zu tun!

Sich in so einem Fall Ruhe zu gönnen, ist dabei unerlässlich, denn nur so kann unser Immunsystem effektiv arbeiten. Tun wir dies nicht, so kann ein böser Gast mitunter sehr lange im Körper verweilen und uns so langfristig schädigen und schwächen. Nicht empfehlenswert! Wenn irgendwie möglich, gönnen Sie sich im Falle von Krankheit die nötige Ruhe. Denn ist der Keim einmal bekämpft, können sie mit voller Kraft wieder ins Leben starten!

VITAMINE BEI INFEKTIONSKRANKHEITEN

Wie sieht es hier nun mit Vitaminen aus? Auch sie können einen gehörigen Anteil leisten! Forscher fanden heraus, dass letztendlich alle (!) Vitamine einen Einfluss auf unser Immunsystem haben. Jegliche Unterversorgung schadet damit unserer Abwehr. Wer sich also vor einem schwachen Immunsystem schützen will, achtet besser auf eine ausgewogene Ernährung oder greift immer mal zu einem ausgewählten Multivitaminpräparat.

Für eine gesunde Abwehr braucht es alle Vitamine!

Daneben gibt es auch einige Arbeiten über einzelne Vertreter der Helfer-Zunft. So stärkt Vitamin A über mehrere Wege nachweislich unser Immunsystem und kann als Supplement einen Rückgang an verschiedenen Infektionen wie Lungenentzündungen im Kindesalter bewirken. Insbesondere verbessert es auch die Barrierefunktion von Haut und Schleimhäuten, wodurch das Vordringen böser Keime in den Körper erschwert wird. Eine niedrige Blutkonzentration an Vitamin B_6 scheint ebenso das Infektrisiko zu erhöhen.

Vitamin E wiederum zeigt in vielen Studien Einfluss auf das Immunsystem. So kann laut einer Arbeit bei älteren Menschen durch die regelmäßige Einnahme dieses Vitamins ganz direkt das Risiko für Infektionen der oberen Atemwege reduziert werden. Auch bei Rauchern minimieren Supplemente im Schnitt das Auftreten von Atemwegserkrankungen. Insgesamt ist die Forschungslage hier allerdings nicht ganz eindeutig, wir hoffen auf weitere Studien in Zukunft.

Auch unser Sonnenvitamin kann die Häufigkeit und Intensität von Infekten positiv beeinflussen, ein gesunder Blutspiegel ist mit selteneren Infektionen verbunden. Und unser Vitamin C, mein Zitronen-Vitamin? Es reduziert ebenso nachweislich die Häufigkeit von Atemwegsinfektionen insbesondere bei körperlich belasteten Menschen und Personen, die sich viel an kühlen Orten aufhalten. Zudem verkürzt es im Schnitt die Erkältungsdauer und die Erkältungsbeschwerden, insbesondere bei schwereren Verläufen.

Daher rührt auch die Empfehlung, zu Beginn einer Infektion Vitamin C einzunehmen. Auch die oft beworbene Kombination mit Zink macht laut Studienlage Sinn: So kann diese die Dauer und Intensität von Infektionen wie zum Beispiel Erkältung, Lungenentzündung und Durchfallerkrankungen reduzieren.

Es gibt also einen wissenschaftlichen Hintergrund für meine Zitronen-Affinität. Wie gesagt hat mich die Frucht, was Infekte betrifft, durch das halbe Studium getragen, und auch heute noch trinke ich gerne den frisch gepressten Saft, um mein Immunsystem zu stärken.

WICHTIGE VITAMINE BEI INFEKTIONSKRANKHEITEN

- Vitamin A
- Vitamin B_6
- Vitamin C
- Vitamin D
- Vitamin E
- Multivitaminpräparate

So viel nun zu den bösen Eindringlingen und der körpereigenen Abwehr. Was passiert eigentlich, wenn unser Immunsystem übers Ziel hinausschießt?

WENN UNSER IMMUNSYSTEM ÜBERREAGIERT

Haben Sie schon einmal überreagiert? Prasseln in einem fort unangenehme Informationen auf uns ein oder sind wir sehr gestresst, so kann es durchaus vorkommen, dass wir eine Mücke plötzlich zum Elefanten machen. Pech für den, der gerade vor uns steht, denn er könnte bereits durch ein falsches Wort einen Anschnauzer kassieren. Dabei sind wir doch prinzipiell alles friedfertige Menschen, aber es gibt eben solche Tage.

Bei unserem Immunsystem ist es ähnlich. Normalerweise arbeitet es hoch spezialisiert und ist unser verlässlicher Partner in der Infektbekämpfung. Gerät unsere Abwehr aber in Stress, so kann sie ebenso überreagieren. Oftmals reicht es dann, einfach zur falschen Zeit am falschen Ort zu sein. Der Anschnauzer oder in diesem Fall die unkontrollierte Immunreaktion wird nicht lange auf sich warten lassen. Solche Reaktionen nennen wir dann entweder Allergie oder Autoimmunkrankheit. Was genau unser Immunsystem zickig macht, ist bis heute leider nicht komplett verstanden. Aber seien wir mal ehrlich: Manchmal können wir uns unsere schlechte Laune schließlich auch nicht so ganz erklären.

Zurück aber zu den beiden Formen. Bei beiden ist die körperliche Reaktion grundsätzlich ähnlich: Unser Körper macht aus einer Banalität ein großes Problem. Im Falle einer Allergie handelt es sich bei der Mücke um eigentlich ungefährliche Stoffe, wie zum Beispiel eine Nuss, die unser Immunsystem plötzlich reizen und stören. Bei den Autoimmunerkrankungen beginnt unser Körper, sich gegen ungefährliche körpereigene Strukturen zu richten, zum Beispiel Hirnstrukturen oder Schilddrüsengewebe.

Überreaktionen sind nie gesund. Meistens können wir uns nach einer Weile zum Glück wieder beruhigen und uns für den Ausrutscher entschuldigen. Für unser Immunsystem ist dies leider nicht so leicht, es verfügt ja auch über kein rationales Gehirn. Einmal überreagiert, beginnt es, den vermeintlichen Störenfried, obgleich eigentlich ungefährlich, immer wieder anzugreifen. Hierdurch werden Symptome einer normalen Infektion entstehen, obwohl gar kein gefährlicher Keim vor Ort ist. Bei den Autoimmunerkrankungen sind die Folgen noch schwerwiegender, denn der permanente Immunangriff auf körpereigenes Gewebe kann dieses zusätzlich schädigen und sogar bis zum Gewebsuntergang führen.

Eine Behandlung ist hier gar nicht so einfach, schließlich agiert dieses hoch komplizierte System parallel auf ganz verschiedenen Ebenen.

Allergien

So wird bei einer Allergie im Allgemeinen empfohlen, den Auslöser strikt zu meiden. Bei Gefahr einer allergischen Überreaktion händigen Ärzte Notfall-Kits aus, die zur sofortigen Unterbindung einer solchen Fehlreaktion eingesetzt werden können. Daneben kann das langsame Gewöhnen unseres Immunsystems durch eine sogenannte Hyposensibilisierung versucht werden, bei welcher in zeitlichen Abständen meist über mehrere Jahre hinweg geringe Dosen des Stoffes verabreicht werden. Man erhofft sich über diesen Weg, das gereizte System wieder zu beruhigen. Gerade bei jüngeren Menschen sind die Erfolge einer solchen langfristigen Behandlung nicht von der Hand zu weisen, insbesondere bei einzelnen Allergieauslösern. Hierzu wird Sie Ihr Arzt des Vertrauens gerne beraten.

VITAMINE IN DER ALLERGIEPRÄVENTION

- Vitamin D

Und unsere Vitamine? Ein Vertreter macht sich in Bezug auf Allergien besonders bemerkbar: das Vitamin D. Studien fanden heraus, dass bereits während der Schwangerschaft die Weichen für den kleinen Menschen gestellt werden. So bewirkt ein adäquater Vitamin-D-Status der Mutter bereits beim Baby im Bauch ein erniedrigtes Allergierisiko. Auch im Kleinkindalter kann eine gesunde Versorgung mit Vitamin D ihren Beitrag gegen ein überreaktives Immunsystem leisten.

Autoimmunkrankheiten

Wie sieht es nun bei den Autoimmunerkrankungen aus? Eine Vermeidung kommt hier schon einmal nicht in Frage, schließlich bleibt das Gewebe im Körper bestehen. Weder ein Gelenk noch eine Schilddrüse möchten Sie mal eben abgeben, oder? Zweite Variante, den Körper durch geringe Dosen gewöhnen? Auch diese Behandlung fällt aus. Was gibt es noch für Möglichkeiten?

Kurz gesagt: Ärzte werden versuchen, durch Medikamente das Immunsystem herunterzufahren. Hierfür gibt es mittlerweile eine ganze Menge an wirksamen Mitteln, welche auch die gewünschten Effekte zeigen, nämlich die Bekämpfung des eigenen Körpers zu reduzieren und bestenfalls zu unterbinden. Cortison ist hierfür ein natürlicher Stoff, zudem kommen einige andere chemische Substanzen in Betracht. Super, denken Sie nun vielleicht, ist doch schön, wenn wir unser Immunsystem durch Medikamente einmal schnell von seiner Aufgeregtheit herunterbeamen können! Problem gelöst?

Leider nur teilweise. Bis heute hat die Forschung keinen Stoff gefunden, der dieses hochkomplexe System präzise regulieren kann, die sogenannten Immunsuppressiva und Immunmodulatoren sind leider immer wieder mit starken Nebenwirkungen verbunden. Zunächst führen die Medikamente in den allermeisten Fällen zu einer Schwächung des Immunsystems, was neben dem erwünschten Effekt auch eine geschwächte Abwehr unliebsamer Gäste mit sich bringt. Daneben schädigen manche der Substanzen Niere und Leber, andere führen zu Haarausfall. Die nächsten bringen eine Schädigung der Blutbildung mit sich oder führen wiederum zu allergischen Reaktionen. Nicht umsonst gibt es direkte spezialisierte Zentren an großen Kliniken, die sich nur mit der Behandlung spezieller Autoimmunerkrankungen auseinandersetzen, um die bestmögliche und nebenwirkungsärmste Therapie herauszufinden. Ich selbst kann aus Erfahrung sagen, dass Patienten mit einer solchen Erkrankung häufig einen großen Leidensweg hinter sich haben.

Vitamine in der Prävention

Die gute Nachricht zuerst: Wessen Immunsystem bisher nicht zur Überreaktion neigt, kann schon jetzt etwas tun, damit dies auch so bleibt. So scheinen die antioxidativen Vitamine A und C in Bezug auf Autoimmunerkrankungen protektive Effekte auf unser Immunsystem zu haben, wobei hierzu bisher leider eher wenig Daten existieren.

Daneben ist in den letzten Jahren auch sehr das Vitamin D in den Fokus gerückt. Besonders eine Studie zur täglichen Anwendung von Vitamin D hat Aufsehen erregt: Bei den Studienteilnehmern der sehr gut durchgeführten Arbeit erkrankten durch die regelmäßige Einnahme einer Kombination aus Vitamin D mit Omega-3-Fettsäuren 22 Prozent weniger an Autoimmunerkrankungen! Es lohnt sich also definitiv, hier auf unser Sonnenvitamin zu achten.

VITAMINE IN DER PRÄVENTION VON AUTOIMMUNERKRANKUNGEN

- Vitamin A
- Vitamin C
- Vitamin D

Ist eine Autoimmunerkrankung wie Multiple Sklerose oder Rheuma erst einmal ausgebrochen, so führt meist kein Weg an einer spezialisierten, mitunter nebenwirkungsreichen Behandlung vorbei, um den Beschwerden Einhalt zu gebieten. Oftmals ist der Leidensdruck so groß, dass die Nebenwirkungen in Kauf genommen werden. Neben der üblichen Therapie kann hier aber auch das ein oder andere Vitamin hilfreich sein. Da jede Autoimmunerkrankung anders verläuft, möchte ich mir gemeinsam mit Ihnen die häufigsten Vertreter einmal genauer ansehen.

Multiple Sklerose

Beginnen wir mit der Multiplen Sklerose, kurz MS. Bei dieser Krankheit greift ein überdrehtes Immunsystem Teile des Gehirns an, genauer: die Hüllen von Nervenfasern. Wir erinnern uns: Die langen Nervenfasern im Gehirn, welche Informationen zwischen den Nerven weiterleiten, sind häufig von einer Schutzschicht umgeben. Diese sorgen dafür, dass Informationen exakt und je nach Dicke besonders schnell fortgeleitet werden können.

Geht diese Schicht durch ständige Immunangriffe zugrunde, so liegen Nervenfasern im Gehirn frei. Sie können sich selbst denken, dass dieser Zustand nicht sehr gesund ist. So kommt es einerseits zu langsamerer Fortleitung und andererseits zu Schädigungen der Nervenfasern selbst. Je nach Lage der Schädigung sind die Beschwerden dann unterschiedlich, relativ häufig kommt es bei MS-Erkrankten aber zu Sehstörungen, Sensibilitätsstörungen und gestörten Bewegungsabläufen. Eine Heilung der Krankheit ist bisher leider nicht möglich.

So effektiv die Vitaminversorgung als Präventivmaßnahme sein kann, so schwierig wird es leider, wenn die Krankheit erst einmal ausgebrochen ist. Hier müssen spezialisierte Ärzte ans Werk, die Erfahrung mit den komplizierten Therapien und der Verhütung von Nebenwirkungen haben. Da MS in Schüben verläuft, werden leider auch nicht selten Klinikaufenthalte notwendig.

Vitamine bei Multipler Sklerose

Wer zusätzlich etwas machen will, kann trotzdem einen Blick auf die Vitamine werfen. So scheint Biotin die Symptome zu verbessern, dies allerdings nur in hoher Dosierung, was immer in Absprache mit dem behandelnden Arzt erfolgen muss. Auch von Vitamin B_1 und B_2 können an Multipler Sklerose erkrankte Menschen möglicherweise profitieren. Dies ist ebenso bei Vitamin B_{12} der Fall: Eine mögliche schützende Wirkung auf den Krankheitsverlauf wurde hier insbesondere bei Injektionen in den Muskel nachgewiesen. Insgesamt kann über die Einnahme eines B-Komplex-Präparats nachgedacht werden, da alle Familienangehörige als »Nervenvitamine« gut für unser Gehirn sind. Zusätzlich haben mehrere Geschwister eine gute Wirkung auf den Homocystein-Spiegel, welcher auch bei MS oft erhöht ist und zu weiteren Störungen führen kann.

Sie sehen, in diesem Bereich gibt es durchaus vielversprechende Forschungsansätze, die teilweise aber noch weitere Überprüfung erfordern, bevor eine gesicherte Aussage getroffen werden kann. Es lohnt sich aber definitiv schon jetzt, die kleinen Helferlein im Blick zu haben!

!

VITAMINE BEI MULTIPLER SKLEROSE

- Vitamin B_1
- Vitamin B_2
- Biotin
- Vitamin B_{12}
- Vitamin-B-Komplex

Rheumatoide Arthritis

Gehen wir weiter zu einer anderen, leider nicht so seltenen Autoimmunerkrankung. Auch bei der rheumatoiden Arthritis, kurz Rheuma, greift ein gereiztes Immunsystem fehlerhaft den eigenen Körper an. Erkrankte Patienten klagen zu Beginn oft über die schmerzhafte Entzündung mehrerer Gelenke, wie von Fingern und Fußgelenken. Im Verlauf können dann neben den Gelenken auch Organe wie Lunge, Herz und Auge entzündlich verändert sein.

Behandelt wird auch hier durch Mittel, welche das Immunsystem hemmen. Um möglichst gute Ergebnisse zu erzielen und die Nebenwirkungen im Blick zu behalten, sollte diese im Idealfall immer über spezialisierte Ärzte erfolgen.

Vitamine bei rheumatoider Arthritis

Wenn Sie sich für eine zusätzliche Einnahme von Nahrungsergänzung interessieren, so sprechen Sie auch hier zunächst immer mit Ihrem Arzt des Vertrauens. Er kennt Ihren speziellen Krankheitsverlauf und kann daraus mögliche Folgen einer Supplementation ableiten. Vielversprechend sind die Wirkungen einzelner Vitamine allemal. So hat eine Hochdosisbehandlung mit Vitamin C, direkt ins Blut verabreicht, das Potenzial einer Beschwerdebesserung. Die regelmäßige Supplementation von Vitamin E wiederum vermag bei erkranktem Menschen die Symptomatik zu minimieren, Schmerzen zu lindern und ihre Lebensqualität zu verbessern.

Daneben hat auch unser Vitamin D wieder seine Finger im Spiel. So ist es bei der Mehrzahl von Rheumapatienten im Blut erniedrigt. Eine regelmäßige Einnahme wirkt sich nachweislich präventiv aus, zudem schützt ein gesunder Vitaminspiegel vor dem Fortschreiten der Erkrankung.

Als Letztes wollen wir uns noch einen speziellen Fall ansehen. Ein häufiges Medikament bei Rheuma ist das Methotrexat, kurz MTX genannt. Wer dieses Mittel von seinem Arzt verschrieben bekommt, soll meistens im Intervall Folsäure einnehmen, um die Nebenwirkungsrate des Medikaments zu reduzieren. Woran liegt das? MTX ist ein Mittel, welches genau in diesen Stoffwechsel eingreift. Es hemmt indirekt die Aktivierung der Folsäure und damit indirekt auch unser Immunsystem. So gute Wirkungen das Mittel oft entfacht, so unschön können die Nebenwirkungen sein. Wer sich noch an die vielfältigen Wirkungen des Vitamins erinnert, wird wenig verwundert sein. Nehmen wir also parallel zu MTX Folsäure ein, so verträgt unser Körper die Behandlung besser. Da es sich um ein starkes Medikament handelt, muss die parallele Einnahme aber ebenfalls immer mit dem behandelnden Arzt abgesprochen sein! Daneben steigt bei Verwendung des Medikaments auch die Wahrscheinlichkeit für einen Mangel

VITAMINE UND RHEUMATOIDE ARTHRITIS

- Folsäure
- Vitamin B_{12}
- Vitamin C
- Vitamin D
- Vitamin E

am Zwillingsvitamin B_{12}. Auch dieses sollten Sie also im Blick behalten, falls Sie MTX einnehmen.

Chronisch entzündliche Darmerkrankungen

Als letztes Beispiel wollen wir uns noch dem Darm zuwenden, auch hier kann unser Immunsystem hyperaktiv agieren. Schon einmal etwas von chronisch entzündlichen Darmerkrankungen gehört? Statt Nerven oder Gelenken steht unserem überreizten Immunsystem nun der Magen-Darm-Trakt im Wege. Zellen werden geschädigt, gehen zugrunde, eine chronische Entzündung entsteht. Die häufigsten Vertreter dieses krankhaften Zustandes sind die sogenannte *Colitis ulcerosa* und *Morbus Crohn.*

Grob gesehen sind sich die Krankheitsbilder sehr ähnlich, wobei es trotzdem genug Unterschiede gibt. Die richtige Diagnose ist wichtig, denn je nach Form unterscheidet sich auch die Behandlung, und dies teilweise erheblich. Neben Medikamenten kann es in schweren Fällen sogar notwendig werden, chirurgisch Teile des kranken Darms zu entfernen. Es ist also wieder ein Spezialist gefragt, welcher über die am besten geeignete Behandlung entscheidet.

Vitamine bei chronisch entzündlichen Darmerkrankungen

Wie Sie wissen, ist unser Darm ein sehr wichtiges Organ. Ohne ihn können wir auf gesundem Wege keine Nahrung aufnehmen und somit natürlich auch keine Vitamine. Wird er in Mitleidenschaft gezogen, so leidet nicht selten auch unser Energie- und Nährstoffhaushalt gehörig. Ärzte müssen hier, neben der Bekämpfung der Entzündung, folglich auch immer die Ernährung maßgeblich im Blick behalten.

VITAMINE BEI CHRONISCH ENTZÜNDLICHEN DARMERKRANKUNGEN

- Multivitaminpräparat
- Vitamin-Mangel verhindern, in ärztlicher Rücksprache gegebenenfalls Einnahme in höheren Dosierungen: Vitamin A, B_6, Folsäure, B_{12}, C, D, E

Dabei ist es, gerade bei der entzündlichen Erkrankung des Darms, äußerst wichtig, einen Vitaminmangel zu verhindern. Da der Bedarf je nach Krankheitsstadium und Therapie sehr variiert, sollte eine Supplementation immer individuell erfolgen und an den einzelnen Menschen angepasst sein. Ein allgemeines Multivitaminpräparat kann im Anfangsstadium zwar sehr hilfreich und auch ausreichend sein, bei Fortschreiten der Erkrankung ist eine solche Tablette aber oft nicht genug, um eine Mangelversorgung zu verhindern. Insbesondere die Vitamine A, C, D, E sowie die B-Vitamine B_6, B_{12} und Folsäure zeigen sich in der Praxis häufig erniedrigt. Leiden Sie an einer solchen Erkrankung, dann sprechen Sie hier Ihren behandelnden Arzt an, er kann Sie individuell beraten.

Nachdem Sie nun Näheres zur Überreaktion des Abwehrsystems erfahren haben, wollen wir uns noch einem dritten Bereich zuwenden, welcher ebenfalls mit Ihrem Immunsystem zu tun hat: dem Krebs.

KREBSERKRANKUNGEN

Beginnen wir dieses schwierige Thema mit einer guten Nachricht: Unser Körper ist in der Lage, die Entstehung von Krebs zu verhindern, und er tut dies auch in den allermeisten Fällen effektiv und verlässlich! Damit ein Tumor entsteht, müssen sehr viele verschiedene Dinge gleichzeitig, sagen wir es so, wie es ist, gehörig schieflaufen. Trotz dieser guten Nachricht wissen wir leider alle, dass

Krebs in unserer Gesellschaft existiert – fast jeder kennt wohl mindestens eine Person, die betroffen ist. Wir alle wissen, was für schwerwiegende Folgen ein solcher Ausnahmezustand des Körpers hervorruft und wie kräftezehrend die Behandlung oft zusätzlich ist. Was das alles mit unserem Immunsystem zu tun hat und warum Vitamine auch hier eine Rolle spielen? Um dies zu verstehen, müssen wir uns zunächst einmal ansehen, wie Krebs überhaupt entsteht.

Von guten zu bösen Zellen

Um zu wachsen, zu erneuern oder zu reparieren, müssen Zellen sich teilen. Aus eins wird zwei. Ein Vorgang, der normalerweise völlig komplikationslos abläuft und täglich im Körper passiert.

Möchte eine Zelle sich teilen, so muss sie natürlich auch ihr Erbgut aufteilen. Bei diesem Vorgang ist sie prinzipiell enorm vorsichtig, schließlich geht es hier um nichts Geringeres als den kompletten Bauplan des jeweiligen Menschen. Ihr Körper hat daher einige Mechanismen entwickelt und kontrolliert so an verschiedenen Punkten im Zyklus immer wieder, ob alles glatt läuft. Wird ein Fehler erkannt, so wird umgehend repariert. Ist eine Reparatur nicht möglich, so wird der Untergang der Zelle initiiert. Denn nichts wäre schlimmer als ein Fehler im eigenen Handbuch!

Kommt es zu dem sehr unwahrscheinlichen Fall, dass sich trotz aller Kontrollen ein falscher Schriftsatz eingeschlichen hat – wir nennen dies dann auch eine Mutation –, dann hat unser Körper noch einen weiteren Schutzmechanismus in petto: das Immunsystem. Stellt dieses fest, dass eine Zelle aus einem fehlerhaften Bauplan entstanden ist, so wird es von außen für dessen Untergang sorgen. Dadurch schützt sich unser Körper.

Nur im unwahrscheinlichen Fall, dass alle Schutzmechanismen schlafen, kann sich eine Zelle entwickeln und überleben, welche plötzlich ihren eigenen, für den Körper unpassenden Plan fasst, sich radikal und ohne Rücksicht auf Verluste zu vermehren. Ein Tumor ist entstanden.

Krebs entsteht also, wenn eine Vielzahl an Schutzmechanismen des Körpers gleichzeitig versagen. Obwohl die Krebsforschung große Fortschritte macht und gefühlt jedes Jahr neue, vielversprechende Behandlungsmethoden entwickelt werden, ist bis jetzt nicht sicher geklärt, wie parallel so viele Dinge gleichzeitig schieflaufen können. Was wir heute wissen, ist, dass es einige Faktoren gibt, die die Entstehung von Krebs begünstigen. So scheinen Alter und Genetik eine große Rolle zu spielen: Patienten in höherem Lebensalter und mit Krebsfällen in der Familie haben eine erhöhte Wahrscheinlichkeit, selbst zu erkranken. Dies allein ist aber kein sicherer Vorhersagewert, denn auch der Lebensstil scheint eine große Rolle zu spielen. Genussmittel wie Alkohol und Nikotin steigern ebenso die Wahrscheinlichkeit wie Übergewicht, der Kontakt mit chemischen Gefahrenstoffen oder eine hohe Strahlenbelastung. Gleichermaßen sieht es bei chronischen Entzündungen und der Behandlung mit Immunsystem-hemmenden Medikamenten aus. Insgesamt lässt sich über die Bandbreite an Erkrankungen sagen: Die beste Medizin ist und bleibt die Prävention!

VITAMINE IN DER PRÄVENTION

Hier kommen wir zur zweiten guten Nachricht des Kapitels: Ja, Sie können etwas tun, und das bereits präventiv! Wer auf eine ausgewogene Ernährung ohne viel Fast Food, eine regelmäßige Bewegung und ein gesundes Körpergewicht achtet, erhöht die Wahrscheinlichkeit, gesund zu bleiben. Auch die Reduktion von Alkohol und Nikotin ist definitiv eine gute Idee. Und wie sieht es mit unseren Vitaminen aus?

Auch sie haben ihren Einfluss. So können Mangelzustände nachweislich Krebserkrankungen begünstigen, weshalb diese definitiv vermieden werden sollten. Die generelle Supplementation mit Vitaminen als Prävention ist allerdings bisher umstritten, vielmehr lautet die Empfehlung, durch eine ausgewogene Ernährung dem Körper die notwendigen Substanzen zuzuführen.

Dabei gibt es durchaus auch ein paar interessante Arbeiten, welche der Zufuhr einzelner Vitamine präventive Wirkungen nachweisen. So zeigen manche

VITAMINE IN DER KREBSPRÄVENTION

- Vitamin A und Carotinoide (Ausnahme nicht empfohlen: β-Carotin bei Rauchern)
- Vitamin B_2
- Niacin
- Vitamin B_6
- Vitamin C
- Vitamin D
- Vitamin E
- Multivitaminpräparate

Studien bei regelmäßiger Einnahme von Multivitaminpräparaten einen Effekt in der Krebsprävention. Auch Vitamin B_2, B_6 und Niacin vermögen die Wahrscheinlichkeit für die Entwicklung mancher Krebserkrankungen zu minimieren, ebenso wie ein Mangel an Vitamin D hier gefährlich sein kann. Darüber hinaus schützen die antioxidativ wirksamen Vitamine C und E sowie Vitamin A und die Carotinoide nachweislich vor der Entstehung von Krebs. Etwas Vorsicht sollten hier lediglich Raucher walten lassen: Chemisch hergestelltes β-Carotin hat in Studien bei gleichzeitigem Nikotinabusus das Risiko für Lungenkrebs erhöht. Zwar sind nicht alle Studienergebnisse gleich, aber sicher ist sicher. Es gibt ja noch eine ganze Bandbreite anderer Carotinoide, auf die auch Raucher ohne Bedenken zurückgreifen können.

WENN DER TUMOR BEREITS DA IST

Ist ein Tumor erst einmal entstanden, so hilft nur die schnellstmögliche Behandlung durch einen Spezialisten. Der Zeitpunkt ist hier entscheidend: Wird eine Wucherung im Anfangsstadium festgestellt, so ist meist eine vollständige Entfernung des Gewebes möglich. Hat der Krebs aber bereits »gestreut«, also sich im restlichen Körper über Blut- oder Lymphbahnen ausgebreitet, so wird es deutlich schwieriger. Verschiedenste Behandlungsmethoden mit teilweise starken Nebenwirkungen werden nun eingesetzt, um der Erkrankung Einhalt zu gebieten. Zum Glück hat sich in den letzten Jahren extrem viel in der Krebsforschung getan, und Patienten profitieren teilweise stark von den neuen Methoden. Nichtsdestotrotz bleibt die Behandlung oft ein Kampf. Ein Kampf für den Körper, aber auch ein Kampf des Patienten selbst mit dem neuen, kranken Ich, mit Schmerzen, Übelkeit oder einfach dem neuen Selbstbild.

Glücklicherweise sind spezielle Ambulanzen und Krebszentren heute gut auf die Bedürfnisse der Patienten eingestellt und nehmen sich auch Zeit, ihnen in der schwierigen Situation beizustehen. Auch der Hausarzt des Vertrauens kann bei der Bewältigung der schwierigen Situation helfen.

Vitamine und Krebs

Ich mache es kurz: Kein Vitamin der Welt kann eine herkömmliche Krebstherapie ersetzen. So etwas zu behaupten, ist aus meiner Sicht grob fahrlässig und sehr gefährlich. Was die kleinen Substanzen aber können, ist, uns die Situation zu erleichtern, und sei es nur im Kleinen.

So führt eine Krebserkrankung mit der spezialisierten Therapie nicht selten zu einem Appetitmangel, welcher eine Unterversorgung an Vitaminen hervorrufen kann.

Insbesondere Vitamin D wird hier erneut interessant: Wird bei niedriger Konzentration im Blut täglich Vitamin D zugeführt, so kann nachweislich die Schmerzempfindlichkeit von Krebspatienten verbessert werden. Ebenso kann eine Zufuhr in diesem Fall nachweislich die subjektive Lebensqualität der Erkrankten anheben. Insgesamt reduziert sich einer Studie zufolge bei guter Sonnenvitamin-Versorgung das Risiko deutlich, an Krebs zu versterben, was über verschiedenste komplexe Mechanismen erforscht und erklärt wird.

Daneben zeigt sich auch Vitamin E hilfreich. So können die Nebenwirkungen mancher Chemotherapie durch die Substanz nachweislich gelindert werden. Insbesondere senkt es hier, ebenso wie Multivitamin-Präparate, das Risiko für Nervenbeschwerden bei der Krebstherapie. Auch Vitamin A kann kleineren Arbeiten zufolge hilfreich werden, manche Studien lassen sogar auf ein vermindertes Wachstum mancher Krebsarten schließen, wenn regelmäßig Vitamin A eingenommen wird. Synthetisch hergestellte Retinoide kommen darüber hinaus bei manchen speziellen Krebsarten zusätzlich zur herkömmlichen Therapie zur Anwendung.

Dann wollen wir uns noch dem Vitamin C widmen. Wer sich intensiv mit Krebstherapie auseinandersetzt, stolpert unweigerlich über die antioxidative Substanz. Dies liegt daran, dass Studien existieren, die Vitamin C in sehr hoher Dosis einen Rückgang von Krebszellen attestiert haben. Zunächst muss dazu gesagt werden, dass dies alleine durch Gabe in die Vene beobachtet wurde, solche Behandlungen müssen also stets durch spezialisierte Ärzte durchgeführt werden. Leider handelt es sich bei diesen Arbeiten lediglich um eine sehr kleine Anzahl von Patienten, im Großen konnte die vielversprechende Wirkung bisher nicht reproduziert werden.

Weitere Studien legen die Vermutung nahe, dass Vitamin C, wieder über die Vene gegeben, die Lebensqualität von Krebspatienten verbessern sowie möglicherweise herkömmliche Therapien verstärken und deren Nebenwirkungen reduzieren kann. Aber auch zur Zufuhr über die Nahrung gibt es etwas interessantes. Bei Frauen mit Brustkrebs verlängert sich einer Studie zufolge durch eine erhöhte Einnahme von Vitamin C in der Nahrung oder als Supplement tatsächlich die Lebenszeit.

VITAMINE BEI KREBS

- Vitamin A und synthetische Retinoide
- Vitamin C
- Vitamin D
- Vitamin E
- Multivitaminpräparate

Die Vitamine ersetzen NIEMALS eine herkömmliche Behandlung. Die Einnahme von Vitamin-Präparaten muss immer in Absprache mit dem behandelnden Arzt erfolgen.

Prinzipiell gilt: Nehmen Sie bei einer Krebserkrankung NIEMALS eigenständig irgendetwas ein, sondern sprechen Sie vorher IMMER mit ihrem behandelnden Spezialisten. Einzelne Krebstherapien können durch die Einnahme von Supplementen auch gehemmt werden, schlimmstenfalls mit schwerwiegenden Folgen. Ihr Arzt kann Ihren Ernährungszustand beurteilen, er kennt Ihre spezielle Behandlung und kann Ihnen sagen, ob eine solche Gefahr der Interaktion besteht. Ist dies nicht der Fall, so können auch Krebspatienten getrost auf die Wirkung der Vitamine setzen – denn letztendlich ist jede kleine Erleichterung oft bereits eine große Hilfe.

Zusammengefasst

- Zur guten Infektprävention braucht es alle Vitamine.
- Zur Prävention von Allergien ist Vitamin D interessant.
- Zur Prävention von Autoimmunkrankheiten eignen sich Vitamin A, C und D.
- Verschiedene Autoimmunkrankheiten machen verschiedene Vitamine interessant.
- In der Krebsprävention ist eine Vielzahl an Vitaminen von Bedeutung.
- Auch neben der herkömmlichen Krebsbehandlung können Vitamine interessant werden, allerdings muss eine Einnahme immer zuerst mit dem behandelnden Arzt abgesprochen werden.

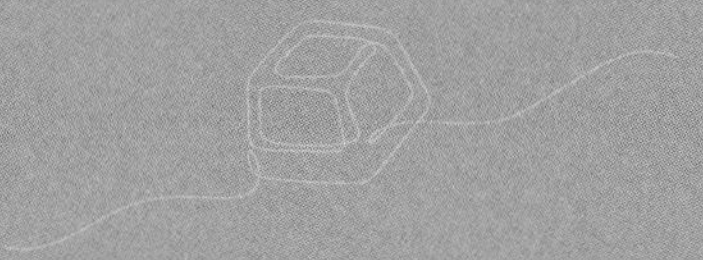
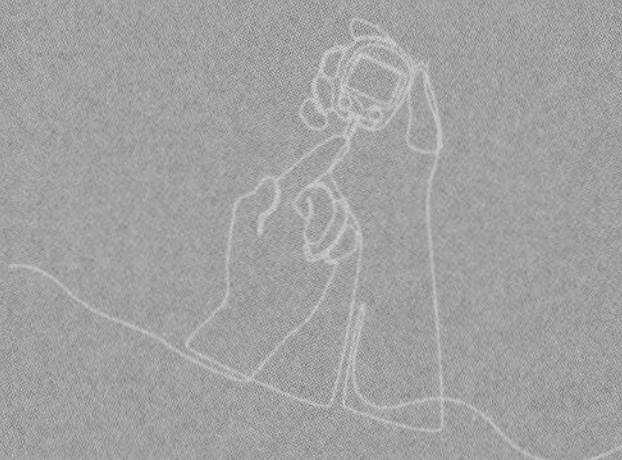

GENUSS UND KRANKHEITEN

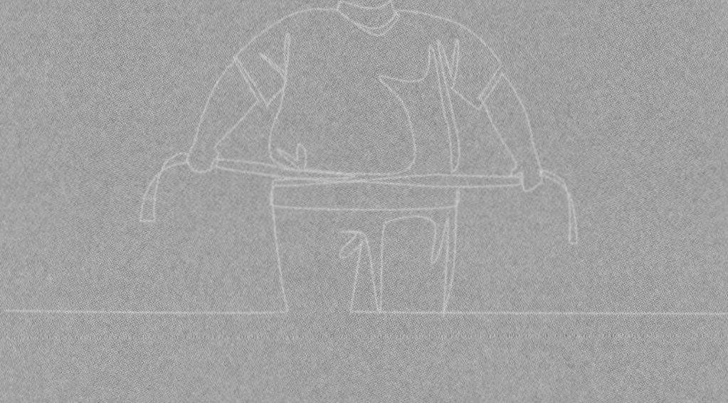

Genießen ist eine gute Sache. Wer die Welt genießt, hat mehr Freude im Leben. Glückshormone werden freigesetzt, Schmerzen weniger wahrgenommen. Ich selbst bin ein absoluter Genussmensch, ich weiß, wovon ich rede.

Sonnenuntergänge sind für mich ein großer Genuss. Der Geruch schöner Blumen. Oder auch Essen wie leckeres Eis oder Spaghetti Carbonara.

Jeder Mensch genießt anders, und jeder Mensch genießt auch andere Dinge. Vielleicht lieben Sie Schokolade, können aber mit Spaghetti so gar nichts anfangen? So oder so, Genuss ist etwas, das unserem Körper und Geist guttut.

Nun kann es allerdings vorkommen, dass aus großem Genuss auch negative Folgen entstehen. Ich spreche nicht von dem ein oder anderen Stück Torte, das man sich gönnt. Es geht um den Zustand, wenn aus »sich etwas gönnen« eine regelmäßige und übermäßige Zufuhr von ungesundem Essen wird. Gepaart mit Bewegungsmangel tut dies unserem Körper langfristig nicht gut. Welche Krankheiten jetzt vermehrt entstehen und was die Vitamine damit zu tun haben, das erfahren Sie hier!

FETTLEIBIGKEIT

Im zweiten Kapitel haben wir bereits gesehen, wie wichtig Cholesterin für unseren Körper ist. Ebenso verhält es sich prinzipiell mit den anderen Fettmolekülen, die wir im Körper haben. Für manche Organe bilden sie zum Beispiel eine lebenswichtige Schutzschicht. Sie regulieren, insbesondere bei Babys, die Körpertemperatur. Und ganz besonders sind sie natürlich in erster Linie eines: Energieträger. Sie können im Körper leicht gespeichert werden, bei Bedarf sind sie kurzfristig abrufbar. Gut also, dass es Fette gibt!

Unser Körper ist von Grund auf darauf programmiert, möglichst viel Energie zu speichern. Stand dem Urzeitmensch ein Mammut vor der Nase, so konnte jede Reserve schließlich lebensrettend sein!

Der Urzeitmensch kannte aber wahrscheinlich auch noch keine Sahnetorte.

Sahnetorte hin oder her, die Regulationsmechanismen unseres Körpers haben sich seit der Zeit der Urzeitmenschen leider nicht groß verändert. Er versucht immer noch, eine möglichst große Energiereserve anzulegen. Heißt übersetzt: Er nimmt alles an Energieträger auf, was er nur kriegen kann. Herrscht ein Überfluss, so speichert er je nach individuellem Stoffwechsel manches, einiges oder bestenfalls alles in Form von Fett für »schlechte Zeiten«. Die Menschen unter Ihnen, die durch Nahrung schnell zunehmen, hatten zu Urzeiten also definitiv einen Vorteil, denn sie speicherten Energie effizient. Wie gesagt, damals gab es eben auch noch keine Torten, Burger oder Pizza. Leider hat unser Körper bis heute nicht »gelernt«, ab wann ein »Zuviel« an Fettspeicherung nicht mehr hilfreich ist. Er folgt weiterhin den Regulationsmechanismen aus Urzeiten und wundert sich dann, warum Gelenke, Organe und Gefäße irgendwann nicht mehr so mitmachen, wie sie sollen.

Bitte ich meine Patienten, sich auf die Waage zu stellen, so macht sich nicht selten Unbehagen breit. Und das meist noch bevor man überhaupt auf der Waage steht. Die meisten wissen selbst, dass eine Gewichtsabnahme nicht verkehrt wäre, wäre da nicht der Genuss. Ich habe an dieser Stelle noch nie gerne den Zeigefinger erhoben, schließlich entscheidet jeder Mensch selbst über seinen Lebensstil, und das ist auch gut so.

Trotzdem kann ich nicht leugnen, dass Übergewichtigkeit für unseren Körper aus medizinischer Sicht leider nie gesund ist. Durch das erhöhte Körpervolumen kommt es nicht selten zu Abnutzungserscheinungen von Knochen und Gelenken. Darüber hinaus gerät oft der gesamte Fettstoffwechsel außer Kontrolle, die bösen Cholesterinwerte steigen und damit auch die Wahrscheinlichkeit für Gicht, hormonelle Störungen und Demenz. Auch Krankheiten des Herz-Kreislauf-Systems treten vermehrt auf. Selbst manche Krebsarten werden bei fettleibigen Menschen häufiger beobachtet. Wollen Sie also etwas ändern und den Kilos den Kampf ansagen, so können Sie Ärzten wahrlich eine Freude machen!

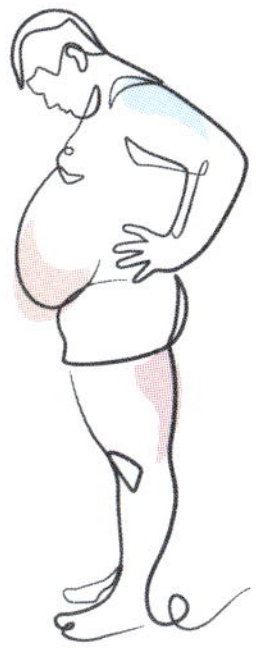

LEICHTER GESAGT ALS GETAN

Wäre es so einfach abzunehmen, dann wären wohl nicht so viele Menschen übergewichtig. Auch gäbe es nicht so eine millionenschwere Industrie, die sich mit verschiedensten Abnehmprodukten eine goldene Nase verdient. Wie beim Genuss ist auch hier jeder Mensch verschieden. Für jeden funktioniert etwas anderes.

Ich hätte Ihnen an dieser Stelle gerne eine Geheimwaffe verraten, à la: Nehmen sie dieses Vitamin und schon werden die Kilos purzeln! Damit könnte ich mir vielleicht auch eine goldene Nase verdienen. Ich möchte aber doch lieber ehrlich sein und muss zugeben, dass es ein solches Vitamin leider nicht gibt. Zumindest hat die Forschung bisher keines entdeckt.

Wenn kein Vitamin hilft, was macht dann ein solches Kapitel in diesem Buch, fragen Sie sich vielleicht? Kommen wir zurück zur Abnehmindustrie. Es gibt eine unbeschreiblich große Anzahl an Diäten. Gefühlt gibt es hier jeden Monat einen neuen Social-Media-Trend. Viele Diäten sind geleitet, manche bestehen auch daraus, bestimmte Shakes oder Pillen zu sich zu nehmen. Was alle Diäten gemeinsam haben, ist eines: der Verzicht. Diäten lassen sich allesamt darauf herunterbrechen, dass auf welche Art auch immer weniger Kalorien dem Körper zugeführt werden. Das funktioniert mal besser, mal schlechter.

Schlechter funktioniert es leider nicht selten für unsere lebenswichtigen Vitamine. Denn wer sich einseitig ernährt, bekommt oft auch nicht genug von allen Helferlein ab. Daneben wird auch bei Übergewicht an sich oft ein Vitaminmangel festgestellt, denn die Ernährung ist zwar meist sehr energiereich, das macht sie aber noch lange nicht nährstoffreich. Dieser Zustand wurde von der Forschung mittlerweile vielfach erkannt, eine ganze Reihe von Studien weist verschiedene Vitaminmängel bei fettleibigen Menschen nach. Kommt zur Fettleibigkeit noch ein Vitaminmangel dazu, so können Sie sich denken, wie verstärkt mitunter die Folgen des Übergenusses auftreten.

Vorsicht: Übergewicht wird immer wieder mit Vitaminmangel in Verbindung gebracht.

MIT KLEINEN SCHRITTEN ANS ZIEL

Fühlen Sie sich ein bisschen angesprochen? Wer auf eine gesunde und ausgewogene Ernährung achtet, ist trotz Übergewicht schon einmal auf der richtigen Seite. Führt diese, vielleicht gepaart mit Sport, noch zu etwas Gewichtsverlust, umso besser. Leider gibt es an dieser Stelle aber kein Geheimrezept. Fällt es Ihnen schwer, die Ernährung umzustellen, so wenden Sie sich unbedingt an Ihren Arzt. Eine individuelle Beratung kann hier Gold wert sein, um alle möglichen Therapiemaßnahmen mit einzubeziehen. Von Apps über spezielle Ambulanzen bis hin zu operativen Maßnahmen gibt es eine Reihe an Möglichkeiten, um Sie im Kampf gegen die Kilos zu unterstützen.

Daneben kann der Mediziner auch sicherstellen, dass Sie mit allen notwendigen Vitaminen versorgt werden. Gegebenenfalls kann Ihr Arzt auch den Vitamingehalt im Blut bestimmen und hieraus eine für ihren Körper passende Supplementation anraten. Auch in Drogerien erhältliche Multivitaminpräparate können zeitweise Abhilfe schaffen. Sie ersetzten langfristig allerdings keinen Arztbesuch, denn so individuell wie der Körper selbst ist auch der Vitaminbedarf.

Wie gesagt, ich möchte hier nicht den Zeigefinger erheben. Jeder Mensch entscheidet selbst, wie er oder sie sich ernähren möchte. Vielleicht steigt aber nun etwas Ihr Verständnis, warum beim Arzt immer eine Waage herumsteht. Niemand möchte Sie ärgern, großes Ehrenwort!

Das Gleiche gilt übrigens für das Bestreben des Arztes, Ihre Fettwerte im Blut zu bestimmen.

FETTSTOFFWECHSELSTÖRUNGEN

Fettleibigkeit und Fettstoffwechselstörung klingt erst einmal recht ähnlich, oder? Zwar oft miteinander vergesellschaftet, sind es für Mediziner aber zwei grundlegend verschiedene Dinge. Übergewicht oder Fettleibigkeit ist etwas, das wir im Spiegel sehen oder auf der Waage. Eine Fettstoffwechselstörung dagegen können Ärzte von außen genau so wenig sehen wie Sie (mit ein paar Ausnahmen). Um eine solche festzustellen, muss man etwas detaillierter hinsehen, genauer: Ärzte müssen Ihr Blut analysieren.

Fette im Blut, die können sicher hoch oder niedrig sein. Was gibt es da viel zu interpretieren, fragen Sie sich jetzt vielleicht. Tatsächlich liegt hier der große Unterschied zwischen Fettleibigkeit und Fettstoffwechsel. Bei Fettleibigkeit ist prinzipiell ein »Zuviel« an Fettspeicher im Körper vorhanden. Bei einer Fettstoffwechselstörung wiederum geht es nicht um das eine Fett, sondern vielmehr um seine Unterformen! Da gibt es nämlich nicht nur die sogenannten Triacylglyceride, welche einen Großteil der Fettspeicher ausmachen. Nein, da gibt es auch noch das berühmte Cholesterin mit seinen unterschiedlichen Sendungsarten.

CHOLESTERIN UND SEINE »PAKETSENDUNGEN«

Um den besten Überblick über die Situation zu bekommen, sehen Ärzte sich daher nicht nur die Fette an sich an, sondern auch deren »Paketsendungen«. Wer schon einmal seine Fettwerte bestimmen lassen hat, ist möglicherweise bereits über die Kürzel HDL und LDL gestolpert. Diese Kurzformen beschreiben tatsächlich kleine Fettsendungen im Körper. Genauer: Sie beschreiben die Zieladresse.

So wird das HDL zur Leber transportiert, diese ist letztendlich für den Abbau und das Ausscheiden von Cholesterin zuständig. LDL wiederum hat als Adresse die vielen Körperzellen. Ist Cholesterin hier angekommen, so werden sie es aufnehmen. Insgesamt steigt hierdurch die Menge des Fettes im

Körper. Grob kann man es also folgendermaßen zusammenfassen: HDL ist gut, LDL schlecht.

Nehmen wir nun an, Ihre Werte sind nicht ganz so optimal, Sie fühlen sich aber pudelwohl? Das ist leider nicht so selten. Kranke Fettwerte machen grundlegend noch keinen Menschen krank, sie erhöhen lediglich das Risiko für Krankheiten. Dies aber leider auf drastische Weise.

Eine gestörte Zusammensetzung der Blutfettwerte führt nämlich dazu, dass sich gerne einmal sogenannte Plaques bilden. Über einen komplizierten Mechanismus können die Fette ausfallen und somit Gefäße verengen. Kommt es in einem solchen Gefäß zu einer akuten Überreaktion, so kann es sich letztendlich ganz verschließen. Passiert dies in Herz oder Gehirn, so brauche ich nicht weiter erwähnen, wie akut lebensbedrohlich ein solcher Zustand werden kann.

Das gilt es natürlich zu verhindern! Daher kontrollieren Mediziner fleißig Ihre Blutwerte und empfehlen gegebenenfalls eine Ernährungsumstellung und Lebensstiländerung. Bei deutlich von der Norm abweichenden Werten oder anderen Risiken kann Ihr Arzt auch die direkte Behandlung der Werte einleiten, dies ist aber leider immer wieder mit Nebenwirkungen verbunden. Lassen sich die Werte ohne diese Maßnahme in den Griff bekommen, umso besser.

VITAMINE UND FETTSTOFFWECHSELSTÖRUNGEN

Und unsere Vitamine? Auch sie können einen Beitrag zum gesunden Fettstoffwechsel leisten. So wurde in Studien eine Verbesserung verschiedener Fettstoffwechselwerte durch die Gabe von Vitamin C nachgewiesen. Auch Niacin zeigt Wirkung, allerdings sind hier höhere Dosierungen nötig: Durch die tägliche Einnahme konnten einige der Fettwerte verbessert werden, bei Patienten ohne weitere Cholesterintherapie ließ sich hierdurch zudem bei

WICHTIGE VITAMINE BEI FETTSTOFF-WECHSELSTÖRUNGEN

- Niacin
- Vitamin C
- Vitamin D

Herzinfarktpatienten das Risiko für einen erneuten Infarkt senken. Die Einnahme des Vitamins in einer solchen Dosierung kann allerdings auch mit einigen Nebenwirkungen behaftet sein und bedarf deshalb definitiv einer Abstimmung mit Ihrem Arzt.

Reichen alle Bemühungen nicht aus, um die Werte in den Griff zu bekommen, so greift der behandelnde Arzt zumeist zu einem sogenannten *Statin*. Dieses verändert auf direktem Weg den Cholesterinstoffwechsel und hemmt die körpereigene Produktion der Fette. Leider kommt es hierdurch nicht selten zu Nebenwirkungen, vor allem zu Muskelschmerzen und Muskelschwäche. Studien fanden heraus, dass diese Nebenwirkungen gehäuft bei Vitamin-D-Mangel auftreten. Wird eine solche Arznei verabreicht, so sollte also auch der Haushalt unseres Sonnenvitamins immer im Blick behalten werden!

DIABETES MELLITUS

Sicher haben Sie schon einmal etwas von *Diabetes mellitus* gehört. Übersetzt bedeutet die Diagnose, dass einfache Zuckermoleküle nicht mehr so gut in unsere Zellen aufgenommen werden, hierdurch in der Blutbahn verbleiben und sich anhäufen können. Es wird zwischen verschiedenen Formen unterschieden. Wir wollen uns in diesem Kapitel der größeren Gruppe zuwenden: dem Typ 2, nennen wir ihn »Genuss-Diabetes«. Durch einen ungesunden Lebensstil, schlechte Ernährung, Gewichtszunahme und Bewegungsmangel, gepaart mit genetischen Komponenten und oft auch anderen Krankheiten, kommt es hier zu einem stetigen Überangebot an Zucker im Körper. Insulin wird in der Folge überpräsent und versucht ständig, neuen Zucker in die Zellen zu schleusen. Stellen Sie sich einmal vor, der Postbote würde pausenlos Sturm läuten. Irgendwann hätten Sie wohl auch keine Lust mehr, die Tür zu öffnen.

Was nun mit den Zellen passiert, nennen wir Insulinresistenz. Übersetzt bedeutet das: Die Zellen sind übersättigt, schließlich ist die Speisekammer längst proppenvoll. Sie haben einfach keine Lust mehr auf das ständige Klingeln. Die Tür bleibt zu. Was passiert in der Folge? Der Zucker verbleibt im Blut und steigt immer mehr an. Jetzt beginnt er, an allen möglichen Stellen auszufallen und langfristig Schäden anzurichten. Erst einmal ausgebrochen, wird man diese Störung leider nicht mehr so schnell los. Man kann lediglich durch Ernährungsumstellung und Gewichtsreduktion den Prozess eindämmen.

VITAMINE IN DER PRÄVENTION

Besser wäre es also, den Postboten gleich am penetranten Auftreten zu hindern. Was also können Sie präventiv tun? Sich zuckerarm ernähren, richtig. Sich viel bewegen. Und, wie soll es sonst sein, einen Blick auf die Vitamine werfen.

Große Forschungen zeigen nämlich mitunter erstaunliche Wirkungen der kleinen Helferlein. So kann die tägliche Einnahme von Vitamin D einen präventiven Effekt erwirken. Bei Menschen mit Prädiabetes reduziert sich hierdurch das Risiko für die Krankheit sogar um 15 Prozent. Auch die Einnahme von Vitamin K scheint einen schützenden Effekt vor der Zuckerkrankheit zu

!

VITAMINE IN DER PRÄVENTION VON DIABETES MELLITUS TYP 2

- Vitamin C
- Vitamin D
- Vitamin K

haben. Eine gesunde Versorgung mit Vitamin C wirkt sich Studien zufolge ebenfalls präventiv aus.

Am besten ist sicher die Kombination aus allem: gesunde, zuckerarme Ernährung gepaart mit Bewegung und einem speziell ausgewählten Supplement. Ihre Zellen werden es Ihnen danken!

WENN DER ZUCKER BEREITS DA IST

Aber auch bei bereits ausgebrochenem Diabetes lässt sich durch die Zufuhr von Vitaminen etwas erreichen, tatsächlich sogar eine ganze Menge. So kann die regelmäßige Einnahme von Vitamin C nachweislich die Langzeitzuckerwerte reduzieren und damit insgesamt auch die Krankheitsprognose verbessern. Auch Vitamin K im Allgemeinen und K_2 im Besonderen scheinen einen positiven Effekt zu haben, indem sie möglicherweise die zelluläre Insulinantwort verbessern. Hier wären weitere Studien sehr hilfreich.

Sind bereits Medikamente im Spiel, so haben die kleinen Helferlein ebenfalls positive Effekte. So zeigt sich durch Einnahme von Vitamin C und E alleine oder in Kombination eine verbesserte Wirkung von Metformin, einem Arzneistoff, welcher bei der Erkrankung häufig zum Einsatz kommt.

VITAMINE BEI DIABETES MELLITUS TYP 2

- Vitamin C
- Vitamin E
- Vitamin K (vor allem K_2)

DIABETESKOMPLIKATIONEN

Auch die Krankheitskomplikationen werden erforscht. So scheint Vitamin C alleine und in Kombination mit Metformin nachweislich das Risiko für Spätfolgen der Erkrankung zu minimieren. Vitamin D, B_{12} und E wiederum schützen vor Nervenschädigung und damit auch vor der häufigen Komplikation »diabetischer Fuß«, bei welcher durch eine Nervenschwächung vermehrt Entzündungen an den Füßen auftreten. Vitamin E hat zudem schützende Effekte auf die Augengesundheit von Diabetikern. Auch Thiamin (oder seine Vorstufe Benfotiamin), alleine oder gemeinsam mit B_6, vermag den Stoffwechsel an verschiedenen Stellen zu schützen und damit Komplikationen positiv zu beeinflussen. Zudem sollten Ärzte immer die Vitamine B_{12} und Folsäure im Blick behalten, denn diese können unter Diabetesbehandlung mit Metformin nicht selten erniedrigt sein und dadurch weitere Komplikationen mit sich bringen.

VITAMINE IN DER PRÄVENTION VON DIABETESKOMPLIKATIONEN

- Vitamin B_1 (alleine oder gemeinsam mit B_6)
- Folsäure
- Vitamin B_{12}
- Vitamin C
- Vitamin D
- Vitamin E

GICHT

Wir bleiben bei den Genusskrankheiten. Die Gicht, welche sich meist durch schmerzhafte Gelenke zeigt, tritt zehnmal häufiger bei Männern als bei Frauen auf. Wir wollen hier keine Stereotypen bedienen, ich erkläre lediglich die Fakten. Fakt ist auch, dass bei dieser Krankheit besonders Fleisch und Alkohol eine Rolle spielen.

Über verschiedene Wege führen diese nämlich zu einer Ansammlung der Harnsäure, die bei gesunden Menschen, Sie können es sich denken, über den Harn ausgeschieden wird. Funktioniert die Ausscheidung nicht mehr einwandfrei oder wird zu viel der Substanz aufgenommen, so kann diese sich im Verbund ablagern. Das tut sie am liebsten in den Gelenken. Anfallsartige schmerzende Entzündungen sind die Folge. Keine angenehme Sache, glauben Sie mir.

Ärzte kontrollieren daher bei Verdacht gerne den Harnsäurespiegel im Blut, im Ernstfall kann auch das auffällige Gelenk direkt untersucht werden. Findet sich Harnsäure, voilà, dann ist die Diagnose gestellt.

VITAMINE UND GICHT

Liegt eine Gicht vor, so lautet zunächst die Devise: Reduktion von Alkohol und Fleischhaltigem im Ernährungsplan anstreben.

Je nach Blutwerten und Häufigkeit der Anfälle werden Ärzte zudem eine Therapie mit Medikamenten beginnen, um die Wahrscheinlichkeit der schmerzenden Gelenke zu minimieren. Der ernährungswissenschaftlich versierte Kollege wird

!

VITAMINE BEI HYPERURIKÄMIE/GICHT

- Vitamin C

zudem die Einnahme von Vitamin C anraten. Die Substanz reduziert nämlich die Harnsäurekonzentration im Blut und kann damit die Wahrscheinlichkeit für deren Ablagerung in Gelenken minimieren.

Zwar ist es mitunter kein leichter Weg. Wer aber an allen Rädchen angreift, hat durchaus eine gute Chance, von den unschönen Gelenkentzündungen Ruhe zu bekommen.

Zusammengefasst

- Fettleibigkeit birgt die Gefahr der Vitaminunterversorgung.
- Bei Fettstoffwechselstörungen lohnt sich ein Blick auf Niacin, Vitamin C und D.
- Zur Prävention von *Diabetes mellitus* Typ 2 können Vitamin C, D und K beitragen.
- Ist *Diabetes mellitus* Typ 2 bereits ausgebrochen, so können Vitamin C, E und K interessant werden.
- Vor Diabeteskomplikationen schützen zudem Vitamin C, D, E sowie mehrere B-Vitamine.
- Bei Gicht lohnt sich ein Blick auf Vitamin C.

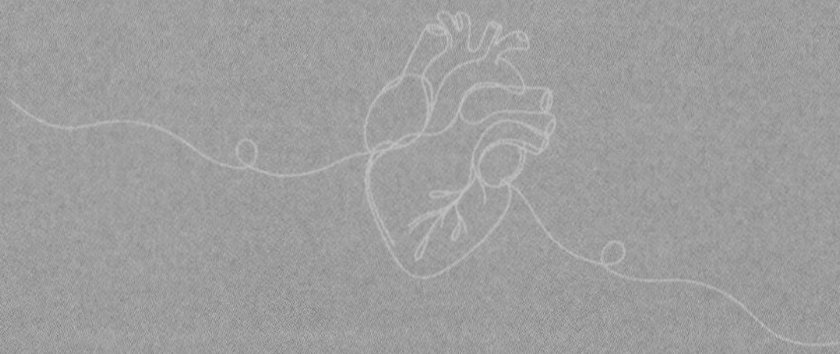

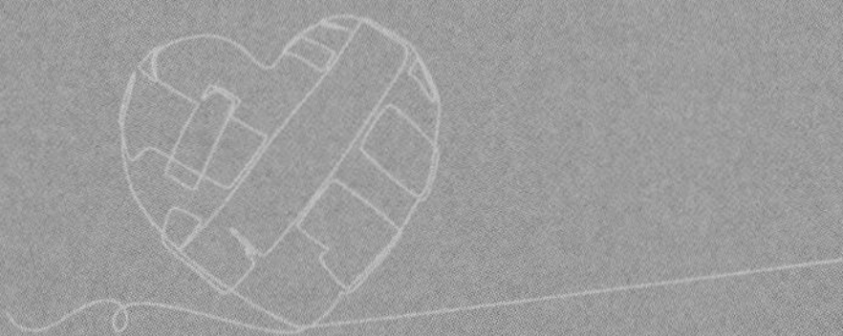

VON HERZENSANGELEGENHEITEN

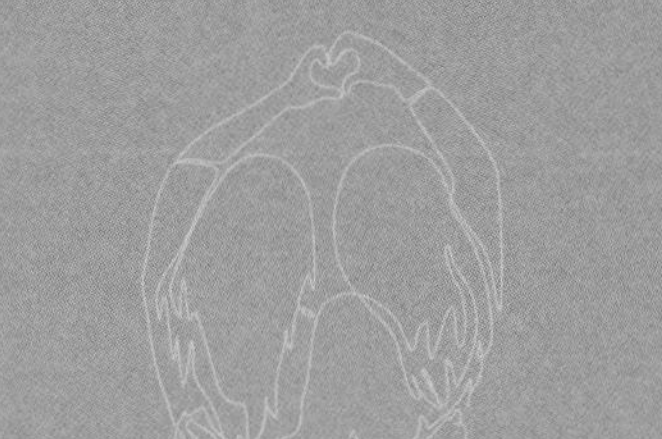

Unser Herz ist wahrlich ein durchschlagendes Organ, und mancher würde es sogar als »wichtigstes Organ unseres Körpers« bezeichnen. Immerhin pumpt der große Muskel im gesunden Zustand mit jedem Herzschlag literweise Blut im Körper herum, und zwar gleich doppelt! Parallel bewegt unser Herz die lebenswichtige Flüssigkeit zur Anreicherung mit Sauerstoff in die Lungengefäße und das nun sauerstoffreiche Blut in das große Gefäßsystem des Körpers, wo es letztendlich jede noch so weit entfernte Zelle erreichen kann. Es tut dies ganz eigenständig, hat sogar einen eigenen Mechanismus, um den Herzschlag ohne Zutun von Gehirn, Nerven oder anderen Organen sicherzustellen. Letztendlich ist das Herz im wahrsten Sinne des Wortes unsere »Lebensversicherung«, denn ohne Sauerstoff und der daraus produzierten Energie kann keine Zelle lange überleben.

Dieser Lebensversicherung nun wollen wir das nächste Kapitel widmen und uns ansehen, was die Vitamine in diesem Bereich für Potenzial haben. Alle Herzensmenschen sind herzlich eingeladen!

BLUTHOCHDRUCK

Eine in unseren Breitengraden sehr weit verbreitete Krankheit ist der Bluthochdruck. Die häufigste Form, die primäre oder essenzielle Hypertonie, entsteht dabei meist schleichend und hängt oft mit einem, sagen wir, nicht so bewussten Lebensstil zusammen. Rauchen, Alkohol, viel Kaffee oder auch die ein oder andere Genusskrankheit können die Entwicklung begünstigen. Was dabei genau in unseren Gefäßen schiefläuft, ist bis heute oft nicht klärbar.

»Moment mal«, denken Sie sich als aufmerksame Leser möglicherweise an dieser Stelle. »Sollte es in diesem Kapitel nicht um das Herz gehen?«

Recht haben Sie! Natürlich, da muss ich Ihnen zustimmen, gehören die Gefäße nicht direkt zum Herz. Nun, und das ist das große »Aber«: Sie nehmen Einfluss auf eben dieses.

Haben Sie schon einmal eine Luftmatratze aufgeblasen? Sei es im Sommerurlaub oder zur Beherbergung guter Freunde, die meisten haben auf diesem Gebiet wohl bereits ihre eigenen Erfahrungen gesammelt. Eine ganze Weile geht es ziemlich einfach, man pustet und die Matratze füllt sich immer weiter. Ab einem gewissen Punkt aber wird es immer schwieriger, nämlich dann, wenn die Matratze bereits fast voll geblasen ist. Jetzt muss man gegen einen immer größer werdenden Druck pusten. Wer sich erinnert: Das kann am Ende ganz schön anstrengend werden.

So ähnlich können Sie es sich bei unserem Herzen vorstellen. Es pumpt verlässlich unser Blut – tagein, tagaus, zumeist mit gleichbleibendem Aufwand.

Erhöht sich jetzt allerdings der Blutdruck in den Gefäßen, muss unser Herz immer mehr Kraft aufwenden, um die gleiche Menge an Blut zu transportieren. Über eine kurze Zeit ist das überhaupt kein Problem für unser starkes Organ. Wird dies aber zum Dauerzustand, so fängt unser Herz irgendwann an, seine Struktur zu verändern: Es verdickt seinen Muskel. Dies führt kurzfristig zu mehr Kraft, längerfristig aber leider zum genauen Gegenteil. Durch die dickere Wand wird das Herz nämlich uneffektiv, die Folge ist am Ende eine Herzschwäche.

Das wollen Ärzte natürlich verhindern.

VITAMINE UND BLUTHOCHDRUCK

Ihre Werte sind an der oberen Grenze des Gesunden? Oder hat Ihnen Ihr Arzt längst ein Blutdruckmittel verschrieben? Hier kommen die kleinen Helferlein ins Spiel, die zusätzlich zur herkömmlichen Medizin Abhilfe schaffen können.

Beginnen wir mit Vitamin C. Mehrere Studien legen nahe, dass unser antioxidatives Vitamin eine protektive Wirkung auf den Gefäßdruck besitzt. Über verschiedene komplizierte Mechanismen führt ein gesunder Blutspiegel oder auch die tägliche Einnahme tatsächlich zu einer Reduktion des Blutdrucks.

Auch Vitamin D kann helfen. Ein leider viel zu häufig auftretender Mangel des Vitamins ist nämlich nachweislich mit einem erhöhten Risiko für Bluthochdruck verbunden. Nehmen Patienten bei einem Mangelzustand Vitamin D ein, so verbessern sich möglicherweise auch die Blutdruckwerte.

Daneben scheint sich auch die tägliche Einnahme von Folsäure schützend auszuwirken. Niacin hat zudem durch seine gefäßerweiternde Wirkung ebenfalls positive Effekte. Wie bereits im Niacin-Kapitel auf Seite 64 angesehen, darf dieses Vitamin allerdings nur zum Einsatz kommen, wenn keine relevanten Kontraindikationen wie höhergradige Herzschwäche oder größere Blutungen im Körper bestehen.

Natürlich geht es hier eher um leichte Veränderungen. Sollte Ihr Blutdruck längerfristig immer wieder zu hoch sein und die ein oder andere Verbesserung im Lebensstil hat nicht genug Effekt gezeigt, so führt am Ende kein Weg an einem klassischen Medikament vorbei. Wir wollen Ihr Herz schließlich noch lange fit halten!

!

VITAMINE UND BLUTHOCHDRUCK

- Niacin
- Folsäure
- Vitamin C
- Vitamin D

KRANKE KRANZGEFÄSSE

Bleiben wir bei den Gefäßen, sehen uns allerdings jetzt eine besondere Gruppe unter ihnen an. Haben Sie schon einmal etwas von Herzkranzgefäßen gehört? Was genau hat es damit auf sich?

Exkurs: Ein Kranz für das Herz

Wie bereits erwähnt, pumpt unser Herz mit jedem Herzschlag unser Blut durch die Adern im Körper und sorgt dafür, dass unsere Zellen mit Sauerstoff versorgt werden. Der kleine Blutkreislauf läuft dabei vom Herzen in die Lungengefäße und wieder zurück. Der große läuft hingegen in alle Richtungen des Körpers, um die Zellen mit Sauerstoff zu versorgen, und dann über die Venen wieder zurück zum Herzen.

Preisfrage: Welches Organ haben wir bei den Kreisläufen vergessen? Richtig: das Herz selbst! Beide Kreisläufe laufen schließlich zunächst vom Herzen weg. Dabei brauchen die starken Herzmuskelzellen ebenso viel Sauerstoff, um gut zu funktionieren! Wie hat unser Körper das nun eingerichtet? Am Anfang des großen Kreislaufs gehen tatsächlich still und heimlich ein paar kleine Gefäße von der großen Pulsschlagader ab und laufen direkt um das Herz herum. Da diese dünn sind und unser Herz wie ein Netz von allen Seiten umschließen, nennen wir sie auch Herzkranzgefäße, quasi wie ein schöner Blumenkranz.

Es erklärt sich von selbst, dass diese Gefäße für unseren Körper von höchster Wichtigkeit sind, schließlich gewährleisten sie nicht weniger als den Herzschlag selbst. Eine super Sache also, in den allermeisten Fällen – wäre da nicht die Verstopfungsgefahr. Denn je feiner das Kaliber von Gefäßen, desto schneller können sie sich verschließen. Bereits ein kleiner Pfropf kann ausreichen, um ein ganzes Gefäß teilweise oder komplett dichtzumachen.

Ich denke, ich muss nicht weiter erwähnen, wie fatal ein solcher Verschluss im Herzen sein kann. Ist er nur teilweise, so bemerken Menschen dies meist durch Leistungsabfall, teilweise auch durch passagere »Herzschmerzen«, vor allem bei Anstrengung. Ist das Gefäß komplett zu, dann reichen die Beschwerden von akuten Schmerzen und Übelkeit über Luftnot bis hin zu Kreislaufversagen und Tod. Ein teilweiser Verschluss wird als koronare Herzkrankheit, kurz KHK, bezeichnet, einen kompletten nennen wir auch Herzinfarkt.

Haben Sie nun Sorge, ob mit Ihrem Herzen alles in Ordnung ist? Hat es in der Brust schon mal gezwickt oder bemerkten Sie zuletzt einen Leistungsabfall, besonders bei körperlicher Anstrengung? Dann heißt es: ab zum Arzt! Über mehrere Wege kann Ihr Herz untersucht werden, und schnell lässt sich auch sagen, woher die Beschwerden wirklich rühren. Tatsächlich gibt es eine ganze Bandbreite an Dingen, die Auslöser sein könnten. Ist es wirklich das Herz, dann sollte dies definitiv nicht übersehen werden, denn auch hier liegt ein großer Risikofaktor für eine Herzschwäche.

VITAMINE FÜR DEN HERZKRANZ

Gefäßverschlüsse entstehen zumeist durch sogenannte Plaques. Wollen Sie nun deren Bildung verhindern, so lohnt sich ein Blick Richtung Genusskrankheiten. Fettleibigkeit, Fettstoffwechselstörungen, Bluthochdruck, *Diabetes mellitus* sowie Rauchen sind nämlich die Hauptrisikofaktoren, die zur Bildung solcher Gefäßverschlüsse beitragen. Neben den Risikofaktoren, die es zu minimieren gilt, gibt es aber zum Glück auch einige Studien, die die präventive Wirkung verschiedener Vitamine zeigen. Die Rede ist hier definitiv von präventiv, also der Verhinderung der Situation. Ist diese einmal aufgetreten, hilft leider nur noch der Gang zum Kardiologen oder schlimmstenfalls in die Notaufnahme.

Wie wir uns bereits bei den Fettstoffwechselstörungen (siehe Seite 230) angesehen haben, ist Niacin eine starke Substanz, um die verschiedenen Fette im Körper ins Gleichgewicht zu bringen. Dies sollte immer unter ärztlicher Aufsicht geschehen, wir erinnern uns an die gefäßerweiternde

Wirkung bei der Hochdosistherapie. Da die Fettstoffwechselstörung ein Hauptrisikofaktor für die Plaquebildung ist, ist folglich seine Bekämpfung auch ein guter Weg der Prävention solcher Ablagerungen in den Herzkranzgefäßen. Darüber hinaus verbessert auch Vitamin C in Studien verschiedene Werte im Fettstoffwechsel und springt somit auf den gleichen Zug auf. Daneben wirken sich möglicherweise auch Vitamin A und die Carotinoide schützend aus, sie senken manchen Arbeiten zufolge direkt das Risiko für Arteriosklerose.

Drei weitere Vitamine sind interessant für die Prävention solcher Gefäßverschlüsse: Vitamin B_6, B_{12} und Folsäure. War da nicht etwas, das alle drei gemeinsam hatten? Ja, genau: den Abbau vom »bösen« Homocystein!

Vielleicht erinnern Sie sich noch aus den Kapiteln der B-Vitamine (Seite 43 bis 103): Der kleine Eiweißbestandteil wird verdächtigt, ein Risikofaktor für allerlei Krankheiten zu sein, die man definitiv nicht haben will. So auch für Arteriosklerose, welche wiederum zur Bildung von Gefäßverschlüssen beiträgt. Einfache Merkregel: Homocystein wollen wir am liebsten so schnell wie möglich loswerden. Dafür brauchen wir die drei Geschwistervitamine B_6, B_{12} und Folsäure.

!

VITAMINE ZUR PRÄVENTION DER KORONAREN HERZKRANKHEIT

- Vitamin A und Carotinoide
- Niacin
- Vitamin B_6
- Folsäure
- Vitamin B_{12}
- Vitamin C

Haben Sie zu wenig der Vitamine im Blut, scheint dies folglich die Bildung von Plaques zu begünstigen. Am besten also, Sie achten auf einen ausreichenden Blutspiegel, um Ihren Herzkranz möglichst gesund zu halten.

Damit haben wir uns nun die beiden Hauptrisiken für eine Herzschwäche angesehen. Was passiert aber nun, wenn alles nichts geholfen hat und eine solche trotzdem ausgebrochen ist?

VOM MÜDEN HERZEN

Eigentlich ist unser Herz ein gewieftes Organ und lässt sich nicht so leicht aus der Ruhe bringen. Wechselnde Umstände ist es gewöhnt: Nicht zufällig haben Sie in Ruhe einen langsameren Puls als beim Marathon laufen. Der Körper übermittelt dem Herzen den äußeren Zustand, und schon reagiert es, blitzschnell. Es kann wahlweise schneller oder langsamer schlagen, entspannt oder mit großer Kraft. Es murrt nicht, es ist stets ein verlässlicher Partner.

Es muss schon eine ganze Reihe an Dingen passieren, um unser durchschlagendes Organ aus der Ruhe zu bringen. Jahrelang erhöhter Gefäßwiderstand zum Beispiel oder eben eine verminderte oder ganz unterbrochene Blutversorgung.

Wird das Herz über Jahre hinweg stärker gefordert oder wird die Energiequelle der Herzzellen abgeschnitten, so kann es eben doch passieren, dass unser lebenswichtiges Organ aus dem Gleichgewicht gerät. Über verschiedene Mechanismen, unter anderem den der Muskelverdickung, kann das Herz oft noch eine Weile kompensieren. Es tut sein Bestes, weiterhin die gewünschte Menge Blut zu pumpen, den erhöhten Energiebedarf stellt es notdürftig bereit – bis auch die Kompensation nicht mehr ausreicht. Unser Herz wird müde, und seine Kraft lässt nach.

Wird die Pumpleistung unseres Herzens schwächer, so beginnt sich mit der Zeit Flüssigkeit in unserem Körper zurückzustauen, sei es im kleinen Kreislauf, also der Lunge, oder im großen, was Patienten meist durch geschwollene Beine bemerken. Leider gibt es bis jetzt neben einer Transplantation keinen anderen Weg, eine solche Schwäche rückgängig zu machen. Man kann den Körper lediglich durch Medikamente in seiner Herzschwäche etwas »aufwecken«.

VITAMINE FÜR EIN MÜDES HERZ

Und unsere Vitamine? Auch diese können leider keine Wunder vollbringen. Nichtsdestotrotz lohnt es sich, neben der herkömmlichen Behandlung auch einen Blick auf die kleinen Helferlein zu werfen.

Zunächst ist das gute alte Vitamin D erneut von Interesse. Forschungsarbeiten konnten bei gesundem Blutspiegel ein niedrigeres Risiko für Herzschwäche nachweisen. Auch ein Mangel an Vitamin B_1 oder B_6 kann möglicherweise eine Herzschwäche auslösen.

Ist das Herz bereits geschwächt, so lohnt sich ebenfalls ein Blick auf die B-Geschwister. Insbesondere Vitamin B_6, Folsäure und B_{12} können einer Studie zufolge möglicherweise ein müdes Herz entlasten.

VITAMINE IN DER PRÄVENTION

- Vitamin B_1
- Vitamin B_6
- Vitamin D

VITAMINE BEI HERZSCHWÄCHE

- Vitamin B_1
- Vitamin B_6
- Folsäure
- Vitamin B_{12}

Auch durch regelmäßige Zufuhr von Vitamin B_1, insbesondere wenn vorher ein Mangel bestand, lässt sich das Herz stärken. Da klassische Medikamente gegen die Herzschwäche einen solchen Mangel auslösen können, lohnt es sich besonders, die Substanz im Blick zu behalten, um keine Negativspirale zu riskieren.

Neben der Kraft gibt es noch einen weiteren Bereich im Herzen, der durcheinandergeraten kann. Schließlich ist unser Brustorgan nicht nur stark, sondern zumeist auch durchaus taktvoll!

EIN HERZ AUSSER TAKT

Wer schon mal seinen Herzschlag gefühlt hat, konnte im Idealfall ein rhythmisches »Bum-Bum« vernehmen. Warum aber schlägt das Herz eigentlich so synchron?

Wie wir uns bereits auf Seite 242 angesehen haben, versorgt unser Herz zwei Kreisläufe. Es hat also quasi zwei Aufgaben, welche wiederum voneinander abhängen: Erst durch die Anreicherung des Blutes mit Sauerstoff im kleinen Lungenkreislauf ist das Herz nachfolgend in der Lage, im großen Kreislauf den Körper mit dem Gas zu versorgen. Um diese komplexe Aufgabenkombination auszuführen, hilft letztendlich nur eins: äußerste Disziplin.

Damit parallel alles ablaufen kann, ist ein rhythmisches Zusammenziehen und Entspannen unausweichlich. Völlig synchron. Anders würde es rein mechanisch tatsächlich nicht funktionieren.

Der Takt ist dabei letztendlich genauso wichtig wie die Kraft des Herzens, denn bei Rhythmusproblemen leidet schnell auch die Pumpleistung. Dies ist auch der Grund dafür, dass Mediziner sich so gerne und häufig EKGs ansehen, denn die Berge und Täler zeigen genau das: ob Ihr Herz synchron schlägt. Sie ahnen es, auch hier läuft es nicht bei allen Patienten rund. Leider kommt es immer mal wieder dazu, dass ein Herz plötzlich aus dem Takt gerät.

Im besten Falle sind lediglich kleine Verwirbelungen die Folge, das Herz schlägt weiterhin relativ synchron und pumpt die gewünschte Menge Blut. Gerät ein Herz aber völlig aus dem Rhythmus, so ist mitunter Notaufnahme angesagt. Jetzt geht es wortwörtlich um Leben und Tod.

Kommt es zu einem solchen Zustand, so hilft freilich kein Vitamin der Welt. Hier muss ein Notfallarzt her, der mit starken chemischen Substanzen zu hantieren weiß.

VITAMINE UND DER TAKTGEBER

In der Prävention existiert allerdings eine Substanz, die in speziellen Situationen den Taktgeber offensichtlich zu unterstützen weiß. Die Rede ist von

!

WICHTIGE VITAMINE ZUR PRÄVENTION VON HERZRHYTHMUSSTÖRUNGEN NACH HERZ-OPS

- Vitamin C

Vitamin C. Einer Studie zufolge kann die Einnahme von Ascorbinsäure vor und nach einer Herz-OP im Nachhinein das Risiko für spezielle Herzrhythmusstörungen senken.

Verfügen Sie über ein krankes Herz, steht Ihnen vielleicht sogar eine Operation bevor, so sollten sie definitiv über die Supplementation von Vitamin C nachdenken. Ihr Herz wird es Ihnen sicher danken.

Zusammengefasst

- Bei Bluthochdruck sind Niacin, Folsäure, Vitamin C und D hilfreich.
- Vor kranken Kranzgefäßen schützen Vitamin A, Carotinoide, so manche B-Geschwister und Vitamin C
- Vor einem müden Herzen schützt Vitamin D, B_1 und B_6.
- Um das Herz zu stärken, können Vitamin B_1, B_6, Folsäure und B_{12} interessant sein.
- Vor Rhythmusstörungen nach Herz-OPs schützt Vitamin C.

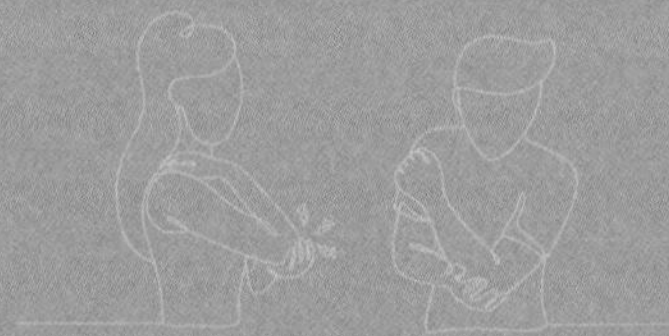

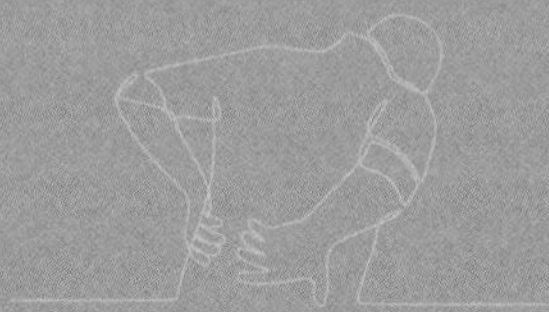

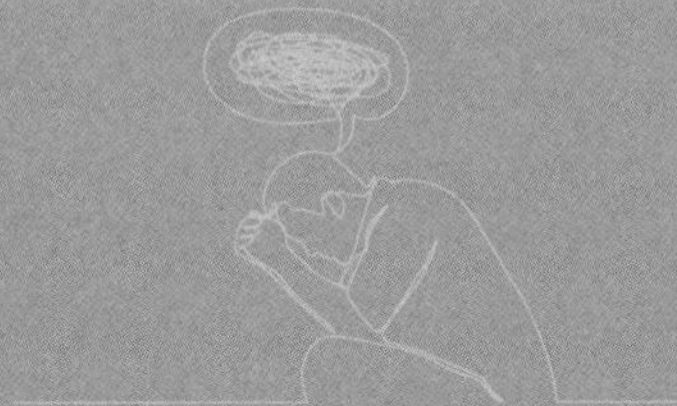

VON SCHMERZENS-ANGELEGEN-HEITEN

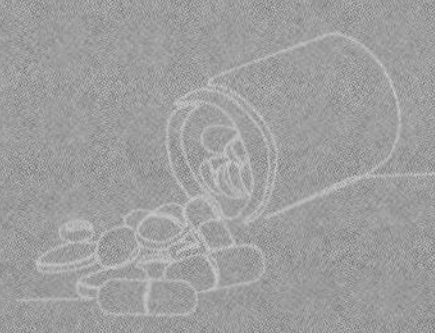

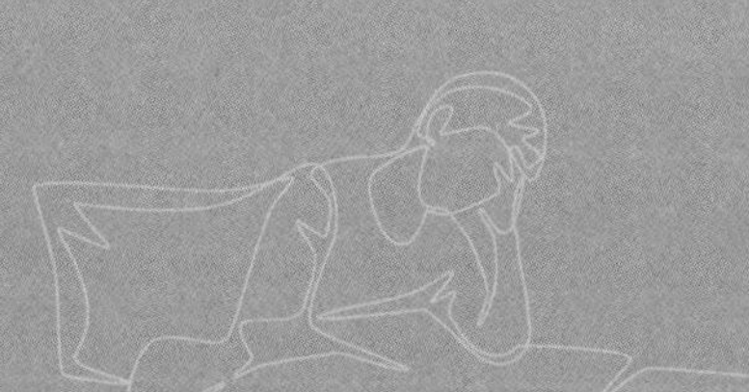

Schmerz kennen wir alle. Jeder hat ihn schon mal verspürt, die wenigsten finden allerdings Gefallen an dem Gefühl. Im Gegenteil, meist wird er als sehr unangenehm empfunden. Da fragen Sie sich vielleicht: Warum tut uns unser Körper eigentlich so etwas an?

DIE SACHE MIT DEM SCHMERZ

Tatsächlich ist es so: Ob ein kleiner Piks beim Gemüseschneiden oder die Schmerzen nach einem Bruch, es handelt sich zunächst einmal um eine wichtige und gesunde Reaktion. Ja, richtig gehört: Schmerz ist »gesund«. Verstehen Sie mich nicht falsch, Schmerz ist nicht schön und wir möchten, dass er so schnell wie möglich aufhört. So unschön das Gefühl aber auch ist, so wichtig ist seine Funktion für unseren Körper.

Dies zeigt sich eindrücklich bei Menschen mit der seltenen Störung, keinen Schmerz wahrnehmen zu können. Weder Heckenscheren noch Nägel auf dem Boden können ihnen gefühlt etwas anhaben. Sie könnten ihre Hand minutenlang auf der heißen Herdplatte liegen lassen und hätten dabei kein unangenehmes Gefühl.

Nehmen wir nicht wahr, wenn wir in einen Nagel getreten sind, so kann dies schlimme Folgen haben: Nicht verarztet wird sich die Wunde schnell infizieren, der Nagel sich womöglich immer weiter bohren und Strukturen wie Muskeln und Nerven verletzen. Patienten mit einer solchen seltenen Krankheit tappen folglich leicht in eine Falle nach der nächsten und müssen höllisch aufpassen, keinen Schaden davonzutragen.

Sehen Sie es also lieber so: Sie können Ihrem Körper dankbar sein, dass Sie Schmerz wahrnehmen können. Schmerz will uns nämlich nicht ärgern, er ist vielmehr ein Schutzmechanismus. Er zeigt uns, wenn Gefahr besteht, um diese so schnell wie möglich abzuwenden.

Für Mediziner ist Schmerz nicht gleich Schmerz. Nicht umsonst fragen sie gerne ihre Patienten aus: Wo ist der Schmerz, seit wann besteht er, wie fühlt er sich genau an? Stechend, brennend, stumpf? Glauben Sie mir, das passiert nicht aus Neugierde. Vielmehr verraten diese Informationen, um welche Schmerzart es sich handelt.

Schmerzarten gibt es nämlich mehrere. Je nachdem können Reize über die Haut ursächlich sein, gleichzeitig sind aber auch Nerven oder sogar die inneren Organe nicht selten Schuld an dem unangenehmen Gefühl. Richtig komplex wird es dann, wenn ein Organschmerz sich über einen Schmerz auf der Haut ausdrückt, so wie es zum Beispiel beim Herzinfarkt der Fall sein kann.

Auch die zeitliche Komponente spielt für die Behandlung eine große Rolle. Kurzfristige Schmerzen bedienen die Schutzfunktion, hier müssen Sie selbst oder, wenn schwerwiegender, ausgebildete Therapeuten ans Werk, um die Ursache zu beheben. Bei kleinen Verletzungen reicht oft schon ein Pflaster, um die Stelle vor Infektionen zu bewahren. Ein größerer Schnitt wiederum muss genäht werden, eine Verbrennung versorgt, damit die Haut schnell wieder heilen kann. Damit ist in den allermeisten Fällen der Schmerz dann auch gebannt, denn sobald alles wieder verheilt ist, hat er seine Schutzfunktion verloren.

Anders sieht es aus, wenn Schmerz sich verselbstständigt. Durch komplizierte Verschaltungen in Körper und Gehirn kann es passieren, dass ein Schmerz bestehen bleibt, obwohl die Gefahr vielleicht bereits gebannt ist. Wir sprechen dann von chronischem Schmerz.

CHRONISCHE SCHMERZEN

Chronischer Schmerz, per Definition ein Fortbestehen des unangenehmen Gefühls über drei Monate, ist leider ein großes Problem in unserer heutigen Medizin. Viel zu häufig hat man es in der Hausarztpraxis mit Menschen zu tun, die schon seit langer Zeit von Schmerzen geplagt werden. Dies kann der

Fall sein, wenn eine Problematik schwer behebbar ist. Gleichzeitig gibt es aber auch chronische Schmerzen, welche offensichtlich ihren ursprünglichen Schutzcharakter verloren haben. Aber wie kann es überhaupt so weit kommen?

Schmerz wird prinzipiell an dem Ort wahrgenommen, der gefährdet oder verletzt ist. Dabei wird unser Körper alles als »gefährlich« melden, was die Gesundheit gefährdet, zum Beispiel starke Hitze oder Kälte auf der Haut, Gewalteinwirkungen oder auch eine gestörte Blutzufuhr zu inneren Organen. Die Schmerzsignale werden dann über Nervenbahnen bis zu unserem Gehirn weitergeleitet.

Auf diese Weise wird unsere Schmerzwahrnehmung bereits vor Eintreffen in unser Kopforgan mehrfach verschaltet und modifiziert. Im Gehirn angekommen durchläuft die Information dann abermals mehrere Schaltkreise, über welche die Signale verarbeitet und bewertet werden. Erst jetzt entsteht für uns das Gefühl: »Hier tut etwas weh!«

Die bewusste Wahrnehmung von Schmerz passiert also nicht direkt im Gewebe, sondern im Gehirn. So kompliziert die Verschaltungen sind, so viel kann leider auch schieflaufen. Läuft über einen längeren Zeitraum einiges schief, so kann unser Körper beginnen, Schmerz wahrzunehmen, wo eigentlich gar keiner mehr sein sollte. Die Schutzfunktion ist aufgehoben, das Gewebe ist gesund, und trotzdem leiden die Patienten weiterhin unter dem unschönen Gefühl.

Leider gibt es bisher nicht »das Medikament«, welches die Problematik kurieren kann. Nicht umsonst gibt es ganze medizinische Zentren, die sich nur mit der Symptomatik des chronischen Schmerzes auseinandersetzen. Starke Schmerzmittel sind oft sehr nebenwirkungsbehaftet, selbst psychologische und psychiatrische Therapien werden heutzutage angewendet, um die Situation langfristig geplagter Patienten zu verbessern. Dabei wird oft keine Schmerzfreiheit angestrebt, vielmehr liegt der Fokus darauf, die Situation für die Patienten erträglicher zu machen.

Wir können nur weiter auf bahnbrechende Ergebnisse in der Forschung hoffen. Aber vielleicht helfen uns ja auch die Vitamine ein klein bisschen über die Wartezeit hinweg?

VITAMINE UND SCHMERZ

Tatsächlich gibt es mehrere Vitamine, die Studien zufolge Einfluss auf die Schmerzverarbeitung und damit den Übeltäter der Problematik nehmen. So lässt sich bei Patienten mit längerfristigem Schmerz häufig ein Vitamin-D-Mangel feststellen. Diesen auszugleichen kann die Problematik möglicherweise verbessern, wobei hier nicht alle Studien zum gleichen Ergebnis kommen. Auch Vitamin C zeigt eine schmerzlindernde Wirkung. Daneben sind auch die B-Vitamine von Belang. Insbesondere die drei Substanzen B_1, B_6 und B_{12} zeigen über verschiedene Mechanismen schmerzlindernde Wirkungen.

Zu hoch möchte ich die Erwartungen allerdings nicht schrauben: Leider ist kein Vitamin in der Lage, die Schmerzen aufzulösen. Spätestens wenn der Alltag eingeschränkt wird, sollten Sie sich definitiv Hilfe beim Spezialisten suchen, welcher über verschiedene Wege Einfluss auf das unschöne Gefühl nehmen kann. Vitamine können hier lediglich eine Linderung verschaffen. Insbesondere bei stärkeren Medikamenten sollte die Einnahme der Helferlein immer mit dem behandelnden Arzt abgestimmt werden.

WICHTIGE VITAMINE BEI CHRONISCHEN SCHMERZEN

- Vitamin B_1
- Vitamin B_6
- Vitamin B_{12}
- Vitamin C
- Vitamin D

So viel zur allgemeinen Schmerzverarbeitung. Jetzt wollen wir uns ein paar Schmerzkrankheiten zuwenden, die in der Bevölkerung leider besonders häufig anzutreffen sind.

Rückenschmerz

Rückenschmerzen sind leider nicht selten, und nicht selten stellen sie für Patienten einen hohen Leidensdruck dar. Neben akuten Schmerzen wie dem klassischen »Hexenschuss« kommt es leider viel zu häufig vor, dass der Rücken langfristig Probleme bereitet. In der Hausarztpraxis haben sich hier einige Behandlungsmethoden etabliert wie die Schmerzmedikation, lokale Spritztherapien oder auch die Akupunktur. Daneben können auch Vitamine auf das schmerzhafte Krankheitsbild Einfluss nehmen.

Vitamine bei akuten Rückenschmerzen

Beginnen wir mit dem akuten Problem à la »Ich habe mich gestern verhoben« oder »mein Kreuz schon wieder!«. Studien zu akutem Rückenschmerz zeigen eindrücklich, wie die Einnahme von Vitamin B_1, B_6 und B_{12} in Kombination den Gebrauch von Schmerzmitteln drastisch senken kann. Zudem scheint ein niedriger Vitamin-C-Wert im Blut die Entstehung der Schmerzen zu begünstigen.

!

VITAMINE BEI AKUTEM RÜCKENSCHMERZ

- Vitamin B_1
- Vitamin B_6
- Vitamin B_{12}
- Vitamin C

Vitamine bei chronischen Rückenschmerzen

Daneben wollen wir uns auch dem chronischen Rückenschmerz zuwenden. So zeigt Vitamin B_{12} bei regelmäßiger Infektion in den Muskeln eine Reduktion des unangenehmen Gefühls sowie auch der verbrauchten Schmerzmittel. Niedrige Blutkonzentrationen von Vitamin D, C und Carotinoiden sind darüber hinaus häufig mit der Problematik verbunden. Daneben können auch

VITAMINE BEI CHRONISCHEM RÜCKENSCHMERZ

- Carotinoide
- Vitamin B_{12}
- Vitamin C
- Vitamin D
- Vitamin-B-Komplex

B-Vitamine als Komplex helfen, indem sie die Wirkung schmerzlindernder Medikamente verbessern.

Fibromyalgie

Bei einer Fibromyalgie, einem chronischen Schmerzsyndrom, welches ebenso häufig mit Rückenschmerzen einhergeht, zeigt sich zudem Vitamin D vielversprechend. Bei regelmäßiger Einnahme des Vitamins ließ sich ein Rückgang der Schmerzen nachweisen, insbesondere, wenn vorher ein Mangel bestand.

Neben dem Rücken können Schmerzen natürlich auch andere Bereiche in unserem Körper betreffen. Nicht selten kommt es leider in der Praxis vor, dass Gelenke anfangen, sich zu beschweren.

VITAMINE BEI FIBROMYALGIE

- Vitamin D

ARTHROSE

Gerade in älteren Semestern, aber auch zunehmend bei jungen Patienten, stellt die Arthrose einen häufigen Grund für chronische Schmerzen dar. Sehen wir uns die Problematik doch einmal aus der Nähe an!

Gelenke sind die Strukturen, welche uns davor schützen, beständig zu schrumpfen. Stellen wir uns einmal kurz vor, es gäbe sie nicht. Knochen würde bei jeder Bewegung auf Knochen reiben. Ähnlich zweier Steine in einem reißenden Bach würden sich die beiden mit der Zeit immer weiter abreiben. Was am Ende übrig bleibt, ist Sand. Damit dies nicht mit uns passiert, haben wir also die Gelenke. Durch verschiedene Strukturen wie Knorpel, Bänder, Gelenkflüssigkeit und Kapsel stellen sie die Schutzschicht für Knochen da. Am wichtigsten ist hier der Knorpel: Auf der gallertartigen Struktur liegen die Knochen direkt auf. Er verhindert also, dass durch mechanische Einwirkung Schäden entstehen. So lange er selbst gesund ist.

Bei Arthrose nun ist der Knorpel selbst beansprucht. Wie aber kann es so weit kommen?

Steinzeitmenschen hatten selten Arthrosen

Knorpel ist prinzipiell ein sehr starkes und beanspruchbares Material. Bereits in der Steinzeit stellte es sicher, dass die Menschen aufrecht und ohne Abnutzungen der Knochen durch die Welt marschierten. Zu diesen Zeiten gab es Arthrosen wahrscheinlich selten.

Was also ist heute anders? Was gab es vor Jahrtausenden eher nicht? Fertigpizza. Auch Spielekonsolen und Kaffees. Sagen wir es so, wie es ist: Die Steinzeitmenschen waren in der Regel eher selten übergewichtig, dafür aber umso sportlicher. Und noch etwas kommt dazu: Sie wurden auch selten richtig alt.

Darauf ist unser Körper also, entwicklungsgeschichtlich betrachtet, einfach nicht vorbereitet. Ist ein Mensch gesund und jung, so funktionieren die Gelenke prächtig, und selten werden hier Schmerzen entstehen (abgesehen von akuten Verletzungen). Leidet ein Patient allerdings an Übergewicht und Bewegungsmangel oder hat bereits ein höheres Alter erreicht, so beobachten Mediziner leider immer wieder solche Gelenkstörungen. Daneben können auch Fehlbelastungen oder Fehlstellungen der Knochen zu Arthrosen führen.

Was passiert nun im Gelenk? Ein überlasteter Knorpel schafft es irgendwann nicht mehr, die starken, wirkenden Kräfte auszugleichen, und beginnt, sich selbst umzubauen und abzunutzen.

Wird die schützende Struktur nun immer dünner, so entsteht für unseren Körper Gefahr: die Gefahr, dass irgendwann doch zwei Knochen direkt aufeinandertreffen. Wie nun übersetzt er diese Gefahr? Natürlich: als Schmerz.

Mit dem Wissen, das Sie jetzt haben, können Sie sich einfach erklären, was die effektivsten Maßnahmen gegen Arthrose sind: ein gesundes Gewicht, genug körperliche Bewegung, Gelenkfehlstellungen und Brüche so schnell wie möglich behandeln. Halten Sie diese Dinge ein, so können Sie mit etwas Glück bis ins hohe Alter von Arthrosen verschont bleiben.

Ist die Abnutzung aber erst einmal da, wird es schwieriger. Gelenkknorpel kann unser Körper nämlich nicht wieder aufbauen. Ist er einmal abgenutzt, so können wir lediglich versuchen, den Vorgang zu verlangsamen oder abzubrechen. Am besten klappt dies wiederum über Gewichtsreduktion und mehr Bewegung. Wird die Arthrose sehr schmerzhaft, so kommen zudem Behandlungen wie Physiotherapie, Akupunktur oder auch Einlagen zum Einsatz. Auch Schmerzmittel werden in der Praxis häufig verschrieben. Hilft alles nichts, so wird am Ende leider nicht selten sogar ein kompletter Gelenkersatz nötig.

Vitamine und das gereizte Gelenk

Wer zusätzlich sich und seinem Gelenk etwas Gutes tun will, kann auch auf Vitamine setzen. Zunächst gibt es mehrere Vertreter, die präventiv wirksam werden. So senkt ein gesunder Vitamin-K-Haushalt im Blut nachweislich das Risiko, eine Arthrose zu entwickeln. Passend dazu scheinen Vitamin-K-Hemmer, wie wir sie uns bereits im zweiten Kapitel angesehen haben (Seite 170), das Risiko für die Erkrankung zu erhöhen. Auch Homocystein scheint darüber hinaus wieder eine Rolle zu spielen: Eine Studie zeigt die protektive Wirkung von Folsäure und Vitamin B_{12} auf die Entwicklung von Arthrosen, was durch die Senkung des Stoffwechselzwischenproduktes erklärt wird. Da Vitamin D bei Arthrosepatienten häufig erniedrigt ist, postuliert eine Studie mögliche präventive Effekte eines gesunden Blutspiegels. Auch Vitamin C kann einer Studie zufolge bei regelmäßiger Einnahme das Erkrankungsrisiko herabsetzen.

Ist die Krankheit bereits da, so werden B-Vitamine interessant. Insbesondere eine Injektion von B_1, B_6 und B_{12} in Kombination kann die Wirkung einer gängigen Schmerzmedikation bei Arthrose verbessern. Die Einnahme von Vitamin D wiederum vermag die Schmerzhaftigkeit der erkrankten Gelenke zu reduzieren, insbesondere, wenn vorher ein niedriger Blutspiegel nachgewiesen wurde. Und auch das antioxidativ wirksame Vitamin E hat möglicherweise Potenzial: Laut Studien verlangsamt es über verschiedene Wege das Fortschreiten einer bereits vorhandenen Arthrose, wobei nicht alle Arbeiten hier zum gleichen Ergebnis kommen.

!

VITAMINE IN DER PRÄVENTION VON ARTHROSE

- Folsäure
- Vitamin B_{12}
- Vitamin C
- Vitamin D
- Vitamin K

VITAMINE BEI ARTHROSE

- Vitamin B_1
- Vitamin B_6
- Vitamin B_{12}
- Vitamin D
- Vitamin E

Wie Sie sehen, können Sie an verschiedensten Schräubchen drehen, um Ihrem Körper im Schutz gegen Arthrosen zu unterstützen. Das Wichtigste ist hier immer: »dranbleiben«. Denn es handelt sich um einen langsam fortschreitenden Prozess, dem man nur durch eine langfristige Veränderung entgegenwirken kann.

Jetzt aber genug von Gelenken, wenden wir uns einem anderen Bereich zu: dem Kopf. Wer von uns kennt es nicht, das unangenehme Gefühl im Oberstübchen?

KOPFSCHMERZ

Kopfschmerzen sind in der Bevölkerung weit verbreitet und stellen nicht selten auch den Grund für eine Krankschreibung dar. Die Ursachen reichen dabei von einfachem Stress, zu wenig Trinken über genetische Komponenten bis hin zu schwerwiegenden Dingen wie Kopfverletzungen. Bis heute sind dabei die gängigen Formen wie Spannungskopfschmerz oder Migräne in ihren Ursachen noch nicht komplett erforscht und verstanden.

Nicht selten leiden Betroffene periodisch an Kopfschmerzen, also unter besonderen Lebensumständen. Meist geht der Schmerz dann nach ein paar Stunden oder spätestens Tagen so schnell wieder, wie er gekommen ist. Daneben kommt es aber auch immer wieder vor, dass Patienten über einen längeren Zeitraum an starken Kopfschmerzen leiden. Hier wird eine Arztvorstellung nötig, um schwerwiegende Ursachen auszuschließen.

Vitamine und Kopfschmerzen

Leiden Sie öfters unter Kopfschmerzen, so sollten Sie im Zweifelsfall also mit Ihrem Arzt des Vertrauens sprechen. Parallel dazu müssen wir aber auch unsere Stars dieses Buches nicht komplett außer Acht lassen.

So begünstigt ein Mangel an Vitamin D nachweislich die Entwicklung von Kopfschmeren generell, während die Supplementation des Vitamins möglicherweise Häufigkeit und Intensität der Krankheit reduzieren kann.

> **!**
>
> ### VITAMINE BEI KOPFSCHMERZEN
>
> - Vitamin D

Vitamine bei Migräne

Daneben gibt es einige Forschung, die sich mit der Vitaminwirkung auf Migräne, eine spezielle Kopfschmerzform, auseinandersetzt. So zeigt sich zum Beispiel, dass die regelmäßige Einnahme von Vitamin B_2 die Häufigkeit, Dauer und Intensität der Schmerzen deutlich verringern kann. Sogar in der Migräne-Leitlinie für Ärzte kommt die Substanz mittlerweile vor. Auch lohnt sich ein Blick auf die anderen Familienmitglieder: Sowohl B_1, B_6, B_{12} als auch die

> **!**
>
> ### VITAMINE BEI MIGRÄNE
>
> - Vitamin B_1
> - Vitamin B_2
> - Vitamin B_6
> - Folsäure
> - Vitamin B_{12}
> - Vitamin D

Folsäure, alleine und in Kombination, scheinen in Therapie und Prophylaxe der Erkrankung wirksam zu sein. Zudem hat auch Vitamin D einen Einfluss, denn die Anzahl der Anfälle ließ sich bei regelmäßiger Einnahme über mehrere Monate nachweislich verringern, besonders bei vorbestehendem Vitamin-D-Mangel.

Wie Sie sehen, werden bei dieser speziellen Form des Kopfschmerzes gleich mehrere Vitamine interessant. Hier lohnt es sich also definitiv, einen Blick in Richtung der kleinen Nährstoffe zu werfen.

Zusammengefasst

- Bei chronischen Schmerzen generell können Vitamin B_1, B_6, B_{12} sowie C und D interessant werden.
- Bei akuten Rückenschmerzen können Vitamin B_1, B_6, B_{12} und Vitamin C hilfreich sein.
- Bei chronischen Rückenschmerzen achten Sie besonders auf Carotinoide, Vitamin C und D, zudem sind B-Vitamine interessant.
- Bei Fibromyalgie und Kopfschmerz generell lohnt es sich, auf Vitamin D zu achten.
- Eine Vielzahl an Vitaminen sagt der Arthrose und der Migräne den Kampf an.

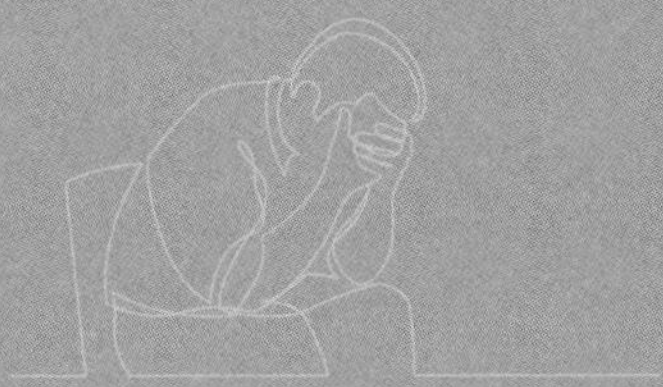

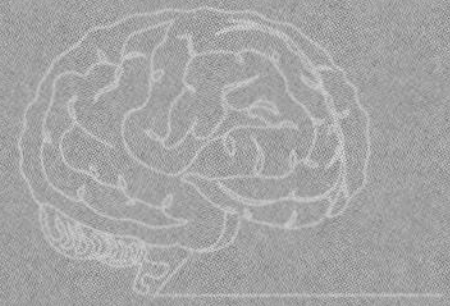

VON NERVIGEN NERVEN

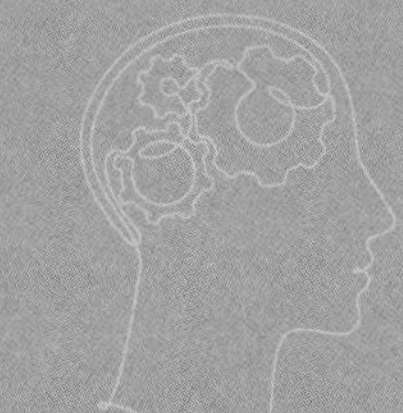

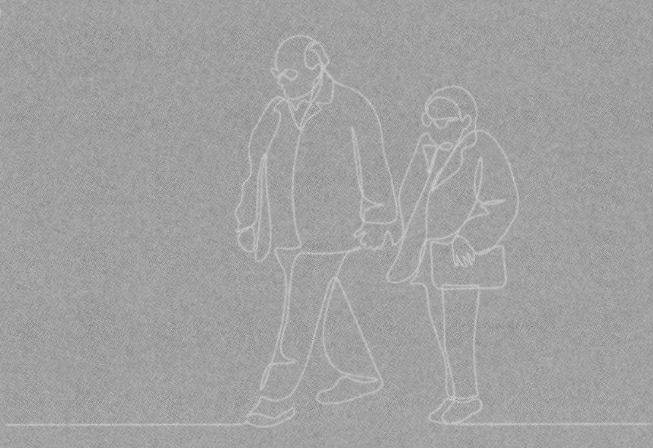

Bleiben wir beim Kopf. Sicher wissen Sie alle, welches lebenswichtige Organ sich in diesem Bereich befindet? Richtig, unser Gehirn. Um das Gehirn im Großen und Ganzen sowie seine »Anhänge« (Nerven und Rückenmark) soll es in diesem Kapitel gehen.

So wichtig unser Nervensystem ist, so viel kann in diesem Bereich leider auch schieflaufen. Nicht umsonst widmen sich gleich zwei Fachdisziplinen nur diesem Gebilde: die Neurologie und die Psychiatrie.

Ich sage es so, wie es ist: Man könnte an dieser Stelle sehr leicht ausufern. Man könnte wohl ein eigenes Buch nur über Nervenkrankheiten schreiben. Um Sie nicht völlig zu überfrachten, habe ich mir daher fünf besonders häufige Krankheiten aus diesem Bereich ausgewählt. Vorhang auf für die Top 5 der nervigen Nervenkrankheiten!

PARKINSON

Der Begriff Parkinson bezeichnet in der Medizin eine Krankheit, die grundsätzlich unsere Bewegungsabläufe beeinflusst. Ursache dafür ist eine gestörte Verschaltung im Gehirn. Aber was läuft hier eigentlich so schief im oberen Stübchen?

Wie Parkinson entsteht

Wollen wir uns bewegen, zum Beispiel unsere Hand zur Kaffeetasse, so muss unser Gehirn einiges an Arbeit vollbringen. Mehrere Muskeln müssen koordiniert werden, abgestimmt mit unserem Gleichgewicht. Bevor die Bewegungsinformation an die Muskeln fortgeleitet wird, muss der Plan mehrmals verschaltet und feinjustiert werden. Bei Letzterem hilft ein spezielles Areal im Gehirn kräftig mit: die sogenannten Basalganglien. Damit geplante Bewegungen harmonisch sind und nicht abgehackt, hat dieses Zentrum die Möglichkeit, noch mal koordinierend einzugreifen, Teile zu verstärken oder abzuschwächen. Genau in diesem Bereich nun spielt sich manchmal ein Drama ab. In seltenen Fällen kann es nämlich vorkommen, dass ein wichtiges aktivierendes Zentrum nicht mehr richtig funktioniert. Was ist die Folge? Patienten wirken in ihren Bewegungen starr, bekommen eine Fallneigung. Die Muskulatur wird steif, die Beweglichkeit herabgesetzt. Paradoxerweise beginnen oft zusätzlich die Hände unaufhörlich zu zittern. Genau diesen Zustand bezeichnen Mediziner als Parkinson.

Ist die Krankheit ausgebrochen, so gibt es zu Beginn erst einmal gute Medikamente. Hier kann eine ganze Weile Abhilfe geschaffen werden. Bei weiterem Fortschreiten wird es aber leider schwieriger. Mehrere verschiedene Mittel können nun zum Einsatz kommen. Am Ende wird teilweise sogar das Einsetzen von Elektroden ins Gehirn notwendig, um vor weiterer Verschlimmerung zu schützen.

Wie sieht es nun in Bezug auf Parkinson mit unseren Vitaminen aus?

VITAMINE IN DER PRÄVENTION

Mehrere kleine Stoffe vermögen es, Sie vor der Krankheit zu beschützen. So scheint eine ungenügende Versorgung der Vitamine B_1, E und Niacin das Risiko für Parkinson zu erhöhen. Bei Vitamin E scheinen auch Supplemente schützend zu sein, bei den anderen antioxidativen Substanzen sind diese als Präventivmaßnahme bisher umstritten.

Erneut hat auch das »böse« Homocystein seine Finger im Spiel: So scheint ein erhöhter Blutspiegel ebenfalls das Risiko für Parkinson zu erhöhen. Wir erinnern uns: Vitamin B_6, B_{12} und Folsäure vermögen es, die Substanz zu

VITAMINE IN DER PRÄVENTION

- Vitamin B_1
- Niacin
- Vitamin B_6
- Folsäure
- Vitamin B_{12}
- Vitamin E

senken. Ausreichend Vitamine im Blut senken somit ebenso die Wahrscheinlichkeit, an Parkinson zu erkranken.

VITAMINE UND PARKINSON

Beginnen wir beim beliebten Vitamin D. Ist genug der Substanz im Blut vorhanden, so zeigen sich mildere Parkinsonverläufe mit einer reduzierten Fallneigung, gleichzeitig wird das Fortschreiten der Krankheit verlangsamt. Forschungsansätze postulieren zudem durch spezielle Dosierungen eine krankheitsverlangsamende Wirkung durch Vitamin E, wobei diese bisher insgesamt umstritten ist. Vitamin B_2 und Niacin wiederum scheinen bei täglicher Einnahme die Motorik der Probanden zu verbessern. Bei B_2 wurde dies in Kombination mit dem Verzicht auf rotes Fleisch festgestellt.

Auch B_6, Folsäure und B_{12} scheinen über die Reduktion von Homocystein möglicherweise die Krankheit positiv zu beeinflussen und haben somit therapiebegleitend Potenzial.

VITAMINE BEI PARKINSON

- Vitamin B_2
- Niacin
- Vitamin B_6
- Folsäure
- Vitamin B_{12}
- Vitamin D

VITAMINE BEI L-DOPA-THERAPIE

- Vitamin B_6
- Vitamin B_{12}
- Folsäure
- Vitamin C

Daneben können die Vitamine auch zusätzlich zur Behandlung mit L-Dopa sinnvoll sein – einem klassischen Parkinsonmedikament. Vitamin C zum Beispiel verbessert nachweislich dessen Aufnahme, was zu einem besseren Ansprechen auf das Medikament führt. Da L-Dopa ebenfalls zu einem erhöhten Homocystein-Spiegel führen kann, wird zudem die Einnahme der Substanzen Vitamin B_6, B_{12} und Folsäure angeraten, um der Erhöhung Einhalt zu bieten und damit deren weitere Risiken zu minimieren.

SCHLAGANFALL

Gehen wir weiter zur »Nummer zwei«, dem Schlaganfall. Zunächst einmal ist dieser eines: ein medizinischer Notfall, der in die Notaufnahme gehört. Dabei können viele verschiedene Symptome wegweisend sein. So hat ein Patient eventuell nur zeitweise eine Sprach- oder Sehstörung, der andere hat mit schwerwiegenden Folgen wie unbeweglichen Beinen und Armen zu kämpfen. Manche Patienten spüren Teile ihres Körpers nicht mehr richtig, andere haben Probleme mit dem Gleichgewicht.

Alle diese Beschwerden haben eines gemeinsam: Sie betreffen Bereiche, für die unser Gehirn zuständig ist. Wegweisend ist in einem solchen Fall immer eine Bildgebung des Organs bei dem dann schnell eine Minderversorgung nachgewiesen werden kann.

Ursächlich kann entweder eine Blutung sein, oder, und das deutlich häufiger, ein Gefäßverschluss. Das Prinzip ist hier das Gleiche wie beim Herzinfarkt, nur eben in einem anderen Bereich des Körpers. Handelt es sich um einen solchen Verschluss, so wird versucht, so schnell wie möglich das Gefäß wieder durchgängig zu machen. Praktisch passiert dies meist über Blutverdünnung, zudem kann teilweise auch eine direkte Auflösung des Blutgerinnsels oder sogar die mechanische Öffnung des Gefäßes hilfreich sein. Danach werden die Patienten noch eine Weile medizinisch überwacht, um Komplikationen oder das erneute Auftreten eines Schlaganfalls direkt nach der Therapie zu vermeiden.

Wie beim Herzinfarkt spielt auch hier die Zeit eine große Rolle: Je schneller behandelt wird, desto besser ist die Chance auf die Rückkehr normaler Körperfunktionen. So erklärt es sich von selbst, dass die Behandlung in die Hände von Notärzten gehört – und das eben so schnell wie möglich.

In der akuten Behandlung ist hier definitiv keine Zeit für Vitamine. Diese haben aber trotzdem auch ihren Einsatz, nämlich: in der Vorbeugung und in der Rehabilitation.

VITAMINE IN DER PRÄVENTION

Beginnen wir bei der Vorbeugung. So ist ein niedrigeres Vorkommen der Vitamine C, B_{12}, Folsäure und Vitamin D im Blut direkt mit einem erhöhten Schlaganfallrisiko verbunden. Die beiden B-Vitamine B_{12} und Folsäure wirken zudem erneut über die Senkung von Homocystein präventiv. Darüber hinaus scheint auch die Supplementation von Niacin das Schlaganfallrisiko zu reduzieren.

VITAMINE IN DER PRÄVENTION EINES SCHLAGANFALLS

- Niacin
- Folsäure
- Vitamin B_{12}
- Vitamin C
- Vitamin D

VITAMINE IN DER REHABILITATION

Auch in der Rehabilitation nach einem durchgemachten Schlaganfall haben unsere Vitamine Einfluss. So kann die Einnahme von Vitamin D nachweislich die Prognose verbessern. Komplikationen treten seltener auf, ebenso verbessert sich die Lebensqualität der Patienten nachweislich. Auch Vitamin C zeigt sich in der Rehabilitation möglicherweise hilfreich, wobei nicht alle Studien gleiche Ergebnisse liefern.

!

VITAMINE IN DER REHABILITATION EINES SCHLAGANFALLS

- Vitamin C
- Vitamin D

Sie sehen also, selbst bei dieser schlimmen Krankheit haben unsere Helferlein ihre Wirkung, wobei die beste Therapie wohl stets die Vorbeugung ist.

DEMENZ

Gehen wir nun weiter zu dem dritten neurologischen Krankheitsbild dieses Kapitels: der Demenz.

Demenz ist eine Erkrankung, vor der viele Patienten und auch deren Angehörige Angst haben. Sie geht mit einem zunehmenden Gedächtnisverlust einher, die der betroffenen Person mit der Zeit immer mehr ihre Eigenständigkeit nimmt. Da die Krankheit im Alter leider nicht so selten auftritt, haben viele von Ihnen vielleicht auch ein Bild vor Augen. Das Bild von der Oma, die sich an ihren Enkel nicht mehr erinnern konnte. Oder das Bild vom Onkel, der zunehmend unlogische Dinge von sich gibt.

Was passiert nun im Gehirn, wenn Menschen langsam ihr Gedächtnis verlieren? Bis jetzt sind nicht alle Ursachen ausreichend geklärt und erforscht. Fakt ist, dass es sich zumeist um einen Rückgang von Gehirngewebe handelt, was sich in Bildgebungen teilweise eindrücklich als »Hirnschwund« zeigt. Je nach Form sind die Ursachen vielfältig, wie zum Beispiel genetische Veranlagung oder auch schlechte Durchblutung des Hirngewebes. Demenzen können zudem auch durch andere Krankheiten wie Verletzungen, Blutungen, Tumore oder Vergiftungen entstehen. Eine weitere Ursache möchte ich Ihnen nicht vorenthalten: den Vitaminmangel, welchen wir uns gleich noch genauer ansehen werden.

Ist die Krankheit erst einmal ausgebrochen, so können Ärzte leider meist weniger tun, als sie sich wünschen würden. So gibt es zwar ein paar zugelassene Medikamente, in der Praxis sieht man aber nicht so oft wirklich gute Effekte durch die chemischen Mittel. Maximal kann man das Fortschreiten der Krankheit aufhalten, es rückgängig zu machen scheint bis dato aber nahezu unmöglich.

VITAMINE IN DER PRÄVENTION

So erklärt sich auch die große Rolle der Prävention. Fragen Sie sich auch, was Sie tun können, um das Risiko für die Erkrankung zu minimieren?

Gute Antwort zuerst: Sie können eine ganze Menge tun, und das ab der Kindheit bis hin ins hohe Alter. Es ist nie zu früh, aber auch nie zu spät, um damit anzufangen. Insgesamt kann man die Prävention folgendermaßen zusammenfassen: Gut ist alles, was für uns gesund ist und unseren Körper fit hält.

So zeigen Studien, dass soziale Kontakte und soziales Engagement vor Demenz schützen. Auch regelmäßige Bewegung und Sport sind in diesem Zusammenhang hilfreich. Daneben ist auch der Schutz vor anderen Krankheiten gut, denn gerade Stoffwechselfehlregulationen wie Diabetes und Fettleibigkeit oder auch Herzkrankheiten wie Rhythmusstörungen, Bluthochdruck oder Gefäßverkalkungen können Demenz begünstigen.

VITAMINE IN DER PRÄVENTION VON DEMENZ

- Vitamin A
- Vitamin B_1
- Vitamin B_6
- Folsäure
- Vitamin B_{12}
- Vitamin C und E in Kombination
- Vitamin-B-Komplex

Zudem hat auch unser täglicher Lebensstil einen großen Einfluss. Sowohl chronischer Stress als auch Zigarettenrauch und regelmäßiger Alkoholkonsum in hohem Maße begünstigen Demenzen. Und auch die Ernährung hat einen großen Anteil: Wer sich gesund ernährt, kann ebenso einer Demenz vorbeugen. Hier kommen nun auch unsere Vitamine ins Spiel: Eine vitaminreiche Ernährung, insbesondere reich an B-Vitaminen, schützt unseren Körper vor der Entwicklung der geistigen Schwäche im Alter. Auch die direkte Einnahme von B-Komplex oder Vitamin C und E in Kombination als Supplemente kann darüber hinaus das Risiko für die Entwicklung der Erkrankung senken. Vitamin A scheint, wenn genügend über die Nahrung aufgenommen, speziell die Wahrscheinlichkeit zu senken, an einer Alzheimer-Demenz zu erkranken. Anders herum kann insbesondere ein Mangel an Vitamin B_1, B_6, Folsäure und B_{12} sogar ursächlich für die Erkrankung sein.

VITAMINE UND DEMENZ

Ist die Krankheit einmal ausgebrochen und wurden alle behebbaren Ursachen ausgeschlossen, so bleibt wie gesagt relativ wenig an Behandlungsmöglichkeiten übrig. Da die Medikamente meistens nicht die Heilbringer sind, steht hier oft ebenso die Förderung der geistigen Fähigkeit im Mittelpunkt. Autobiografische Arbeit, körperliche Aktivität und Ergotherapie können Pfeiler dieser sein.

VITAMINE BEI DEMENZ

- Benfotiamin (Vorstufe Vitamin B_1)
- Vitamin B_6
- Folsäure
- Vitamin B_{12}

Neben diesen Verfahren können auch die Vitamine vorsichtig zur Sprache kommen. Gerade nach Entwicklung einer Demenz neigen Patienten nämlich häufig dazu, zunehmend weniger oder unausgewogen zu essen. Entsteht hieraus ein Vitaminmangel, ist dies sicherlich nicht förderlich für das Aufhalten der Erkrankung. Eine vitaminreiche Ernährung ist folglich sehr wichtig für die Patienten. Daneben gibt es auch Studien zur Wirkung einzelner Substanzen nach Ausbruch einer Demenz. Ich sage es gleich vorweg: An den Nervenvitaminen kommt hier keiner vorbei! So können Folsäure und Vitamin B_{12} alleine oder in Kombination eine verbesserte Denkleistung bewirken. Auch in einer Studie zur gemeinsamen Wirkung von Folsäure, B_{12} und B_6 zeigt sich bei regelmäßiger Einnahme die Gedächtnisleistung von demenzkranken Menschen positiv beeinflusst, in dieser Forschungsarbeit allerdings nur, wenn gleichzeitig eine ausreichende Versorgung mit Omega-3-Fettsäuren besteht.

Auch Benfotiamin, eine Vorstufe des Vitamins B_1, zeigt in einer anderen Arbeit eine Verbesserung der Symptomatik.

DEPRESSION

Die Depression. Vielleicht hat auch hier der ein oder andere unter Ihnen einen Bekannten oder einen Verwandten vor Augen, der von dieser Krankheit einmal betroffen war oder kennt selbst das Gefühl von Traurigkeit und Antriebslosigkeit. Früher oft verheimlicht gibt es glücklicherweise immer mehr

Menschen, die auch öffentlich zu der Erkrankung stehen, denn sie betrifft tatsächlich so viel mehr Leute, als man früher gedacht hat!

Depression ist medizinisch gesehen nicht gleich Depression. So gibt es Formen, die nur zeitweise auftreten, wie zum Beispiel die Winterdepression oder die depressive Verstimmung nach einem schwerwiegenden Erlebnis im Leben. Daneben kann man die Depression in Schweregrade einteilen: von leichtgradig bis hin zur sogenannten *Major Depression.*

Ähnlich der Demenz ist auch die Depression in ihren Ursachen leider noch nicht abschließend erforscht. Stattdessen gibt es eine Vielzahl an Hypothesen für deren Entstehung. Genetik scheint eine Rolle zu spielen, ebenso wie die individuelle Reaktion auf Stress, die persönliche psychische Belastbarkeit sowie das soziale Umfeld. Daneben sind oft auch erlebte Dinge von Bedeutung, besonders wenn diese traumatischer Natur sind. Letztendlich kommt es zu einem Ungleichgewicht an Botenstoffen im Gehirn.

Je nach Art ist auch die Behandlung sehr unterschiedlich. So kann bei leichten Formen teilweise bereits eine Lebensstiländerung helfen, etwas Psychotherapie oder auch der zeitweise Einsatz von Schlafmitteln. Ist die Depression höhergradig, so werden häufig neben allgemeinen Maßnahmen auch Tabletten nötig. Reicht dies noch nicht aus, so kann sogar ein längerer Klinikaufenthalt unausweichlich sein, um Betroffenen aus ihrer krankhaften Verstimmung zu helfen. In solch schwerwiegenden Fällen ist eine einmalige Therapie meist nicht ausreichend, vielmehr ist meist eine lebenslange Behandlung unerlässlich, um den erkrankten Menschen gut helfen zu können.

VITAMINE IN DER PRÄVENTION

Was haben nun unsere Vitamine bei dieser mitunter schwerwiegenden Erkrankung zu suchen? Zunächst einmal haben mehrere Substanzen Potenzial in der Prävention.

VITAMINE IN DER PRÄVENTION EINER DEPRESSION

- Alle B-Vitamine
- Vitamin C

So scheint ein gesunder Spiegel aller B-Vitamine vor Depressionen zu schützen. Insbesondere die drei Geschwister B_6, B_{12} und Folsäure sind hier interessant, denn sie senken bekanntlich den Homocystein-Spiegel. Wir erinnern uns: Zu hoch ist er Risikofaktor für einige Krankheiten, darunter eben auch die Depression. Gut also, wenn man genug B-Vitamine im Blut hat!

Daneben ist auch Vitamin C in diesem Bereich wichtig. Eine Unterversorgung mit dieser Substanz kann ebenso eine Depression begünstigen.

VITAMINE UND DEPRESSIONEN

Wie sieht es nun aus, wenn die Krankheit bereits ausgebrochen ist? Vitamin D zeigt in Studien bei verschiedenen Formen der Depression eine stimmungsstabilisierende Wirkung. Depressive Patienten haben zudem verhältnismäßig häufig einen Mangel des Vitamins im Blut, was ihr Arzt des Vertrauens im Zweifelsfall überprüfen und ausgleichen kann. Daneben kann durch Vitamin D auch die Wirkung spezifischer antidepressiver Medikamente verbessert werden. Auch Vitamin C kann Studien zufolge das Beschwerdebild verbessern, alleine oder auch in Kombination mit Antidepressiva.

Dann sind da noch so einige Nervenvitamine, die bei einer Depression Beachtung finden sollten. Beginnen wir bei der Folsäure: Auch sie verbessert die Wirkung verschiedener Psychopharmaka. Das Vitamin ist zudem bei erkrankten Patienten nicht selten ungenügend im Blut nachweisbar und sollte im Zweifel ausgeglichen werden, um negative Folgen zu verhindern. Vitamin B_{12} wiederum ist bei depressiven Menschen oft ebenso niedrig und

VITAMINE BEI DEPRESSIONEN

- Niacin
- Vitamin B_6
- Folsäure
- Vitamin B_{12}
- Vitamin C
- Vitamin D

sollte gegebenenfalls ausgeglichen werden. Zudem zeigt sich bei einem gesunden Vitaminspiegel ein besseres Ansprechen auf die Behandlung einer Depression. Niacin scheint ebenso die Symptomatik positiv zu beeinflussen. Vitamin B_6 wiederum kann sich prinzipiell sowie insbesondere bei Frauen, welche die Pille einnehmen, günstig auf die Depressionssymptomatik auswirken.

Eines steht fest: Eine höhergradige depressive Erkrankung gehört stets in die Hände eines spezialisierten Arztes. Die Vitamine selbst sind keine Behandlung, sie können lediglich in Absprache mit dem behandelnden Mediziner Linderung verschaffen. Neben dem Haupthandwerk, also der Psychotherapie und der medikamentösen Behandlung, lohnt es sich, wie Sie sehen, aber trotzdem, auch hierauf einen Blick zu werfen.

ANGSTSTÖRUNG

Zuletzt wollen wir uns nun noch der Angststörung widmen.

Angst kennen wir alle. Ob die Angst beim letzten Horrorfilm, vor einem schlechten Prüfungsergebnis, vor einer wackligen Brücke oder auch um einen lieben Menschen.

Angst ist prinzipiell keine Störung, sondern vielmehr eine sehr wichtige Reaktion unseres Körpers. Ähnlich dem Schmerz hat auch sie für uns eine

Schutzfunktion. Sie verhindert, dass wir waghalsige Dinge unternehmen oder uns in Gefahr bringen. Besteht bereits Gefahr, so bringt sie uns in den *»fight, flight or freeze«*-Modus, führt also zur sekundenschnellen Entscheidung, zu kämpfen oder so schnell wie möglich zu fliehen (und bestenfalls nicht zu erstarren).

Ab wann kann es also passieren, dass Angst zu einer Krankheit wird? Es gibt zunächst eine Voraussetzung: in dem Moment, in dem sie keine Schutzfunktion mehr hat. Zwar gibt es sicherlich schönere Tiere als Spinnen, in den wenigsten Fällen sind sie für uns aber wirklich gefährlich. Ebenso geht von großen Menschenansammlungen generell keine Gefahr aus.

Nun haben viele Menschen insgeheim Ängste, mit denen sie aber gut leben können. So wissen sie zum Beispiel, dass Spinnen ihnen nicht wirklich gefährlich sind, aber meiden sie für das eigene Wohlbefinden. Menschen mit Platzangst müssen nicht unbedingt den kleinsten Aufzug benutzen, davon abgesehen fühlen sie sich pudelwohl. Es braucht also noch einen zweiten Punkt: Angst wird ungesund, wenn sie uns mehr hemmt als schützt.

Zwar ist der Respekt vor Prüfungen prinzipiell dem Erfolg dienlich, wird aber eine waschechte Angst daraus, kann er uns sehr in unserem Weiterkommen blockieren. Wird aus dem Respekt vor Erregern in der Umwelt ein Waschzwang, so nehmen Patienten ebenfalls mehr Schaden als Schutz aus der Situation. Schwierig wird es insbesondere, wenn eine solche Angst überhand nimmt.

Je ausgeprägter eine Angst vorliegt, desto mehr ziehen Patienten sich meist zurück, treten weniger in die Umwelt. Oft ist es ein Teufelskreis: Alleine mit dem Problem wird alles noch schlimmer. Angststörungen in so einem Stadium führen nicht selten zu unkontrollierten Panikattacken, die wiederum die Teilnahme am öffentlichen Leben noch schwieriger machen. In einem solchen Fall hilft meist nur noch eines: die Behandlung bei einem spezialisierten Arzt, nicht selten auch in einem klinischen Setting.

VITAMINE IN DER PRÄVENTION

Ob Sie nun an der ein oder anderen den Alltag nicht einschränkenden Angst leiden oder eine stärkere Angststörung haben – in jedem Fall lohnt es sich, einmal die Wirkung der Vitamine auf diesen Bereich anzusehen.

Zunächst werfen wir ein Blick auf Vitamin C: Bei regelmäßiger Einnahme hat es das Potenzial, sich positiv auf Stressreaktionen auszuwirken, Angstempfinden zu reduzieren und sogar präventiv hilfreich zu sein. Bei Vitamin B_6 wiederum führt eine geringere Zufuhr über die Nahrung zu einem höheren Risiko für die Erkrankung, während die tägliche Einnahme ebenso das Angstempfinden reduzieren kann. Auch ein Mangel an Vitamin D vermag Angststörungen zu verstärken.

VITAMINE IN DER PRÄVENTION VON ÄNGSTEN

- Vitamin B_6
- Vitamin C
- Vitamin D

VITAMINE BEI ANGSTSTÖRUNGEN

Wie sieht es darüber hinaus aus, wenn eine solche Krankheit schon da ist?

Hier wird erneut Vitamin C interessant. Studien zufolge kann es die Stressantwort des Körpers minimieren und vor Angstzuständen schützen, was sowohl in der Prävention als auch bei bereits ausgebrochener Erkrankung hilfreich ist. Daneben scheint auch die Einnahme von Vitamin D sich regulierend auf Angstzustände auszuwirken. Ein gesunder Niacin-Haushalt hat ebenso positive Effekte auf das Beschwerdebild.

Auch hier muss gesagt werden, dass Vitamine niemals eine psychiatrische Behandlung ersetzen können. Bei großem Leidensdruck oder bereits stattgefundenen Panikattacken ist der erste Weg immer zum Arzt des Vertrauens, er wird Ihnen fachkundig zur Seite stehen. Die Einnahme von Vitaminen sollte in diesem Fall ebenso immer mit dem behandelnden Mediziner abgestimmt werden, um Wechselwirkungen zu vermeiden und Ihnen die bestmögliche Behandlung zu ermöglichen.

VITAMINE BEI ANGSTSTÖRUNGEN

- Niacin
- Vitamin C
- Vitamin D

Zusammengefasst

- Vor Parkinson schützen Vitamin B_1, Niacin, B_6, Folsäure, B_{12} und Vitamin E.
- Bei Parkinson sind die Vitamine B_2, Niacin, B_6, Folsäure, B_{12} und Vitamin D interessant.
- In der Prävention von Schlaganfällen sind Niacin, Folsäure, Vitamin B_{12} sowie Vitamin C und D interessant.
- In der Schlaganfall-Rehabilitation können Vitamin C und D nützlich sein.
- Das Risiko für Demenzen reduziert eine Vielzahl an Helferlein.
- Bei Demenz können Benfotiamin, Vitamin B_6, B_{12} und die Folsäure hilfreich sein.
- Bei Depressionen wirken Vitamin C und die B-Vitamine präventiv.
- Begleitend zur antidepressiven Therapie können Vitamin C, Vitamin D, Folsäure, Niacin, Vitamin B_6 und B_{12} hilfreich sein.
- Vor Angststörungen schützen Vitamin B_6, Vitamin C und D.
- Bei Angststörungen helfen Niacin, Vitamin C und D.

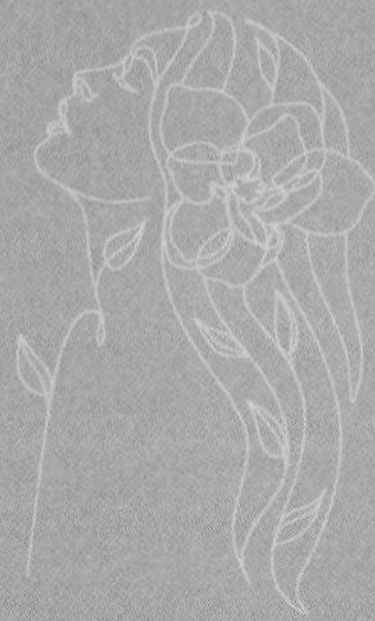

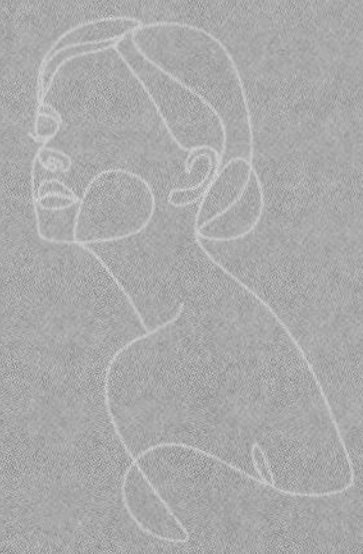

SCHÖNHEIT

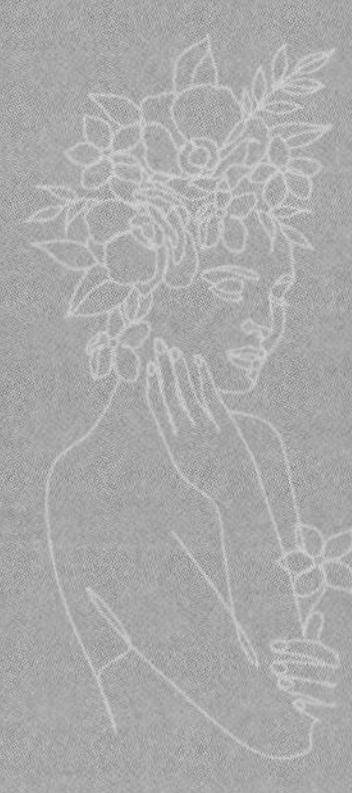

Wann empfinden Sie einen Menschen als »schön«? Was ist überhaupt »Schönheit«? Dies ist kein philosophisches Buch, wir wollen es daher an dieser Stelle mal nicht zu weit treiben. Trotzdem kann es sich lohnen, einmal kurz darüber nachzudenken. Schließlich gibt es eine riesige Industrie, die sich mit Produkten für die vermeintliche Schönheit eine goldene Nase verdient. Je teurer, desto schöner? Oder spielen vielleicht doch noch ein paar andere, unverkäufliche Dinge eine Rolle?

Wie kann es sein, dass ein älterer Mann seine langjährige Liebe auch nach 60 Jahren noch als schönste Frau der Welt empfindet? Vielleicht sehen weder ihr Teint noch die Haare so aus wie am Tag des Kennenlernens. Plötzlich spielt das Strahlen in den Augen eine große Rolle, der Blick, mit dem sie ihn immer noch ansieht. Schönheit ist letztendlich etwas Individuelles und liegt immer im Auge des Betrachters.

Trotzdem gibt es natürlich ein paar äußerliche Dinge, die mit großer Wahrscheinlichkeit als schön angesehen werden. Mit diesem Thema wollen wir uns nun im letzten Kapitel des Buches beschäftigen. Glänzende Haare gehören dazu ebenso wie ein frischer Teint oder gesunde Nägel. Dies sind Bereiche, in welchen auch unsere Vitamine ihre Finger im Spiel haben. Ich sage es gleich zu Beginn: Bereits mit kleinem Budget lässt sich hier im optimalen Fall eine große Menge erreichen!

HAUT

Beginnen wir bei der Haut. Sind Sie auch schon einmal in eine Drogerie gegangen mit dem Ziel, eine pflegende Hautcreme zu kaufen? Vielleicht standen Sie genauso hilflos wie ich vor dem meterlangen Regal mit Hautpflegeprodukten?

Man denkt es vielleicht nicht direkt, aber unsere Haut ist letztendlich genauso lebenswichtig wie unser Herz. Sie ist das größte Organ des menschlichen

Körpers und hat neben der Schönheit noch eine Menge anderer Aufgaben. Zunächst schützt sie den gesamten Körper vor Umwelteinflüssen wie vor Regen oder starker Sonneneinstrahlung. Daneben ist sie auch in der Lage, mit ihrer Umwelt zu kommunizieren und zu interagieren: Temperaturaustausch, Vitamin-D-Produktion, Tastsinn und Immunantwort sind ebenso wichtige Aufgaben, die sie tagtäglich für uns bewältigt. Um alle diese Aufgaben zu erfüllen, reicht natürlich nicht ein Zelltyp, sie braucht verschiedenste Zellen und einen gut organisierten Aufbau.

Je komplexer ein Gebilde aufgebaut ist, desto mehr kann natürlich auch schief gehen. So kommt es auch nicht von ungefähr, dass es so viele unterschiedliche Spezialisten auf diesem Gebiet gibt. Da kann es zum Beispiel zu öliger Haut kommen, die nicht selten zur unbeliebten Akne führt. In schlimmeren Fällen können Krankheiten wie Schuppenflechte oder Neurodermitis unser lebenswichtiges Organ heimsuchen. Ganz zu schweigen von der natürlichen, aber oft wenig geschätzten Hautalterung, die jeden Menschen irgendwann heimsucht. Gute Nachricht: Unsere Freunde, die Vitamine, können in all diesen Bereichen hilfreich werden.

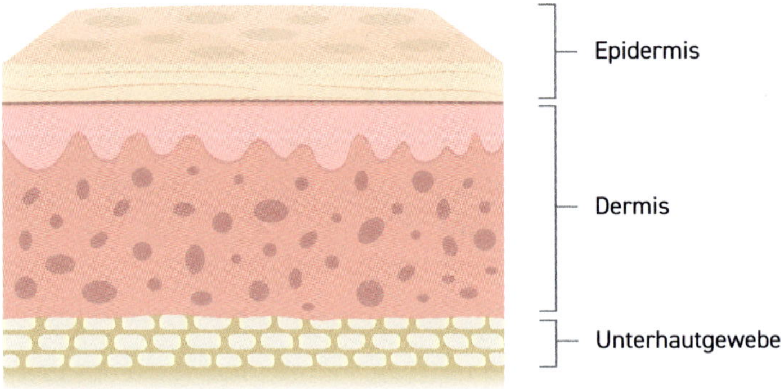

Der Aufbau der Haut

AKNE

Das am häufigsten auftretende Problem der Haut ist sicherlich eine fehlerhafte Talgregulation. Die Haut verfügt über besondere Drüsen, also kleine Gebilde, die in der Lage sind, eine spezielle Substanz zu produzieren und abzugeben. Der sogenannte Talg, den sie herstellen, ist ein Stoff, der vor allem aus Fetten besteht und unsere Haut vor dem Austrocknen schützt. An sich also eine gute und wichtige Funktion. Blöd wird es nur, wenn es die kleinen Drüsen etwas zu gut mit uns meinen. Zu viel Talg führt nämlich unweigerlich zu fettiger Haut und diese wiederum viel zu häufig zu Pickeln oder Mitessern.

Bei leichteren Fällen kann oft bereits eine Creme aushelfen, um die unschöne Hauterscheinung loszuwerden. Auch Hautmasken und eine gute Reinigung sind hier Gold wert. In manchen Fällen bewirken diese Pflegeprodukte aber maximal eine leichte Besserung der Beschwerden – jetzt ist die Vorstellung bei einem Hautarzt angeraten. Dieser kann spezielle Produkte empfehlen und verschreiben und somit die Gefahr einer Narbenbildung abwenden.

Vitamine und Akne

Wer zudem etwas für seine geplagte Haut tun möchte, kann auch bei den Vitaminen einmal vorbeischauen. So zeigt sich, dass Patienten mit Vitamin-D-Mangel häufiger zu solchen Hautunreinheiten neigen. Liegt eine Unterversorgung vor, so lohnt sich also die Einnahme der Substanz, um der Haut etwas Gutes zu tun.

Bei Gabe direkt auf die Haut kann zudem Niacin sinnvoll sein, um das Hautbild zu verbessern. Auch Dexpanthenol, die Vorform von Vitamin B_5, kann sich positiv auswirken. Daneben sind auch Vitamin A und seine synthetischen Abkömmlinge interessant. Hierbei handelt es sich um ein stärkeres Geschütz: Ihr Arzt kann die Substanz direkt einsetzen, wenn starke Akne vorherrscht. Da für eine gute Wirkung eine sehr hohe Dosierung nötig ist, welche mit vielen teilweise gefährlichen Nebenwirkungen verbunden sein kann, muss dies aber immer unter ärztlicher Beratung und Aufsicht erfolgen. Da während einer Schwangerschaft eine große Gefahr für das Baby bestünde, ist eine sichere Empfängnisverhütung Voraussetzung für die Behandlung.

VITAMINE BEI AKNE

- Vitamin A und Retinoide
- Vitamin B_5/ Dexpanthenol
- Niacin
- Vitamin D

NEURODERMITIS

Geht es bei trockener Haut und Akne primär um die Ästhetik, so ist bei Neurodermitis häufig ein größerer Leidensdruck da. Die Krankheit, die mit roten Hautentzündungen und häufig auch starkem Juckreiz einhergeht, fordert für die Behandlung meistens einen Spezialisten. Eine Therapie ist häufig gar nicht so leicht und wiederum nicht selten nebenwirkungsbehaftet. Daher suchen viele Patienten nach alternativen Möglichkeiten, ihrer Haut etwas Ruhe zu gewähren.

Neuere Forschungen zeigen, dass in manchen Fällen eine Ernährungsumstellung hilfreich sein kann. Im Zuge dessen können auch unsere Vitamine potenzielle Helfer sein, wobei eine Besserung der Beschwerden leider nie gewährleistet ist. Oft lohnt es sich aber, zunächst den sanften Weg zu versuchen, bevor zu härteren Geschützen gegriffen werden muss.

Vitamine und Neurodermitis

Um welche Nahrungsergänzung handelt es sich? Beginnen wir beim berühmten Vitamin D. Tatsächlich kann eine regelmäßige Einnahme während Schwangerschaft und Stillzeit das Risiko für Neurodermitis beim Baby reduzieren! Prävention quasi schon in den Kinderschuhen! Daneben haben Menschen mit der Erkrankung oft nachweislich einen niedrigeren Spiegel des Vitamins im Blut, anders herum führt die tägliche Einnahme sowohl bei erkrankten Kindern als auch bei Erwachsenen zu einem verbesserten Hautbild, und das sowohl bei leichten als auch schweren Formen.

Direkt auf die Haut aufgetragen haben auch Niacin und Dexpanthenol (die Vorstufe von Vitamin B_5) das Potenzial zur Beschwerdelinderung. Zudem haben auch Antioxidantien vielversprechende Wirkungen. Insbesondere Vitamin E zeigt positive Effekte auf die Ausprägung der Erkrankung, ohne Supplementation ist das Vitamin bei erkrankten Patienten im Blut ebenfalls häufig erniedrigt. Daneben hat auch Vitamin A möglicherweise das Potenzial, das erkrankte Hautbild zu verbessern.

!

VITAMINE BEI NEURODERMITIS

- Vitamin A
- Vitamin B_5/ Dexpanthenol
- Vitamin D
- Vitamin E
- Niacin

SCHUPPENFLECHTE

Gehen wir weiter zur Schuppenflechte, eine Krankheit, die ebenso häufig mit Hautentzündung und Juckreiz einhergeht. Wie die Neurodermitis ist auch dies eine Erkrankung welche im fortgeschrittenen Stadium oft mit einem hohen Leidensdruck verbunden ist. Auch bei ihr ist daher in den meisten Fällen der Besuch bei einem Spezialisten gefordert, um dem unschönen Hautausschlag Einhalt zu gebieten. Daneben können aber auch die Vitamine einen kleinen, feinen Beitrag für die kranke Haut leisten.

Vitamine bei Schuppenflechte

Schauen wir erneut auf Vitamin D. Auch Patienten mit dieser Erkrankung haben häufig einen niedrigeren Spiegel im Blut als gesunde Zeitgenossen. Ein Mangel sollte jedenfalls nicht übersehen werden. Daneben kann das Sonnenvitamin möglicherweise auch direkt als Supplement hilfreich sein, wobei sich hier nicht alle Studien einig sind.

Gehen wir weiter zum antioxidativ wirksamen Vitamin E. Studien zeigen, dass an Schuppenflechte erkrankte Menschen häufiger ein niedrigeres Level im Blut aufweisen. Laut kleineren Arbeiten scheint auch hier eine Supplementation zu einer Verbesserung der Symptomatik zu führen, sei es bei schwächeren oder schwerwiegenderen Formen. Unter ärztlicher Aufsicht können zudem Vitamin A und besonders seine Abkömmlinge, die synthetischen Retinoide, interessant werden.

!

VITAMINE BEI SCHUPPENFLECHTE

- Vitamin A und synthetische Retinoide
- Vitamin D
- Vitamin E

HAUTALTERUNG

Widmen wir uns zuletzt einem Aspekt, der eigentlich ganz natürlich ist und keiner Behandlung bedarf. Trotzdem kommen Patienten immer wieder in die Sprechstunde mit der Frage: »Kann ich medizinisch etwas für ein junges Hautbild tun?«

Schnelle Antwort: Klar können Sie! Zunächst sind die Lebensumstände von Relevanz, wenig Stress, Schutz vor starker Sonneneinstrahlung und eine gesunde Ernährung lassen die Haut strahlen. Daneben haben auch unsere Vitamine ihren Anteil an einem jungen Hautbild!

Vitamine und Hautalterung

So können Antioxidantien wie die Carotinoide oder Vitamin C und E die Hautalterung aufhalten, indem sie vor Schäden durch freie Radikale schützen. Auch Vitamin A scheint, als Supplement oder direkt auf die Haut aufgetragen, den Prozess einzudämmen, wobei die Wirkung frei verkäuflicher Produkte wissenschaftlich nicht gesichert ist. Ebenso bewahrt Vitamin D in gesunder

VITAMINE BEI HAUTALTERUNG

- Vitamin A und Carotinoide
- Niacin
- Vitamin C
- Vitamin D
- Vitamin E

Menge vor Alterserscheinungen unseres größten Organs. Zudem hat auch das B-Vitamin Niacin einen Effekt: Es kann, direkt auf die Haut aufgetragen, nachweislich Alterszeichen wie Falten reduzieren und die Hautelastizität erhöhen.

HAARE

Als wäre die Haut nicht kompliziert genug, verfügt sie auch noch über sogenannte »Anhangsgebilde«. Gemeint sind Strukturen, die direkt aus der Haut hervorgehen. Einen großen Vertreter dieser Gruppe, der definitiv etwas mit äußerer Schönheit zu tun hat, sehen wir uns nun an: die Haare.

Schauen wir uns in den Drogerien nach Haarprodukten um, so finden wir oft gleich mehrere meterlange Regale vor. Von Shampoo über Spülung, Kur, Haaröl, Haarfärbeprodukten bis hin zu Bürste und Zopfgummi hat man so einige Möglichkeiten, um die Mähne in Schuss zu bringen. Für viele Menschen sind die Haare ein wichtiges Schönheitsmerkmal. Um diese in Form zu halten, wird gegelt, geglättet, toupiert und gesprayt. Auch die Haarfarbe wird gerne verändert. Denken wir noch an die verschiedenen Frisuren, so sind der Interpretation des eigenen Hairstyles kaum Grenzen gesetzt.

Blöd wird es, wenn die Haare nicht tun, was sie sollen. Werden sie spröde, glanzlos oder fallen sogar gänzlich aus, so entsteht oft ein hoher Leidensdruck und der Arzt wird konsultiert.

VITAMINE UND HAARAUSFALL

Fallen vermehrt Haare aus, so wird der Mediziner sich zunächst ansehen, um welche Art von Störung es sich handelt. Durch Anamnese und gegebenenfalls auch weitere Untersuchungen werden zunächst schwerwiegendere Krankheiten ausgeschlossen. Sind diese vom Tisch, so wird sich der Arzt wahrscheinlich auch nach der Ernährung erkundigen. Warum? Weil auch mehrere unserer Vitamine ursächlich sein können für eine solche Störung!

Besteht tatsächlich Verdacht auf eine Unterversorgung, so sollte diese aus dem Weg geschaffen werden, um der Problematik so schnell wie möglich Einhalt zu gebieten. Eine Blutanalyse kann hier gegebenenfalls wegweisend sein. Alternativ kann auch ein Multivitaminpräparat versuchsweise zum Einsatz kommen. Hilft dies, so waren höchstwahrscheinlich die Vitamine Schuld.

Davon abgesehen kann auch ohne Mangel die Einnahme mancher Präparate hilfreich werden. So legt eine kleine Studie eine leichte Besserung durch die regelmäßige Einnahme von Vitamin E nahe. Auch Biotin-Supplemente führen in Studien zu einem verbesserten Haarwachstum. Daneben hat einer Studie zufolge möglicherweise auch eine Spritzentherapie aus Biotin und Dexpanthenol das Potenzial, die Beschwerden zu verbessern.

VITAMINE BEI HAARAUSFALL

- Biotin
- Biotin/Dexpanthenol als Kombination
- Vitamin E
- Multivitaminpräparate

VITAMINE BEI VERFRÜHTER HAARERGRAUUNG

Ebenso wie Haarausfall ist auch verfrühte Haarergrauung meist nicht gerne gesehen und macht den Patienten zu schaffen. Oft heißt es vom Arzt dazu: »Das ist das Alter, da kann man nichts machen.« Zwar ist die Wahrscheinlichkeit, einen Rückgang der Ergrauung zu erreichen, sehr gering. Tatsächlich gibt es hier aber ein paar Studien zu Effekten von Vitaminen. So scheinen B-Komplexe in Einzelfällen den Haaren die Farbe zurückzugeben. Da es sich lediglich um sehr kleine Arbeiten handelt, kann hier aber keine sichere Aussage gemacht werden. Ein Effekt hierdurch ist sicherlich selten, aber eben bereits aufgetreten und dadurch prinzipiell möglich.

!

VITAMINE BEI VERFRÜHTER HAARERGRAUUNG

- Vitamin-B-Komplex

NÄGEL

Gehen wir nun weiter zum letzten Bereich in diesem Kapitel. Manche unter Ihnen werden mehr, manche weniger Acht auf sie geben: die kleinen Anhänge an Fingern und Zehen. Ähnlich wie bei den Haaren haben wir Menschen auch bei den Nägeln eine große Bandbreite an Design-Möglichkeiten. Von schlicht und kurz über farbig bis hin zu aufwendig bemalt sind auch hier der Fantasie wenig Grenzen gesetzt.

Was den meisten Menschen wichtig ist, sind gepflegte und gesunde Nägel. Sie sollen am besten stark sein, gerade wachsen und keine Ablagerungen oder Verfärbungen aufweisen.

!

VITAMINE FÜR DIE NAGELGESUNDHEIT

- Biotin

VITAMINE FÜR DIE NAGELGESUNDHEIT

Wie sieht es nun aus, was haben unsere Vitamine damit zu tun? Tatsächlich eine ganze Menge. Gerade brüchige Nägel und weiße Verfärbungen können Anzeichen für einen Vitamin- oder Mineralstoffmangel sein. Insbesondere fehlendes Biotin kann hier oft Übeltäter sein und sollte untersucht werden. Auch ohne einen nachgewiesene Unterversorgung kann dieses Vitamin interessant sein: So zeigt sich durch regelmäßige Einnahme in Studien prinzipiell die Härte, Dicke und Festigkeit der Nägel verbessert.

Zusammengefasst

- Bei Akne werden Vitamin D, Niacin, Dexpanthenol, Vitamin A und die synthetischen Retinoide interessant
- Bei Neurodermitis können Vitamin A, Vitamin D, Vitamin E, Niacin und Dexpanthenol helfen
- Die Vitamine D, E und A (mit seinen synthetischen Formen) sagen der Schuppenflechte den Kampf an
- Vor Hautalterung schützen Vitamin A, C, D, E sowie die Carotinoide und Niacin
- Bei Haarausfall können Biotin, Dexpanthenol, Vitamin E und Multivitaminpräparate versuchsweise zum Einsatz kommen
- Vitamin B-Komplex hilft möglicherweise bei verfrühter Haarergrauung
- Für die Nagelgesundheit ist insbesondere Biotin interessant.

ZU GUTER LETZT

Gemeinsam sind wir nun am Ende dieses Buches angekommen. Viele spannende, vielleicht auch unerwartete Wirkungen von Vitaminen haben Sie kennengelernt. Ich denke, wir können nun ohne Umschweife behaupten: Ein Blick in die Richtung der kleinen Helferlein lohnt sich, und das eigentlich in so ziemlich jeder Lebenslage.

Was Sie allerdings auch beachten sollten: Kein Mensch ist gleich, und auch jeder Körper funktioniert unterschiedlich. Wo für mich in der Infektsaison Zitronen mit ihrem Vitamin-C-Gehalt Wunder wirken, hilft bei Ihnen womöglich etwas anderes noch besser. Da reagiert eine Person bereits bei leichtem Mangel an B-Vitaminen mit großen Beschwerden, während jemand anderes weit weniger empfindlich ist. Hören Sie auf sich selbst, denn der eigene Körper zeigt oft am besten, was ihm guttut.

Geht es um Lifestyle, Gesundheitsprävention oder leichte Unannehmlichkeiten, so können unsere Vitamine getrost zum Einsatz kommen, Ihr Körper wird es Ihnen danken. Geht es aber darüber hinaus, haben Sie längerfristige oder stärkere Beschwerden? Dann steht in erster Linie der Besuch beim Arzt Ihres Vertrauens an. Hier werden Sie individuell untersucht und bestmöglich beraten. Vitamine sollten hier niemals als alleinige Behandlungsmethode zum Einsatz kommen. Sie haben ihre Berechtigung und können als ein Rädchen im Getriebe gute Dienste leisten. Eine Einnahme, besonders in Dosierungen, die über die empfohlene Tagesdosis der DGE hinausgeht, muss aber immer vorher mit ihrem Mediziner besprochen werden, um Sie vor Nebenwirkung und möglicherweise auch Wechselwirkungen mit anderen Medikamenten zu schützen.

Zu guter Letzt bleibt mir zu sagen: Ich freue mich sehr, dass wir gemeinsam hier angelangt sind, denn es zeigt: Sie interessieren sich dafür, gesund zu bleiben, Ihren Körper zu unterstützen und zu stärken. Vielleicht haben ja auch Sie bald ein so einschneidendes Erlebnis wie ich damals mit der kleinen, unscheinbaren Limette einmal täglich. Wo wir gerade dabei sein: Wie wäre es, noch heute damit anzufangen?

DANK

Mein großer Dank gilt meinen Eltern. Durch eure liebevolle Art, eure beständige Unterstützung gepaart mit der Freiheit, die ihr uns Kindern gewährt habt, hatte ich überhaupt erst die Möglichkeit, zu dem zu werden, was ich heute bin. Ganz ohne Druck konnte ich in der Jugend herausfinden, was ich einmal machen möchte. Ihr habt mich immer unterstützt, auch als ich als Erste in der Familie plötzlich die Idee hatte, Ärztin werden zu wollen. Ihr habt mich gehen lassen, als ich mir überlegt habe, mehrere Monate im weit entfernten Ausland im Krankenhaus zu arbeiten, und das nicht nur einmal. In so vielen Dingen seid ihr meine größten Vorbilder. Ich liebe euch und bin euch für immer dankbar.

Darüber hinaus gilt mein großer Dank Alexander. Danke, dass du immer an meiner Seite bist, egal ob ich gerade herausgeputzt bin oder vollgekotzt von den Kleinen. Ich habe durch dich so viel gelernt und wurde dadurch zu dem Menschen, der ich heute bin. Du bist ein wundervoller Vater und ich könnte mich nicht glücklicher schätzen, dich meinen Mann nennen zu dürfen. Ich liebe dich.

Daneben gilt mein großer Dank meinen Brüdern Johannes und Florian mit ihren wundervollen Frauen Katerina und Anna. Danke, dass ihr immer für mich da seid, wenn ich euch brauche. Danke für eure ständige Unterstützung, besonders in der Endphase. Danke, Jo, für deine viele Expertise über Bücher. Danke, Flo, für deine kritischen Einwände. Danke für eure Nachsicht gegenüber der störrischen Schwester mit ihren verrückten Ideen. Ich bin so dankbar, euch in meinem Leben zu haben.

Danke, liebe Oma, dass du mich immer unterstützt hast. Du hast immer an mich geglaubt, auch wenn mir selbst mal der Mut ausging.

Mein großer Dank gilt auch Martha, Aurelia, Lena und Anne-Lena, die mir in verschiedenen Situationen tatkräftig unterstützend zur Seite standen. Danke, Martha, für deine bestärkende Art und deine große Expertise. Danke, Aurelia, fürs Zuhören, deine Ratschläge haben mir viel bedeutet. Danke, Lena, für deine tollen Ideen und fürs Bestärken in stressigen Zeiten. Danke, Anne-Lena, dass du dein Wissen mit mir geteilt hast. Danke euch allen fürs Mutmachen und für die vielen wertvollen Tipps. Ohne euch wäre dieses Buch in dieser Form nicht möglich gewesen.

Zu guter Letzt möchte ich mich auch beim riva Verlag und speziell bei Raphaela Fingado für die großartige Unterstützung bedanken. Durch euer Engagement und die vielen tollen Ideen ist das Buch letztendlich das geworden, was hier vor Ihnen liegt.

QUELLEN

Neben klassischen medizinischen Sachbüchern kamen folgende Quellen zum Einsatz:

ALLGEMEIN VERWENDETE LITERATUR

Biesalski, Hans Konrad (2019): *Vitamine, Spurenelemente und Minerale. Indikation, Diagnostik, Therapie.* Thieme

Burgerstein (2018): *Handbuch Nährstoffe: Vorbeugen und heilen durch ausgewogene Ernährung: Alles über Vitamine, Mineralstoffe und Spurenelemente.* TRIAS

Kasper, Heinrich (2014): *Ernährungsmedizin und Diätetik.* Urban & Fischer

Schmiedel, Volker (2019): *Nährstofftherapie. Orthomolekulare Medizin in Prävention, Diagnostik und Therapie.* Thieme

KAPITEL 1

Staiger, Christiane Dr. (2009): »Zur Geschichte der Vitamin-Mangelerkrankung. Skorbut, Rachitis und Co.« *Pharmazie in unserer Zeit,* 38(2), S. 112–116

White, W.; Zhou, Y.; Crane, A.; Dixon, P.; Quadt, F.; Flendrig, L. M. (2017): »Modeling the dose effects of soybean oil in salad dressing on carotenoid and fat-soluble vitamin bioavailability in salad vegetables«. *The American Journal of Clinical Nutrition*, 106(4): S. 1041–1051

KAPITEL 2

VITAMIN A

Ovesen, L. (1979): »Drugs and vitamin deficiency«. *Drugs*, 18(4). S. 278–298

Carazo, A.; Macáková, K.; Matoušová, K.; Kujovská Krčmová, L.; Protti, M; Mladěnka, P. (2021): »Vitamin A Update: Forms, Sources, Kinetics, Detection, Function, Deficiency, Therapeutic Use and Toxicity«. *Nutrients*, 13(5). S. 1703

Song, A.; Mousa H. M.; Soifer, M.; Perez, V.L. (2022): »Recognizing vitamin A deficiency: special considerations in low-prevalence areas«. *Current Opinion in Pediatrics*, 34(2). S. 241–247

Deutsche Gesellschaft für Ernährung e.V. (2020): *Vitamin A.* https://www.dge.de/wissenschaft/referenzwerte/vitamin-a/. Zuletzt aufgerufen am 11.11.24

Middha, P.; Weinstein, S.J.; Männistö, S.; Albanes, D.; Mondul, A. M. (2019): »ß-Carotene Supplementation and Lung Cancer Incidence in the Alpha-Tocopherol, Beta-Carotene Cancer Prevention Study: The Role of Tar and Nicotine«. *Nicotine & Tobacco Research*, 21(8). S. 105–1050

Alsharairi, Naser (2022): »Dietary Antioxidants and Lung Cancer Risk in Smokers and Non-Smokers«. *Healthcare*, 10(2). S. 2501

Fogagnolo, P.; De Cilla, S.; Alkabes, M.; Sabella, P.; Rossetti, L. (2021): »A Review of Topical and Systemic Vitamin Supplementation in Ocular Surface Diseases«. *Nutrients*, 13(6). S. 1998

Agrón, E.; Mares, J.; Clemons, T. E.; Swaroop, A.; Chew, E. Y.; Keenan, T. D. L.; (2021): »Dietary Nutrient Intake and Progression to Late Age-Related Macular Degeneration in the Age-Related Eye Disease Studies 1 and 2«. *Ophthalmology*, 128(3). S. 425–442

Jiang, H.; Yin, Y.; Wu, C.; Liu, Y.; Guo, F.; Li, M.; Ma, L. (2019): »Dietary vitamin and carotenoid intake and risk of age-related cataract«. *The American Journal of Clinical Nutrition*, 109(1). S. 43–54

Sommer, A. (1998): »Xerophthalmia and vitamin A status«. *Progress in Retinal and Eye Research*, 17(1). S. 9–31

Bollag, W. (1983): »Vitamin A and retinoids: from nutrition to pharmacotherapy in dermatology and oncology«. *The Lancet*, 321(8329). S. 860–863

Joshi, M.; Hiremath, P.; John, J.; Ranadive, N.; Nandakumar, K.; Mudgal, J. (2023): »Modulatory role of vitamins A, B_3, C, D, and E on skin health, immunity, microbiome, and diseases«. *Pharmacological Reports*, 75(5). S. 1096–1114

Kafi, R.; Kwak, H.; Schumacher, W. E.; Cho, S.; Hanft, V. N.; Hamilton, T. A.; King, A. L.; Neal, J. D.; Varani, J.; Fisher, G. J.; Voorhees, J. J.; Kang, S. (2007): »Improvement of naturally aged skin with vitamin A (retinol)«. *Archives of Dermatology*, 143(5). S. 606–612

Quan, T. (2023): »Human Skin Aging and the Anti-Aging Properties of Retinol«. *Biomolecules*, 13(11). S. 1614

Spierings, N. (2021): »Evidence for the Efficacy of Over-the-counter Vitamin A Cosmetic Products in the Improvement of Facial Skin Aging: A Systematic Review«. *The Journal of clinical and aesthetic Dermatology*, 14(9). S. 33–40

Rühl, R. (2009): »Retinoide, Vitamin A und Pro-Vitamin-A-Carotinoide. Regulation von Immunsystem und Allergien«. *Pharmazie in unserer Zeit*, 38(2). S. 126–131

West, C. (2000): »Vitamin A and measles«. *Nutrition Reviews*, 58(1). S. 46–54

Huang, Z.; Liu, Y.; Qi, G.; Brand, D.; Zheng, S. G. (2018): »Role of Vitamin A in the Immune System«. *Journal of clinical Medicine*, 7(9). S. 258

Vomero, N.; Colpo, E. (2014): »Nutritional care in peptic ulcer«. *Arquivos brasileiros de cirurgia digestive*, 27(4). S. 298–302

Patty, I.; Benedek, S.; Deák, G.; Jávor, T.; Kenéz, P.; Nagy, L.; Simon, L.; Tárnok, F.; Mózsik, G. (1982): »Controlled trial of vitamin A therapy in gastric ulcer«. *The Lancet*, 2(8303). S. 876

Feng, L.; Sun, F.; Chen, Y.; Athari, S. S.; Chen, X. (2021): »Studying the Effects of Vitamin A on the Severity of Allergic Rhinitis and Asthma«. *Iranian journal of allergy, asthma, and immunology*, 20(6). S. 648–692

Lotfi, R. (2024): Retinoic Acid (RA): »A Critical Immunoregulatory Molecule in Asthma and Allergies«. *Immunity, inflammation and disease*, 12(10). e70051

Hufnagl, R.; Jensen-Jarolim, E. (2019): »Does a carrot a day keep the allergy away?« *Immunology letters*, 206. S. 54–58

Miller, A.; Coronel, J.; Amengual, J. (2020): »The role of ß-carotene and vitamin A in atherogenesis: Evidences from preclinical and clinical studies«. *Biochimica et biophysica acta. Molecular and cell biology of lipids*, 1865(11). S. 158635

Farashi, S.; Shahidi, S.; Sarihi, A.; Zarei, M. (2023): »Association of vitamin A and its organic compounds with stroke – a systematic review and meta-analysis«. *Nutritional neuroscience*, 26(10). S. 960–974

Niles, R. (2000): »Vitamin A and cancer«. *Nutrition*, 16(7–8). S. 573–576

Han, X.; Zhao, R.; Wang, Y.; Ma, H.; Yu, M.; Chen, X.; Zhang, D.; Ma, S.; Liu, B.: Cai, H. (2022): »Dietary Vitamin A Intake and Circulating Vitamin A Concentrations and the Risk of Three Common Cancers in Women: A Meta-Analysis«. *Oxidative medicine and cellular longevity*, 2022. S. 7686405

Pastorino, U.; Infante, M.; Maioli, M.; Chiesa, G.; Buyse, M.; Firket, P.; Rosmentz, N.; Clerici, M.; Soresi, E.; Valente, M. (1993): »Adjuvant treatment of stage I lung cancer with high-dose vitamin A«. *Journal of clinical oncology: official journal of the American Society of Clinical Oncology*, 11(7). S. 1216–1222

Doldo, E; Costanza, G.; Agostinelli, S.; Tarquini, C.; Ferlosio, A.; Arcuri, G.; Passeri, D.; Scioli, M. G.; Orlandi, A. (2015): »Vitamin A, cancer treatment and prevention: the new role of cellular retinol binding proteins«. *BioMed research international*, 2015. S. 624627

Takahashi, N.; Saito, D.; Hasegawa, S.; Yamasaki, M.; Imai, M. (2022): »Vitamin A in health care: Suppression of growth and induction of differentiation in cancer cells by vitamin A and its derivatives and their mechanisms of action«. *Pharmacology & therapeutics*, 230. S. 107942

Kocher, H. M.; Basu, B.; Froeling, F. E. M.; Sarker, D.; et. al (2020): »Phase I clinical trial repurposing all-trans retinoic acid as a stromal targeting agent for pancreatic cancer«. *Nature communications*, 11(1). S. 4841

Sun, J.; Mao, F.; Liu, C.; Zhang, F.; Jiang, D.; Guo, W.; Huo, L.; Zhou, L.; Lau, W. Y.; Shi, J.; Cheng, S. (2023): »Combined FOLFOX4 with all-trans retinoic acid versus FOLFOX4 with placebo in treatment of advanced hepatocellular carcinoma with extrahepatic metastasis: A randomized, double-blind comparative study«. *Signal transduction and targeted therapy*, 8(1). S. 368

VITAMIN B_1

Nosten, F. (2015): »Beriberi in Cambodia«. *Paediatrics and international child health*, 35(4). S. 283–284

Alvarez, O.; Gilbreath, R. L. (1982): »Thiamine influence on collagen during the granulation of skin wounds«. *The Journal of surgical research*, 32(1). S. 24–31

Wiley, K., Gupta, M. (2023): »Vitamin B_1 (Thiamine) Deficiency«. *StatPearls*. StatPearls Publishing

Beltramo, E.; Mazzeo, A.; Porta, M. (2021): »Thiamine and diabetes: back to the future?« *Acta diabetologica*, 58(11). S. 1433–1439

Wooley, J. (2008): »Characteristics of thiamin and its relevance to the management of heart failure«. *Nutrition in clinical practice: official publication of the American Society for Parenteral and Enteral Nutrition*, 23(5). S. 487–493

Chawla, J.; Kvarnberg, D. (2014): »Hydrosoluble vitamins«. *Handbook of clinical neurology*, 120. S. 891–914

Deutsche Gesellschaft für Ernährung e.V. (2015): *Thiamin (Vitamin B_1)*. https://www.dge.de/wissenschaft/referenzwerte/thiamin. Zuletzt aufgerufen am 11.11.24

Costantini, A.; Nappo, A.; Pala, M. I.; Zappone, A. (2013): »High dose thiamine improves fatigue in multiple sclerosis«. *BMJ case reports*, 2013. bcr2013009144

Tylicki, A.; Siemieniuk, M. (2011): »Thiamine and its derivatives in the regulation of cell metabolism«. *Postepy higieny i medycyny doswiadczalnej (Online)*, 65. S. 447–469

Martinez, V.; Salas, A. A.; Ballestín, S. S. (2022): »Vitamin Supplementation and Dementia: A Systematic Review«. *Nutrients*, 14(5). S. 1033

Mikkelsen, K.; Stojanovska, L.; Apostolopoulos, V. (2016): »The Effects of Vitamin B in Depression«. *Current medicinal chemistry*, 23(38). S. 4317–4337

Nguyen, H.; Oh, H.; Kim, M. (2022): »Mixtures modeling identifies vitamin B_1 and B_3 intakes associated with depression«. *Journal of affective disorders*, 301. S. 68–80

Orti, J.; Cuerda-Ballester, M.; Drehmer, E.; Carrera-Juliá, S.; Motos-Muñoz, M.; Cunha-Pérez, C.; Benlloch, M.; López-Rodríguez, M. M. (2020): »Vitamin B_1 Intake in Multiple Sclerosis Patients and its Impact on Depression Presence: A Pilot Study«. *Nutrients*, 12(9). S. 2655

Paez-Hurtado, A.; Calderon-Ospina, C. A.; Nava-Mesa, M. O. (2023): »Mechanisms of action of vitamin B_1 (thiamine), B_6 (pyridoxine), and B_{12} (cobalamin) in pain: a narrative review«. *Nutritional neuroscience*, 26(3). S. 235–253

Page, G.; Laight, D.; Cummings, M. H. (2011): »Thiamine deficiency in diabetes mellitus and the impact of thiamine replacement on glucose metabolism and vascular disease«. *International journal of clinical practice*, 65(6). S. 684–690

Ziegler, D.; Reiners, K.; Strom, A.; Obeid, R. (2023): »Association between diabetes and thiamine status – A systematic review and meta-analysis«. *Metabolism: clinical and experimental*, 144. S. 155565

Raghuvanshi, D.; Chakole, S.; Kumar, M. (2023): »Relationship Between Vitamins and Diabetes«. *Cureus*, 15(3), e36815

Valdés-Ramos, R.; Guadarrama-López, A. L.; Martínez-Carrillo, B. E.; Benítez-Arciniega, A. D. (2015): »Vitamins and type 2 diabetes mellitus«. *Endocrine, metabolic & immune disorders drug targets*, 15(1). S. 54–63

Schoenenberger, A.; Schoenenberger-Berzins, R.; der Maur, C. A.; Suter, P. M.; Vergopoulos, A.; Erne, P. (2012): »Thiamine supplementation in symptomatic chronic heart failure: a randomized, double-blind, placebo-controlled, cross-over pilot study«. *Clinical research in cardiology: official journal of the German Cardiac Society*, 101(3). S. 159–164

DiNicolantonio, J.; Liu, J.; O'Keefe, J. H. (2018): »Thiamine and Cardiovascular Disease: A Literature Review«. *Progress in cardiovascular diseases*, 61(1). S. 27–32

Piquereau, J.; Boitard, S. E.; Ventura-Clapier, R.; Mericskay, M. (2021): »Metabolic Therapy of Heart Failure: Is There a Future for B Vitamins?« *International journal of molecular sciences*, 23(1). S. 30

Zenuk, C.; Healey, J.; Donnelly, J.; Vaillancourt, R.; Almalki, Y.; Smith, S. (2003): »Thiamine deficiency in congestive heart failure patients receiving long term furosemide therapy«. *The Canadian journal of clinical pharmacology = Journal canadien de pharmacologie clinique*, 10(4). S. 184–188

VITAMIN B_2

Madigan, S.; Tracey, F.; McNulty, H.; Eaton-Evans, J.; Coulter, J.; McCartney, H.; Strain, J. J. (1998): »Riboflavin and vitamin B-6 intakes and status and biochemical response to riboflavin supplementation in free-living elderly people«. *The American journal of clinical nutrition*, 68(2). S. 389–395

Deutsche Gesellschaft für Ernährung e.V. (2015): *Riboflavin (Vitamin B_2)*. https://www.dge.de/wissenschaft/referenzwerte/vitamin-b2/. Zuletzt aufgerufen am 11.11.24

DiBaise, M.; Tarleton, S. M. (2019): »Hair, Nails, and Skin: Differentiating Cutaneous Manifestations of Micronutrient Deficiency«. *Nutrition in clinical practice: official publication of the American Society for Parenteral and Enteral Nutrition*, 34(4). S. 490–503

Plantone, D.; Pardini, M.; Rinaldi, G. (2021): »Riboflavin in Neurological Diseases: A Narrative Review«. *Clinical drug investigation*, 41(6). S. 513–527

Wu,Y.; Zhang, L.; Li, S.; Zhang, D. (2022): »Associations of dietary vitamin B_1, vitamin B_2, vitamin B_6, and vitamin B_{12} with the risk of depression: a systematic review and meta-analysis«. *Nutrition reviews*, 80(3). S. 351–366

Naghashpour, M.; Jafarirad, S.; Amani, R.; Sarkaki, A.; Saedisomeolia, A. (2017): »Update on riboflavin and multiple sclerosis: A systematic review«. *Iranian journal of basic medical sciences*, 20(9). S. 958–966

Chen, Y.; Lee, H. F.; Tsai, C. H.; Hsu, Y. Y.; Fang, C. J.; Chen, C. J.; Hung, Y. H.; Hu, F. W. (2022): »Effect of Vitamin B_2 supplementation on migraine prophylaxis: A systematic review and meta-analysis«. *Nutritional neuroscience*, 25(9). S. 1801–1812

Diener, H.-C.; Gaul, C. (2018): »Therapie der Migräneattacke und Prophylaxe der Migräne«. *Deutsche medizinische Wochenschrift (1946)*, 148(11). S. 678–684

Coimbar, C.; Junqueira, V. B. C. (2003): »High doses of riboflavin and the elimination of dietary red meat promote the recovery of some motor functions in Parkinson's disease patients«. *Brazilian journal of medical and biological research = Revista brasileira de pesquisas medicas e biologicas*, 36(10). S. 1409–1417

Powers, J. (2003): »Riboflavin (vitamin B-2) and health«. *The American journal of clinical nutrition*, 77(6). S. 1352–1360

Suwannasom, N.; Kao, I.; Pruß, A., Georgieva, R.; Bäumler, H. (2020): »Riboflavin: The Health Benefits of a Forgotten Natural Vitamin«. *International journal of molecular sciences*, 21(3). S. 950

Yu, L.; Tan, Y.; Zhu, L. (2017): »Dietary vitamin B_2 intake and breast cancer risk: A systematic review and meta-analysis«. *Archives of gynecology and obstetrics*, 295(3). S. 721–729

Liu, Y.; Yu, Q.; Zhu, Z.; Tang, P.; Li, K. (2015): »Vitamin B_2 intake and the risk of colorectal cancer: A meta-analysis of observational studies«. *Asian Pacific journal of cancer prevention: APJCP*, 16(3). S. 909–913

Takata, Y.; Cai, Q.; Beeghly-Fadiel, A.; Li, H.; Shrubsole, M. J.; Ji, B. T.; Yang, G.; Chow, W. H.; Gao, Y. T.; Zheng, W.; Shu, X. O. (2012): »Dietary B vitamin and methionine intakes and lung cancer risk among female never smokers in China«. *Cancer causes & control: CCC*, 23(12). S. 1965–1975

Al-Harbi, N.; Imam, F.; Nadeem, A.; Al-Harbi, M. M.; Iqbal, M.; Ahmad, S. F. (2014): »Carbon tetrachloride-induced hepatotoxicity in rat is reversed by treatment with riboflavin«. *International immunopharmacology*, 21(2). S. 383–388

Powers, H.; Hill, M. H.; Mushtaq, S.; Dainty, J. R.; Majsak-Newman, G.; Williams, E. A. (2011): »Correcting a marginal riboflavin deficiency improves hematologic status in young women in the United Kingdom (RIBOFEM)«. *The American journal of clinical nutrition*, 93(6). S. 1274–1284

NIACIN

Meyer-Ficca, M., Kirkland, J. B. (2016): »Niacin«. *Advances in nutrition (Bethesda, Md.)*, 7(3). S. 556–558

Bays, H., Rader, D. J. (2009): »Does nicotinic acid (niacin) lower blood pressure?« *International journal of clinical practice*, 63(1). S. 151–159

Deutsche Gesellschaft für Ernährung e.V. (2015): *Niacin*. https://www.dge.de/wissenschaft/referenzwerte/niacin/?L=0. Zuletzt aufgerufen am 11.11.24

Sahebkar, A. (2014): »Effect of niacin on endothelial function: A systematic review and meta-analysis of randomized controlled trials«. *Vascular medicine (London, England)*, 19(1). S. 54–66

Lipszyc, P.; Cremaschi, G. A.; Zorrilla-Zubilete, M.; Bertolino, M. L.; Capani, F.; Genaro, A. M.; Wald, M. R. (2013): »Niacin Modulates Pro-inflammatory Cytokine Secretion. A Potential Mechanism Involved in its Anti-atherosclerotic Effect«. *The open cardiovascular medicine journal*, 7. S. 90–98

Saboori, S.; Yousefi Rad, E.; Tammam, J.; Thondre, P. S.; Coe, S. (2024): »Effects of niacin on apo A1 and B levels: A systematic review and meta-analysis of randomised controlled trials«. *The British journal of nutrition*, 131(7). S. 1225–1235

Feingold, K. (2024): »Triglyceride Lowering Drugs«. *Endotext*. MDText.com, Inc.

Wakade, C.; Chong, R.; Seamon, M.; Purohit, S.; Giti, B.; Morgan, J. C. (2021): »Low-Dose Niacin Supplementation Improves Motor Function in US Veterans with Parkinson's Disease: A Single-Center, Randomized, Placebo-Controlled Trial«. *Biomedicines*, 9(12). S. 1881

Wu, Y.; Li, S.; Wang, W.; Zhang, D. (2023): »Associations of dietary B vitamins intakes with depression in adults«. *International journal for vitamin and nutrition research*, 93(2). S. 142–153

Davidson, K.; Kaplan, B. J. (2012): »Nutrient intakes are correlated with overall psychiatric functioning in adults with mood disorders«. *Canadian journal of psychiatry. Revue canadienne de psychiatrie*, 57(2). S. 85–92

Mahdavifar, B.; Hosseinzadeh, M.; Salehi-Abargouei, A.; Mirzaei, M.; Vafa, M. (2021): »Dietary intake of B vitamins and their association with depression, anxiety, and stress symptoms: A cross-sectional, population-based survey«. *Journal of affective disorders*, 288. S. 92–98

Wuerch, E.; Urgoiti, G. R.; Yong, V. W. (2023): »The Promise of Niacin in Neurology«. *Neurotherapeutics: the journal of the American Society for Experimental NeuroTherapeutics*, 20(4). S. 1037–1054

Gasperi, V.; Sibilano, M.; Savini, I.; Catani, M. V. (2019): »Niacin in the Central Nervous System: An Update of Biological Aspects and Clinical Applications«. *International journal of molecular sciences*, 20(4). S. 974

Rolfe, H. (2014): »A review of nicotinamide: treatment of skin diseases and potential side effects«. *Journal of cosmetic dermatology*, 13(4). S. 324–328

Wohlrab, J.; Kreft, D. (2014): »Niacinamide – mechanisms of action and its topical use in dermatology«. *Skin pharmacology and physiology*, 27(6). S. 311–315

Boo, Y. (2021): »Mechanistic Basis and Clinical Evidence for the Applications of Nicotinamide (Niacinamide) to Control Skin Aging and Pigmentation«. *Antioxidants (Basel, Switzerland)*, 10(8). S. 1315

Imai, S.; Guarente, L. (2014): »NAD+ and sirtuins in aging and disease«. *Trends in cell biology*, 24(8). S. 464–471

Kirkland, J. (2003): »Niacin and carcinogenesis«. *Nutrition and cancer*, 46(2). S. 110–118

Chu, X.; Raju, R. P. (2022): »Regulation of NAD^+ metabolism in aging and disease«. *Metabolism: clinical and experimental*, 126. 154923

Nikas, I.; Paschou, S A.; Ryu, H. S. (2020): »The Role of Nicotinamide in Cancer Chemoprevention and Therapy«. *Biomolecules*, 10(3). S. 477

VITAMIN B_5

Deutsche Gesellschaft für Ernährung e.V. (2021): *Pantothensäure*. https://www.dge.de/wissenschaft/referenzwerte/pantothensaeure/. Zuletzt aufgerufen am 11.11.24

Cho, Y.; Kim, H. O.; Woo, S. M.; Lee, D. H. (2022): »Use of Dexpanthenol for Atopic Dermatitis-Benefits and Recommendations Based on Current Evidence«. *Journal of clinical medicine*, 11(14). S. 3943

Ebner, F.; Heller, A.; Rippke, F.; Tausch, I. (2002): »Topical use of dexpanthenol in skin disorders«. *American journal of clinical dermatology*, 3(6). S. 427–433

Proksch, E.; de Bony, R.; Trapp, S.; Boudon, S. (2017): »Topical use of dexpanthenol: A 70th anniversary article«. *The Journal of dermatological treatment*, 28(8). S. 766–773

Samadi, A.; Ketabi, Y.; Firooz, R.; Firooz, A. (2022): »Efficacy of intramuscular injections of biotin and dexpanthenol in the treatment of diffuse hair loss: A randomized, double-blind controlled study comparing two brands«. *Dermatologic therapy*, 35(9). e15695

Gheita, A.; Gheita, T. A.; Kenawy, S. A. (2020): »The potential role of B_5: A stitch in time and switch in cytokine«. *Phytotherapy research: PTR*, 34(2). S. 306–314

Barton-Wright, E.; Elliot, W. A. (1963): »The pantothenic acid metabolism of rheumatoid arthritis«. *Lancet (London, England)*, 2(7313). S. 862–863

Goldman, L. (1948): »Treatment of subacute and chronic discoid lupus erythematosus with intensive calcium pantothenate therapy«. *The Journal of investigative dermatology*, 11(2). S. 95

VITAMIN B_6

Deutsche Gesellschaft für Ernährung e. V. (2019): *Vitamin B_6*. https://www.dge.de/wissenschaft/referenzwerte/vitamin-b6/. Zuletzt aufgerufen am 11.11.24

Stach, K.; Stach, W.; Augoff, K. (2021): »Vitamin B_6 in Health and Disease«. *Nutrients*, 13(9). S. 3229

Calder, P.; Carr, A. C.; Gombart, A. F.; Eggersdorfer, M. (2020): »Optimal Nutritional Status for a Well-Functioning Immune System Is an Important Factor to Protect against Viral Infections«. *Nutrients*, 12(4). S. 1181

Sakakeeny, L.; Roubenoff, R.; Obin, M.; Fontes, J. D.; Benjamin, E. J., Bujanover, Y.; Jacques, P. F.; Selhub, J. (2012): »Plasma pyridoxal-5-phosphate is inversely associated with systemic markers of inflammation in a population of U.S. adults«. *The Journal of nutrition*, 142(7). S. 1280–1285

Adventure-Heart, D.; Madden, N. A.; Delfabbro, P. (2018): »Effects of Vitamin B_6 (Pyridoxine) and a B Complex Preparation on Dreaming and Sleep«. *Perceptual and motor skills*, 125(3). S. 451–462

Field, D.; Cracknell, R. O.; Eastwood, J. R.; Scarfe, P.; Williams, C. M.; Zheng, Y.; Tavassoli, T. (2022): »High-dose Vitamin B_6 supplementation reduces anxiety and strengthens visual surround suppression«. *Human psychopharmacology*, 37(6). e2852

Bergsjo, P. (1974): »Depression, contraceptive pills and pyridoxine (vitamin B_6)«. *Tidsskrift for den Norske laegeforening: tidsskrift for praktisk medicin, ny raekke*, 94(14). S. 936

Curtin, A.; Johnston, C. S. (2023): »Vitamin B_6 Supplementation Reduces Symptoms of Depression in College Women Taking Oral Contraceptives: A Randomized, Double-Blind Crossover Trial«. *Journal of dietary supplements*, 20(4). S. 550–562

Wu, Y.; Zhang, L.; Zhang, D. (2022): »Associations of dietary vitamin B_1, vitamin B_2, vitamin B_6, and vitamin B_{12} with the risk of depression: a systematic review and meta-analysis«. *Nutrition reviews*, 80(3). S. 351–366

Ekinci, G.; Sanlier, N. (2013): »The relationship between nutrition and depression in the life process: A mini-review«. *Experimental gerontology*, 172. S. 112072

Mikkelsen, K.; Stojanovska, L.; Apostolopoulos, V. (2016): »The Effects of Vitamin B in Depression«. *Current medicinal chemistry*, 23(38). S. 4317–4337

Poudineh, M.; Parvin, S.; Omidali, M.; Nikzad, F.; Mohammadyari, F.; Sadeghi Poor Ranjbar, F.; Rasouli, F.; Nanbakhsh, S.; Olangian-Tehrani, S. (2023): »The Effects of Vitamin Therapy on ASD and ADHD: A Narrative Review«. *CNS & neurological disorders drug targets*, 22(5). S. 711–735

Zaric, B.; Obradovic, M.; Bajic, V.; Haidara, M. A.; Jovanovic, M.; Isenovic, E. R. (2019): »Homocysteine and Hyperhomocysteinaemia«. *Current medicinal chemistry*, 26(16). S. 2948–2961

Al-Kuraishy, H.; Al-Gareeb, A. I.; Elewa, Y. H. A.; Zahran, M. H.; Alexiou, A.; Papadakis, M.; Batiha, G. E. (2023): »Parkinson's Disease Risk and Hyperhomocysteinemia: The Possible Link«. *Cellular and molecular neurobiology*, 43(6). S. 2743–2759

Kumrungsee, T.; Zhang, P.; Yanaka, N.; Suda, T., Kato, N. (2022): »Emerging cardioprotective mechanisms of vitamin B_6: A narrative review«. *European journal of nutrition*, 61(2). S. 605–613

Paez-Hurtado, A.; Calderon-Ospina, C. A.; Nava-Mesa, M. O. (2023): »Mechanisms of action of vitamin B_1 (thiamine), B_6 (pyridoxine), and B_{12} (cobalamin) in pain: A narrative review«. *Nutritional neuroscience*, 26(3). S. 235–253

Calderon-Ospina, C.; Nava-Mesa, M. O.; Arbeláez Ariza, C. E. (2020): »Effect of Combined Diclofenac and B Vitamins (Thiamine, Pyridoxine, and Cyanocobalamin) for Low Back Pain Management: Systematic Review and Meta-analysis«. *Pain medicine (Malden, Mass.)*, 21(4). S. 766–781

Nematgorgani, S.; Razeghi-Jahromi, S.; Jafari, E.; Togha, M.; Rafiee, P.; Ghorbani, Z.; Ahmadi, Z. S.; Baigi, V. (2022): »B vitamins and their combination could reduce migraine headaches: A randomized double-blind controlled trial«. *Current journal of neurology*, 21(2). S. 105–118

Sharma, P.; Kulshreshtha, S.; Singh, G. M.; Bhagoliwan, A. (2007): »Role of bromocriptine and pyridoxine in premenstrual tension syndrome«. *Indian journal of physiology and pharmacology*, 51(4). S. 368–374

Jayawardena, R.; Majeed, S.; Sooriyaarachchi, P.; Abeywarne, U.; Ranaweera, P. (2023): »The effects of pyridoxine (vitamin B_6) supplementation in nausea and vomiting during pregnancy: A systematic review and meta-analysis«. *Archives of gynecology and obstetrics*, 308(4). S. 1075–1084

Liu, X.; Liu, Y.; Shu, Y.; Tao, H.; Sheng, Z.; Peng, Y.; Cai, M.; Zhang, X.; Lan, W. (2024): »Association between dietary vitamin B_6 intake and constipation: A population-based study«. *Frontiers in nutrition*, 11. S. 1483515

Sermet, A.; Aybak, M.; Ulak, G.; Güzel, C.; Denli, O. (1995): »Effect of oral pyridoxine hydrochloride supplementation on in vitro platelet sensitivity to different agonists«. *Arzneimittel-Forschung*, 45(1). S. 19–21

Mocellin, S.; Briarava, M.; Pilati, P. (2017): »Vitamin B_6 and Cancer Risk: A Field Synopsis and Meta-Analysis«. *Journal of the National Cancer Institute*, 109(3). S. 1–9

VITAMIN B_7

Deutsche Gesellschaft für Ernährung e.V. (2020): *Biotin*. https://www.dge.de/wissenschaft/referenzwerte/biotin/. Zuletzt aufgerufen am 11.11.24

Kuroishi, T. (2015): »Regulation of immunological and inflammatory functions by biotin«. *Canadian journal of physiology and pharmacology*, 93(12). S. 1091–1096

Sedel, F.; Papeix, C.; Bellanger, A.; Touitou, V.; Lebrun-Frenay, C.; Galanaud, D.; Gout, O.; Lyon-Caen, O.; Tourbah, A. (2015): »High doses of biotin in chronic progressive multiple sclerosis: A pilot study«. *Multiple sclerosis and related disorders*, 4(2). S. 159–169

Espiritu, A.; Remalante-Rayco, P. P. M. (2021): »High-dose biotin for multiple sclerosis: A systematic review and meta-analyses of randomized controlled trials«. *Multiple sclerosis and related disorders*, 55. S. 103159

Mock, D. (2017): »Biotin: From Nutrition to Therapeutics«. *The Journal of nutrition*, 147(8). S. 1487–1492

León-Del-Río, A. (2019): »Biotin in metabolism, gene expression, and human disease«. *Journal of inherited metabolic disease*, 42(4). S. 647–654

Lipner, S.; Scher, R. K. (2018): »Biotin for the treatment of nail disease: What is the evidence?«. *The Journal of dermatological treatment*, 29(4). S. 411–414

Patel, D.; Swink, S. M.; Castelo-Soccio, L. (2017): »A Review of the Use of Biotin for Hair Loss«. *Skin appendage disorders*, 3(3). S. 166–169

Lipner, S. (2018): »Rethinking biotin therapy for hair, nail, and skin disorders«. *Journal of the American Academy of Dermatology*, 78(6). S. 1236–1238

FOLSÄURE

Ferrazi, E.; Tiso, G.; Di Martino, D. (2020): »Folic acid versus 5-methyl tetrahydrofolate supplementation in pregnancy«. *European journal of obstetrics, gynecology, and reproductive biology*, 253. S. 312–319

Deutsche Gesellschaft für Ernährung e.V. (2020): *Folat*. https://www.dge.de/wissenschaft/referenzwerte/Folat/. Zuletzt aufgerufen am 11.11.24

Zaric, B.; Obradovic, M.; Bajic, V.; Haidara, M. A.; Jovanovic, M.; Isenovic, E. R. (2019): »Homocysteine and Hyperhomocysteinaemia«. *Current medicinal chemistry*, 26(16). S. 2948–2961

Shulpekova, Y.; Nechaev, V.; Kardasheva, S.; Sedova, A.; Kurbatova, A.; Bueverova, E.; Kopylov, A.; Malsagova, K.; Dlamini, J. C.; Ivashkin, V. (2021): »The Concept of Folic Acid in Health and Disease«. *Molecules (Basel, Switzerland)*, 26(12). S. 3731

Xu, X.; Zhang, Z.; Lin, Y.; Xie, H. (2024): »Risk of Excess Maternal Folic Acid Supplementation in Offspring«. *Nutrients*, 16(5). S. 755

Chitayat, D.; Matsui, D.; Amitai, Y.; Kennedy, D.; Vohra, S.; Rieder, M.; Koren, G. (2016): »Folic acid supplementation for pregnant women and those planning pregnancy. (2015): Update«. *Journal of clinical pharmacology*, 56(2). S. 170–175

Valentin, M.; Coste Mazeau, P.; Zerah, M.; Ceccaldi, P. F.; Benachi, A.; Luton, D. (2018): »Acid folic and pregnancy: A mandatory supplementation«. *Annales d'endocrinologie*, 79(2). S. 91–94

Jin, X.; Cheng, Z.; Yu, X.; Tao, Q.; Huang, R.; Wang, S. (2022): »Continuous supplementation of folic acid in pregnancy and the risk of perinatal depression: A meta-analysis«. *Journal of affective disorders*, 302. S. 258–272

Crider, K.; Qi, Y. P.; Yeung, L. F.; Mai, C. T.; Head Zauche, L.; Wang, A.; Daniels, K.; Williams, J. L. (2022): »Folic Acid and the Prevention of Birth Defects: 30 Years of Opportunity and Controversies«. *Annual review of nutrition*, 42. S. 423–452

Dai, C.; Fei, Y.; Li, J.; Shi, Y.; Yang, X. (2021): »A Novel Review of Homocysteine and Pregnancy Complications«. *BioMed research international*, 2021. S. 6652231

Van Gool, J.; Hirche, H.; Lax, H.; De Schaepdrijver, L. (2018): »Folic acid and primary prevention of neural tube defects: A review«. *Reproductive toxicology (Elmsford, N.Y.)*, 80. S. 73–84

McNulty, H.; Rollins, M.; Cassidy, T.; Caffrey, A.; Marshall, B.; Dornan, J.; McLaughlin, M.; McNulty, B. A.; Ward, M.; Strain, J. J.; Molloy, A. M.; Lees-Murdock, D. J.; Walsh, C. P.; Pentieva, K. (2019): »Effect of continued folic acid supplementation beyond the first trimester of pregnancy on cognitive performance in the child: A follow-up study from a randomized controlled trial (FASSTT Offspring Trial)«. *BMC medicine*, 17(1). S. 196

Caffrey, A.; McNulty, H.; Rollins, M.; Prasad, G.; Gaur, P.; Talcott, J. B.; Witton, C.; Cassidy, T.; Marshall, B.; Dornan, J.; Moore, A. J.; Ward, M.; Strain, J. J.; Molloy, A. M.; McLaughlin, M.; Lees-Murdock, D. J.; Walsh, C. P.; Pentieva, K. (2021): »Effects of maternal folic acid supplementation during the second and third trimesters of pregnancy on neurocognitive development in the child: An 11-year follow-up from a randomised controlled trial«. *BMC medicine*, 19(1). S. 73

Coppen, A.; Bolander-Gouaille, C. (2005): »Treatment of depression: Time to consider folic acid and vitamin B_{12}«. *Journal of psychopharmacology (Oxford, England)*, 19(1). S. 59–65

Morris, D.; Trivedi, M. H.; Rush, A. J. (2008): »Folate and unipolar depression«. *Journal of alternative and complementary medicine (New York, N.Y.)*, 14(3). S. 277–285

Xu, M.; Zhu, Y.; Chen, J.; Li, J.; Qin, J.; Fan, Y.; Ren, P.; Hu, H.; Wu, W. (2024): »Effects of folic acid supplementation on cognitive impairment: A meta-analysis of randomized controlled trials«. *Journal of evidence-based medicine*, 17(1). S. 134–144

Ma, F.; Zhou, X.; Li, Q.; Zhao, J.; Song, A.; An, P.; Du, Y.; Xu, W.; Huang, G. (2019): »Effects of Folic Acid and Vitamin B_{12}, Alone and in Combination on Cognitive Function and Inflammatory Factors in the Elderly with Mild Cognitive Impairment: A Single-blind Experimental Design«. *Current Alzheimer research*, 16(7). S. 622–632

Oulhaj, A.; Jernerén, F.; Refsum, H.; Smith, A. D.; de Jager, C. A. (2016): »Omega-3 Fatty Acid Status Enhances the Prevention of Cognitive Decline by B Vitamins in Mild Cognitive Impairment«. *Journal of Alzheimer's disease: JAD*, 50(2). S. 547–557

Hong, H.; Chen, L.; Zhong, Y.; Yang, Z.; Li, W.; Song, C.; Leng, H. (2023): »Associations of Homocysteine, Folate, and Vitamin B_{12} with Osteoarthritis: A Mendelian Randomization Study«. *Nutrients*, 15(7). S. 1636

Li, Y.; Huang, T.; Zheng, Y.; Muka, T.; Troup, J.; Hu, F. B. (2016): »Folic Acid Supplementation and the Risk of Cardiovascular Diseases: A Meta-Analysis of Randomized Controlled Trials«. *Journal of the American Heart Association*, 5(8). e003768

Dardiotis, E.; Arseniou, S.; Sokratous, M.; Tsouris, Z.; Siokas, V.; Mentis, A. A.; Michalopoulou, A.; Andravizou, A.; Dastamani, M.; Paterakis, K.; Bogdanos, D.; Brotis, A. (2017): »Vitamin B_{12}, folate, and homocysteine levels and multiple sclerosis: A meta-analysis«. *Multiple sclerosis and related disorders*, 17. S. 190–197

McRae, M. (2009): »High-dose folic acid supplementation effects on endothelial function and blood pressure in hypertensive patients: a meta-analysis of randomized controlled clinical trials«. *Journal of chiropractic medicine*, 8(1). S. 15–24

Forman, J.; Rimm, E. B; Stampfer, M. J.; Curhan, G. C. (2005): »Folate intake and the risk of incident hypertension among US women«. *JAMA*, 293(3). S. 320–329

Nematgorgani, S.; Razeghi-Jahromi, S.; Jafari, E.; Togha, M.; Rafiee, P.; Ghorbani, Z.; Ahmadi, Z. S.; Baigi, V. (2022): »B vitamins and their combination could reduce migraine headaches: A randomized double-blind controlled trial«. *Current journal of neurology*, 21(2). S. 105–118

VITAMIN B_{12}

Deutsche Gesellschaft für Ernährung e.V. (2018): Vitamin B_{12} (Cobalamine). https://www.dge.de/wissenschaft/referenzwerte/vitamin-b12/. Zuletzt aufgerufen am 11.11.24

Ferrazi, E.; Tiso, G.; Di Martino, D. (2020): »Folic acid versus 5-methyl tetrahydrofolate supplementation in pregnancy«. *European journal of obstetrics, gynecology, and reproductive biology*, 253. S. 312–319

Rizzo, G.; Laganà, A. S.; Rapisarda, A. M.; La Ferrera, G. M.; Buscema, M.; Rossetti, P.; Nigro, A.; Muscia, V.; Valenti, G.; Sapia, F.; Sarpietro, G.; Zigarelli, M.; Vitale, S. G. (2016): »Vitamin B_{12} among Vegetarians: Status, Assessment and Supplementation«. *Nutrients*, 8(12). S. 767

Veraldi, S.; Benardon, S.; Diani, M.; Barbareschi, M. (2018): »Acneiform eruptions caused by vitamin B_{12}: A report of five cases and review of the literature«. *Journal of cosmetic dermatology*, 17(1). S. 112–115

Zaric, B.; Obradovic, M.; Bajic, V.; Haidara, M. A.; Jovanovic, M.; Isenovic, E. R. (2019): »Homocysteine and Hyperhomocysteinaemia«. *Current medicinal chemistry*, 26(16). S. 2948–2961

Hong, H.; Chen, L.; Zhong, Y.; Yang, Z.; Li, W.; Song, C.; Leng, H. (2023): »Associations of Homocysteine, Folate, and Vitamin B_{12} with Osteoarthritis: A Mendelian Randomization Study«. *Nutrients*, 15(7). S. 1636

Dardiotis, E.; Arseniou, S.; Sokratous, M.; Tsouris, Z.; Siokas, V.; Mentis, A. A.; Michalopoulou, A.; Andravizou, A.; Dastamani, M.; Paterakis, K.; Bogdanos, D.; Brotis, A. (2017): »Vitamin B_{12}, folate, and homocysteine levels and multiple sclerosis: A meta-analysis«. *Multiple sclerosis and related disorders*, 17. S. 190–197

Dai, C.; Fei, Y.; Li, J.; Shi, Y.; Yang, X. (2021): »A Novel Review of Homocysteine and Pregnancy Complications«. *BioMed research international*, 2021. S. 6652231

Ray, J.; Blom, H. J. (2003): »Vitamin B_{12} insufficiency and the risk of fetal neural tube defects«. *QJM: monthly journal of the Association of Physicians*, 96(4). S. 289–295

Mikkelsen, K.; Stojanovska, L.; Tangalakis, K.; Bosevski, M.; Apostolopoulos, V. (2016): »Cognitive decline: A vitamin B perspective«. *Maturitas*, 93. S. 108–113

Rashid, S.; Meier, V.; Patrick, H. (2021): »Review of Vitamin B_{12} deficiency in pregnancy: A diagnosis not to miss as veganism and vegetarianism become more prevalent«. *European journal of haematology*, 106(4). S. 450–455

Banihani, S. (2017): »Vitamin B_{12} and Semen Quality«. *Biomolecules*, 7(2). S. 42

Buesing, S.; Costa, M.; Schilling, J. M.; Moeller-Bertram, T. (2019): »Vitamin B_{12} as a Treatment for Pain«. *Pain physician*, 22(1). S. E45–E52

Paez-Hurtado, A.; Calderon-Ospina, C. A.; Nava-Mesa, M. O. (2023): »Mechanisms of action of vitamin B_1 (thiamine), B_6 (pyridoxine), and B_{12} (cobalamin) in pain: A narrative review«. *Nutritional neuroscience*, 26(3). S. 235–253

Calderon-Ospina, C.; Nava-Mesa, M. O.; Arbeláez Ariza, C. E. (2020): »Effect of Combined Diclofenac and B Vitamins (Thiamine, Pyridoxine, and Cyanocobalamin) for Low Back Pain Management: Systematic Review and Meta-analysis«. *Pain medicine (Malden, Mass.)*, 21(4). S. 766–781

Nematgorgani, S.; Razeghi-Jahromi, S.; Jafari, E.; Togha, M.; Rafiee, P.; Ghorbani, Z.; Ahmadi, Z. S.; Baigi, V. (2022): »B vitamins and their combination could reduce migraine headaches: A randomized double-blind controlled trial«. *Current journal of neurology*, 21(2). S. 105–118

Mauro, G.; Martorana, U.; Cataldo, P.; Brancato, G.; Letizia, G. (2000): »Vitamin B_{12} in low back pain: a randomised, double-blind, placebo-controlled study«. *European review for medical and pharmacological sciences*, 4(3). S. 53–58

Zhang, M.; Han, W.; Hu, S.; Xu, H. (2013): »Methylcobalamin: a potential vitamin of pain killer«. *Neural plasticity*, 2013. S. 424651

Hin, H.; Clarke, R.; Sherliker, P.; Atoyebi, W.; Emmens, K.; Birks, J.; Schneede, J.; Ueland, P. M.; Nexo, E.; Scott, J.; Molloy, A.; Donaghy, M.; Frost, C.; Evans, J. G. (2006): »Clinical relevance of low serum vitamin B_{12} concentrations in older people: The Banbury B_{12} study«. *Age and ageing*, 35(4). S. 416–422

Lauer, A.; Grimm, H. S.; Apel, B.; Golobrodska, N.; Kruse, L.; Ratanski, E.; Schulten, N.; Schwarze, L.; Slawik, T.; Sperlich, S.; Vohla, A.; Grimm, M. O. W. (2022): »Mechanistic Link between Vitamin B_{12} and Alzheimers Disease«. *Biomolecules*, 12(1). S. 129

Sangle, P.; Sandhu, O.; Aftab, Z.; Anthony, A. T.; Khan, S. (2020): »Vitamin B_{12} Supplementation: Preventing Onset and Improving Prognosis of Depression«. *Cureus*, 12(10). S. e11169

Wu, Y.; Zhang, L.; Li, S.; Zhang, D. (2022): »Associations of dietary vitamin B_1, vitamin B_2, vitamin B_6, and vitamin B_{12} with the risk of depression: a systematic review and meta-analysis«. *Nutrition reviews*, 80(3). S. 351–366

Mikkelsen, K.; Stojanovska, L.; Apostolopoulos, V. (2016): »The Effects of Vitamin B in Depression«. *Current medicinal chemistry*, 23(38). S. 4317–4337

Ma, F.; Zhou, X.; Li, Q.; Zhao, J.; Song, A.; An, P.; Du, Y.; Xu, W.; Huang, G. (2019): »Effects of Folic Acid and Vitamin B_{12}, Alone and in Combination on Cognitive Function and Inflammatory Factors in the Elderly with Mild Cognitive Impairment: A Single-blind Experimental Design«. *Current Alzheimer research*, 16(7). S. 622–632

Qin, B.; Xun, P.; Jacobs, D. R. Jr; Zhu, N.; Daviglus, M. L.; Reis, J. P.; Steffen, L. M.; Van Horn, L.; Sidney, S.; He, K. (2017): »Intake of niacin, folate, vitamin B-6, and vitamin B-12 through young adulthood and cognitive function in midlife: the Coronary Artery Risk Development in Young Adults (CARDIA) study«. *The American journal of clinical nutrition,* 106(4). S. 1032–1040

VITAMIN C

Deutsche Gesellschaft der Ernährung e.V. (2018): *Vitamin C*. https://www.dge.de/wissenschaft/referenzwerte/vitamin-c/. zuletzt aufgerufen am 11.11.24

Harrison, F.; May, J. M. (2009): »Vitamin C function in the brain: vital role of the ascorbate transporter SVCT2«. *Free radical biology & medicine*, 46(6). S. 719–730

Kocot, J.; Luchowska-Kocot, D.; Kiełczykowska, M.; Musik, I.; Kurzepa, J. (2017): »Does Vitamin C Influence Neurodegenerative Diseases and Psychiatric Disorders?«. *Nutrients*, 9(7). S. 659

Hemilä, A.; Chalker, E. (2023): »Vitamin C reduces the severity of common colds: a meta-analysis«. *BMC public health*, 23(1). S. 2468

Carr, A.; Vissers, M. C.; Cook, J. S. (2014): »The effect of intravenous vitamin C on cancer- and chemotherapy-related fatigue and quality of life«. *Frontiers in oncology*, 4. S. 283

Douglas, R.; Chalker, E. B.; Treacy, B. (2007): »Vitamin C for preventing and treating the common cold«. *The Cochrane database of systematic reviews*, (2). S. CD000980

Carr, A.; Maggini, S. (2017): »*Vitamin C and Immune Function*«. *Nutrients*, 9(11). S. 1211

Hijjawi, N.; Tout, F. S.; Azaizeh, B.; Alijaafreh, B. (2024): »The role of vitamins D, B_{12}, C, and K in modulating inflammation and disease management in rheumatoid arthritis: A comprehensive review«. *Clinical rheumatology*, 44(2). S. 591–600

Farasati Far, B.; Behnoush, A. H.; Ghondaghsaz, E.; Habibi, M. A.; Khalaji, A. (2023): »The interplay between vitamin C and thyroid«. *Endocrinology, diabetes & metabolism*, 6(4). S. e432

Block, G. (1991): »Vitamin C and cancer prevention: the epidemiologic evidence«. *The American journal of clinical nutrition*, 53(1 Suppl). S. 270S–282S

Larsson, S.; Mason, A. M.; Vithayathil, M.; Carter, P.; Kar, S.; Zheng, J. S.; Burgess, S. (2022): »Circulating vitamin C and digestive system cancers: Mendelian randomization study«. *Clinical nutrition (Edinburgh, Scotland)*, 41(9). S. 2031–2035

Zhong, J.; Li, P.; Zheng, F.; Li, Y.; Lu, W.; Chen, H.; Cai, J.; Xia, D.; Wu, Y. (2024): »Association between dietary vitamin C intake/blood level and risk of digestive system cancer: a systematic review and meta-analysis of prospective studies«. *Food & function*, 15(16). S. 8217–8237

Isola, S.; Gammeri, L.; Furci, F.; Gangemi, S.; Pioggia, G.; Allegra, A. (2024): »Vitamin C Supplementation in the Treatment of Autoimmune and Onco-Hematological Diseases: From Prophylaxis to Adjuvant Therapy«. *International journal of molecular sciences*, 25(13). S. 7284

Ngo, B.; Van Riper, J. M.; Cantley, L. C.; Yun, J. (2019): »Targeting cancer vulnerabilities with high-dose vitamin C«. *Nature reviews. Cancer*, 19(5). S. 271–282

Klimant, E.; Wright, H.; Rubin, D.; Seely, D.; Markman, M. (2018): »Intravenous vitamin C in the supportive care of cancer patients: a review and rational approach«. *Current oncology (Toronto, Ont.)*, 25(2). S. 139–148

Harris, H.; Orsini, N., Wolk, A. (2014): »Vitamin C and survival among women with breast cancer: A meta-analysis«. *European journal of cancer (Oxford, England: 1990)*, 50(7). S. 1223–1231

Juraschek, S.; Guallar, E.; Appel, L. J.; Miller, E. R., 3rd (2012): »Effects of vitamin C supplementation on blood pressure: a meta-analysis of randomized controlled trials«. *The American journal of clinical nutrition*, 95(5). S. 1079–1088

Jacques, P. (1992): »Relationship of vitamin C status to cholesterol and blood pressure«. *Annals of the New York Academy of Sciences*, 669. S. 205–214

Dludla, P.; Nkambule, B. B.; Nyambuya, T. M.; Ziqubu, K.; Mabhida, S. E.; Mxinwa, V.; Mokgalaboni, K.; Ndevahoma, F.; Hanser, S.; Mazibuko-Mbeje, S. E.; Basson, A. K.; Sabbatinelli, J.; Tiano, L. (2022): »Vitamin C intake potentially lowers total cholesterol to improve endothelial function in diabetic patients at increased risk of cardiovascular disease: A systematic review of randomized controlled trials«. *Frontiers in nutrition*, 9. S. 1011002

Choi, H.; Gao, X.; Curhan, G. (2009): »Vitamin C intake and the risk of gout in men: A prospective study«. *Archives of internal medicine*, 169(5). S. 502–507

Brzezinska, O.; Styrzyński, F.; Makowska, J.; Walczak, K. (2021): »Role of Vitamin C in Prophylaxis and Treatment of Gout-A Literature Review«. *Nutrients*, 13(2). S. 701

Chambial, S.; Dwivedi, S.; Shukla, K. K.; John, P. J.; Sharma, P. (2013): »Vitamin C in disease prevention and cure: An overview«. *Indian journal of clinical biochemistry: IJCB*, 28(4). S. 314–328

Ashor, A.; Werner, A. D.; Lara, J.; Willis, N. D.; Mathers, J. C.; Siervo, M. (2017): »Effects of vitamin C supplementation on glycaemic control: A systematic review and meta-analysis of randomised controlled trials«. *European journal of clinical nutrition*, 71(12). S. 1371–1380

Nosratabadi, S.; Ashtary-Larky, D.; Hosseini, F.; Namkhah, Z.; Mohammadi, S.; Salamat, S.; Nadery, M.; Yarmand, S.; Zamani, M.; Wong, A.; Asbaghi, O. (2023): »The effects of vitamin C supplementation on glycemic control in patients with type 2 diabetes: A systematic review and meta-analysis«. *Diabetes & metabolic syndrome*, 17(8). S. 102824

Mazloom, Z.; Hejazi, N.; Dabbaghmanesh, M. H.; Tabatabaei, H. R.; Ahmadi, A.; Ansar, H. (2011): »Effect of vitamin C supplementation on postprandial oxidative stress and lipid profile in type 2 diabetic patients«. *Pakistan journal of biological sciences: PJBS*, 14(19). S. 900–904

Morelli, M.; Gambardella, J.; Castellanos, V.; Trimarco, V.; Santulli, G. (2020): »Vitamin C and Cardiovascular Disease: An Update«. *Antioxidants (Basel, Switzerland)*, 9(12). S. 1227

Das, U. (2019): »Vitamin C for Type 2 Diabetes Mellitus and Hypertension«. *Archives of medical research*, 50(2). S. 11–14

Moritz, B.; Schmitz, A. E.; Rodrigues, A. L. S.; Dafre, A. L.; Cunha, M. P. (2020): »The role of vitamin C in stress-related disorders«. *The Journal of nutritional biochemistry*, 85. S. 108459

Pullar, J.; Carr, A. C.; Bozonet, S. M.; Vissers, M. C. M. (2018): »High Vitamin C Status Is Associated with Elevated Mood in Male Tertiary Students«. *Antioxidants (Basel, Switzerland)*, 7(7). S. 91

Kumar, R.; Singh, L.; Thakur, A.; Singh, S.; Kumar, B. (2022): »Role of Vitamins in Neurodegenerative Diseases: A Review«. *CNS & neurological disorders drug targets*, 21(9). S. 766–773

de Oliveira, I.; de Souza, V. V.; Motta, V.; Da-Silva, S. L. (2015): »Effects of Oral Vitamin C Supplementation on Anxiety in Students: A Double-Blind, Randomized, Placebo-Controlled Trial«. *Pakistan journal of biological sciences: PJBS*, 18(1). S. 11–18

Sim, M.; Hong, S.; Jung, S.; Kim, J. S.; Goo, Y. T.; Chun, W. Y.; Shin, D. M. (2022): »Vitamin C supplementation promotes mental vitality in healthy young adults: Results from a cross-sectional analysis and a randomized, double-blind, placebo-controlled trial«. *European journal of nutrition*, 61(1). S. 447–459

Zandi, P.; Anthony, J. C.; Khachaturian, A. S.; Stone, S. V.; Gustafson, D.; Tschanz, J. T.; Norton, M. C.; Welsh-Bohmer, K. A.; Breitner, J. C.; Cache County Study Group (2004): »Reduced risk of Alzheimer disease in users of antioxidant vitamin supplements: The Cache County Study«. *Archives of neurology*, 61(1). S. 82–88

Boelens Keun, J.; Arnoldussen, I. A.; Vriend, C.; van de Rest, O. (2021): »Dietary Approaches to Improve Efficacy and Control Side Effects of Levodopa Therapy in Parkinson's Disease: A Systematic Review«. *Advances in nutrition (Bethesda, Md.)*, 12(6). S. 2265–2287

Wang, J.; Chang, E.; Jiang, Y. (2022): »Effects of vitamin C stimulation on rehabilitation of dysphagia after stroke: a randomized trial«. *European journal of physical and rehabilitation medicine*, 58(4). S. 558–564

Chen, G.; Lu, D. B.; Pang, Z.; Liu, Q. F. (2013): »Vitamin C intake, circulating vitamin C and risk of stroke: a meta-analysis of prospective studies«. *Journal of the American Heart Association*, 2(6). S. e000329

Zhou, X.; Shi, H.; Zhu, S.; Wang, H.; Sun, S. (2022): »Effects of vitamin E and vitamin C on male infertility: A meta-analysis«. *International urology and nephrology*, 54(8). S. 1793–1805

Carr, A.; McCall, C. (2017): »The role of vitamin C in the treatment of pain: New insights«. *Journal of translational medicine*, 15(1). S. 77

Dionne, C.; Laurin, D.; Desrosiers, T.; Abdous, B., Le Sage, N.; Frenette, J.; Mondor, M.; Pelletier, S. (2016): »Serum vitamin C and spinal pain: A nationwide study«. *Pain*, 157(11). S. 2527–2535

Peregoy, J.; Wilder, F. V. (2011): »The effects of vitamin C supplementation on incident and progressive knee osteoarthritis: A longitudinal study«. *Public health nutrition*, 14(4). S. 709–715

Masaki, H. (2010): »Role of antioxidants in the skin: Anti-aging effects«. *Journal of dermatological science*, 58(2). S. 85–90

VITAMIN D

Deutsche Gesellschaft für Ernährung e. V. (2012): *Vitamin D.* https://www.dge.de/wissenschaft/referenzwerte/vitamin-d/. zuletzt aufgerufen am 11.11.24

Aranow, C. (2011): »Vitamin D and the immune system«. *Journal of investigative medicine: the official publication of the American Federation for Clinical Research*, 59(6). S. 881–886

Sassi, F.; Tamone, C.; D'Amelio, P. (2018): »Vitamin D: Nutrient, Hormone, and Immunomodulator«. *Nutrients*, 10(11). S. 1656

Carlberg, C.; Raczyk, M.; Zawrotna, N. (2023): »Vitamin D: A master example of nutrigenomics«. *Redox biology*, 62. S. 102695

Baeke, F.; Takiishi, T.; Korf, H.; Gysemans, C.; Mathieu, C. (2010): »Vitamin D: Modulator of the immune system«. *Current opinion in pharmacology*, 10(4). S. 482–496

Dibada, D. (2019): »Effect of vitamin D supplementation on serum lipid profiles: A systematic review and meta-analysis«. *Nutrition reviews*, 77(12). S., 890–902

Zhao, J.; Jia, J. J.; Dong, P. S.; Zhao, D.; Yang, X. M.; Li, D. L.; Zhang, H. F. (2018): »Effect of vitamin D on ventricular remodelling in heart failure: A meta-analysis of randomised controlled trials«. *BMJ open*, 8(8). S. e020545

Cui, X.; Gooch, H.; Petty, A.; McGrath, J. J.: Eyles, D. (2017): »Vitamin D and the brain: Genomic and non-genomic actions«. *Molecular and cellular endocrinology*, 453. S. 131–143

Zarei, M.; Zarezadeh, M.; Hamedi Kalajahi, F.; Javanbakht, M. H. (2021): »The Relationship Between Vitamin D and Telomere/Telomerase: A Comprehensive Review«. *The Journal of frailty & aging*, 10(1). S. 2–9

Latic, N.; Erben, R. G. (2020): »Vitamin D and Cardiovascular Disease, with Emphasis on Hypertension, Atherosclerosis, and Heart Failure«. *International journal of molecular sciences*, 21(18). S. 6483

Holick, M. (2017): »The vitamin D deficiency pandemic: Approaches for diagnosis, treatment and prevention«. *Reviews in endocrine & metabolic disorders*, 18(2). S. 153–165

Llewyllyn, D.; Lang, I. A.; Langa, K. M.; Melzer, D. (2011): »Vitamin D and cognitive impairment in the elderly U.S. population«. *The journals of gerontology. Series A, Biological sciences and medical sciences*, 66(1). S. 59–65

Wilkins, C.; Sheline, Y. I.; Roe, C. M.; Birge, S. J.; Morris, J. C. (2006): »Vitamin D deficiency is associated with low mood and worse cognitive performance in older adults«. *The American journal of geriatric psychiatry: official journal of the American Association for Geriatric Psychiatry*, 14(12). S. 1032–1040

Goksugur, S.; Tufan, A. E.; Semiz, M.; Gunes, C.; Bekdas, M.; Tosun, M.; Demircioglu, F. (2014): »Vitamin D status in children with attention-deficit-hyperactivity disorder«. *Pediatrics international: official journal of the Japan Pediatric Society*, 56(4). S. 515–519

Valipour, G.; Saneei, P.; Esmaillzadeh, A. (2014): »Serum vitamin D levels in relation to schizophrenia: A systematic review and meta-analysis of observational studies«. *The Journal of clinical endocrinology and metabolism*, 99(10). S. 3863–3872

Gao, Q.; Kou, T.; Zhuang, B.; Ren, Y.; Dong, X.; Wang, Q. (2018): »The Association between Vitamin D Deficiency and Sleep Disorders: A Systematic Review and Meta-Analysis«. *Nutrients*, 10(10). S. 1395

Plotnikoff, G. A.; Quigley, J. M. (2003): »Prevalence of severe hypovitaminosis D in patients with persistent, nonspecific musculoskeletal pain«. *Mayo Clinic proceedings*, 78(12). S. 1463–1470

Botelho, J.; Machado, V.; Proença, L.; Delgado, A. S.; Mendes, J. J. (2020): »Vitamin D Deficiency and Oral Health: A Comprehensive Review«. *Nutrients*, 12(5). S. 1471

Cederberg, K. L. J.; Silvestri, R.; Walters, A. S. (2023): »Vitamin D and Restless Legs Syndrome: A Review of Current Literature«. *Tremor and other hyperkinetic movements (New York, N.Y.)*, 13. S. 12

Holick, M. (2015): »Vitamin D Is Not as Toxic as Was Once Thought: A Historical and an Up-to-Date Perspective«. *Mayo Clinic proceedings*, 90(5). S. 561–564

Bischoff-Ferrari, H. A.; Willett, W. C.; Wong, J. B.; Giovannucci, E.; Dietrich, T.; Dawson-Hughes, B. (2005): »Fracture prevention with vitamin D supplementation: A meta-analysis of randomized controlled trials«. *JAMA*, 293(18). S. 2257–2264

Yao, P.; Bennett, D.; Mafham, M.; Lin, X.; Chen, Z.; Armitage, J.; Clarke, R. (2019): »Vitamin D and Calcium for the Prevention of Fracture: A Systematic Review and Meta-analysis«. *JAMA network open*, 2(12). S. e1917789

Weaver, C. M.; Alexander, D. D.; Boushey, C. J.; Dawson-Hughes, B.; Lappe, J. M.; LeBoff, M. S.; Liu, S.; Looker, A. C.; Wallace, T. C.; Wang, D. D. (2016): »Calcium plus vitamin D supplementation and risk of fractures: An updated meta-analysis from the National Osteoporosis Foundation«. *Osteoporosis international: a journal established as result of cooperation between the European Foundation for Osteoporosis and the National Osteoporosis Foundation of the USA*, 27(1). S. 367–376

Wei, F. L.; Li, T.; Gao, Q. Y.; Huang, Y.; Zhou, C. P.; Wang, W.; Qian, J. X. (2022): »Association Between Vitamin D Supplementation and Fall Prevention«. *Frontiers in endocrinology*, 13. S. 919839

Chevalley, T.; Brandi, M. L.; Cashman, K. D.; Cavalier, E.; et al. (2022): »Role of vitamin D supplementation in the management of musculoskeletal diseases: Update from an European Society of Clinical and Economical Aspects of Osteoporosis, Osteoarthritis and Musculoskeletal Diseases (ESCEO) working group«. *Aging clinical and experimental research*, 34(11). S. 2603–2623

Chiang, C. M.; Ismaeel, A.; Griffis, R. B.; Weems, S. (2017): »Effects of Vitamin D Supplementation on Muscle Strength in Athletes: A Systematic Review«. *Journal of strength and conditioning research*, 31(2). S. 566–574

Lombardo, M.; Feraco, A.; Ottaviani, M.; Rizzo, G.; Camajani, E.; Caprio, M.; Armani, A. (2022): »The Efficacy of Vitamin D Supplementation in the Treatment of Fibromyalgia Syndrome and Chronic Musculoskeletal Pain«. *Nutrients*, 14(15). S. 3010

Helde-Frankling, M.; Björkhem-Bergman, L. (2017): »Vitamin D in Pain Management«. *International journal of molecular sciences*, 18(10). S. 2170

McCabe, P. S.; Pye, S. R.; Beth, J. M.; Lee, D. M.; Tajar, A.; Bartfai, G.; Boonen, S.; Bouillon, R.; Casanueva, F.; Finn, J. D.; Forti, G.; Giwercman, A.; Huhtaniemi, I. T.; Kula, K.; Pendleton, N.; Punab, M.; Vanderschueren, D.; Wu, F. C.; O'Neill, T. W.; EMAS Study Group (2016): »Low vitamin D and the risk of developing chronic widespread pain: results from the European male ageing study«. *BMC musculoskeletal disorders*, 17. S. 32

Overstreet, D. S.; Strath, L. J.; Hasan, F. N.; Sorge, R. E.; Penn, T.; Rumble, D. D.; Aroke, E. N.; WIggins, A. M.; Dembowski, J. G.; Bajaj, E. K.; Quinn, T. L.; Long, D. L.; Goodin, B. R. (2022): »Racial Differences in 25-Hydroxy Vitamin D and Self-Reported Pain Severity in a Sample of Individuals Living with Non-Specific Chronic Low Back Pain«. *Journal of pain research*, 15. S. 3859–3867

Zadro, J.; Shirley, D.; Ferreira, M.; Carvalho-Silva, A. P.; Lamb, S. E.; Cooper, C.; Ferreira, P. H. (2017): »Mapping the Association between Vitamin D and Low Back Pain: A Systematic Review and Meta-Analysis of Observational Studies«. *Pain physician*, 20(7). S. 611–640

Gao, X. R.; Chen, Y. S.; Deng, W. (2017): »The effect of vitamin D supplementation on knee osteoarthritis: A meta-analysis of randomized controlled trials«. *International journal of surgery (London, England)*, 46. S. 14–20

Annamalai, R.; Sujhithra, A.; Danis Vijay, D. (2023): »Association between vitamin D and knee osteoarthritis in Indian population: A systematic review and meta-analysis«. *Journal of clinical orthopaedics and trauma*, 46. S. 102278

Dell'Isola, G. B.; Tulli, E.; Sica, R.; Vinti, V.; Mencaroni, E.; Di Cara, G.; Striano, P.; Verrotti, A. (2021): »The Vitamin D Role in Preventing Primary Headache in Adult and Pediatric Population«. *Journal of clinical medicine*, 10(24). S. 5983

Nowaczewska, M.; Wiciński, M.; Osiński, S.; Kaźmierczak, H. (2020): »The Role of Vitamin D in Primary Headache-from Potential Mechanism to Treatment«. *Nutrients*, 12(1). S. 243

Martineau, A. R., Jolliffe, D. A., Greenberg, L., Aloia, J. F.; et al. (2019): »Vitamin D supplementation to prevent acute respiratory infections: Individual participant data meta-analysis«. *Health technology assessment (Winchester, England)*, 23(2). S. 1–44

Jorde, R.; Sollid, S. T.; Svartberg, J.; Joakimsen, R. M.; Grimnes, G.; Hutchinson, M. Y. (2016): »Prevention of urinary tract infections with vitamin D supplementation 20,000 IU per week for five years. Results from an RCT including 511 subjects«. *Infectious diseases (London, England)*, 48(11–12). S. 823–828

Kim, M. J.; Kim, S. N.; Lee, Y. W.; Choe, Y. B.; Ahn, K. J. (2016): »Vitamin D Status and Efficacy of Vitamin D Supplementation in Atopic Dermatitis: A Systematic Review and Meta-Analysis«. *Nutrients*, 8(12). S. 789

Munoz, A.; Grant, W. B. (2022): »Vitamin D and Cancer: An Historical Overview of the Epidemiology and Mechanisms«. *Nutrients*, 14(7). S. 1448

Hahn, J.; Cook, N. R.; Alexander, E. K.; Friedman, S.; Walter, J.; Bubes, V.; Kotler, G.; Lee, I. M.; Manson, J. E.; Costenbader, K. H. (2022): »Vitamin D and marine omega 3 fatty acid supplementation and incident autoimmune disease: VITAL randomized controlled trial«. *BMJ (Clinical research ed.)*, 376. S. e066452

Ismailova, A.; White, J. H. (2022): »Vitamin D, infections and immunity«. *Reviews in endocrine & metabolic disorders*, 23(2). S. 265–277

Briceno Noriega, D.; Savelkoul, H. F. J. (2021): »Vitamin D and Allergy Susceptibility during Gestation and Early Life«. *Nutrients*, 13(3). S. 1015

Bellan, M.; Sainaghi, P. P.; Pirisi, M. (2017): »Role of Vitamin D in Rheumatoid Arthritis«. *Advances in experimental medicine and biology*, 996. S. 155–168

Song, G. G.; Bae, S. C.; Lee, Y. H. (2012): »Association between vitamin D intake and the risk of rheumatoid arthritis: A meta-analysis«. *Clinical rheumatology*, 31(12). S. 1733–1739

Hijjawi, N.; Tout, F. S., Azaizeh, B., & Aljaafreh, B. (2024): »The role of vitamins D, B_{12}, C, and K in modulating inflammation and disease management in rheumatoid arthritis: A comprehensive review«. *Clinical rheumatology*, 44(2).S. 591–600

Zhang, Y.; Fang, F.; Tang, J.; Jia, L.; Feng, Y.; Xu, P.; Faramand, A. (2019): »Association between vitamin D supplementation and mortality: Systematic review and meta-analysis«. *BMJ (Clinical research ed.)*, 366. S. l4673

Zarrati, M.; Sohouli, M. H.; Aleayyub, S.; Keshavarz, N.; Razmpoosh, E.; Găman, M. A.; Fatahi, S.; Heydari, H. (2022): »The Effect of Vitamin D Supplementation on Treatment-Induced Pain in Cancer Patients: A Systematic Review«. *Pain management nursing: official journal of the American Society of Pain Management Nurses*, 23(4). S. 458–466

Xie, F.; Huang, T.; Lou, D.; Fu, R.; Ni, C.; Hong, J.; Ruan, L. (2022): »Effect of vitamin D supplementation on the incidence and prognosis of depression: An updated meta-analysis based on randomized controlled trials«. *Frontiers in public health*, 10. S. 903547

Pignolo, A.; Mastrilli, S.; Davì, C.; Arnao, V.; Aridon, P.; Dos Santos Mendes, F. A.; Gagliardo, C.; D'Amelio, M. (2022): »Vitamin D and Parkinson's Disease«. *Nutrients*, 14(6). S. 1220

Marek, K.; Cichoń, N.; Saluk-Bijak, J.; Bijak, M.; Miller, E. (2022): »The Role of Vitamin D in Stroke Prevention and the Effects of Its Supplementation for Post-Stroke Rehabilitation: A Narrative Review«. *Nutrients*, 14(13). S. 2761

Xiong, J.; Zhao, C.; Li, J.; Li, Y. (2024): »A systematic review and meta-analysis of the linkage between low vitamin D and the risk as well as the prognosis of stroke«. *Brain and behavior*, 14(6). S. e3577

Kaviani, M.; Nikooyeh, B.; Zand, H.; Yaghmaei, P.; Neyestani, T. R. (2020): »Effects of vitamin D supplementation on depression and some involved neurotransmitters«. *Journal of affective disorders*. S. 269, 28–35

Anglin, R. E.; Samaan, Z.; Walter, S. D.; McDonald, S. D. (2013): »Vitamin D deficiency and depression in adults: systematic review and meta-analysis«. *The British journal of psychiatry: the journal of mental science*, 202. S. 100–107

Akpınar, Ș.; Karadağ, M. G. (2022): »Is Vitamin D Important in Anxiety or Depression? What Is the Truth?«. *Current nutrition reports*, 11(4). S. 675–681

Wang, M.; Zhou, Y.; Yan, Y. (2021): »Vitamin D status and efficacy of vitamin D supplementation in acne patients: A systematic review and meta-analysis«. *Journal of cosmetic dermatology*, 20(12). S. 3802–3807

Joshi, M.; Hiremath, P.; John, J.; Ranadive, N.; Nandakumar, K.; Mudgal, J. (2023): »Modulatory role of vitamins A, B_3, C, D, and E on skin health, immunity, microbiome, and diseases«. *Pharmacological reports: PR*, 75(5). S. 1096–1114

Kim, M. J.; Kim, S. N.; Lee, Y. W.; Choe, Y. B.; Ahn, K. J. (2016): »Vitamin D Status and Efficacy of Vitamin D Supplementation in Atopic Dermatitis: A Systematic Review and Meta-Analysis«. *Nutrients*, 8(12). S. 789

Hattangdi-Haridas, S. R.; Lanham-New, S. A.; Wong, W. H. S.; Ho, M. H. K.; Darling, A. L. (2019): »Vitamin D Deficiency and Effects of Vitamin D Supplementation on Disease Severity in Patients with Atopic Dermatitis: A Systematic Review and Meta-Analysis in Adults and Children«. *Nutrients*, 11(8). S. 1854

Mansour, N. O.; Mohamed, A. A.; Hussein, M.; Eldemiry, E.; Daifalla, A.; Hassanin, S.; Nassar, N.; Ghaith, D.; Mohamed Salah, E. (2020): »The impact of vitamin D supplementation as an adjuvant therapy on clinical outcomes in patients with severe atopic dermatitis: A randomized controlled trial«. *Pharmacology research & perspectives*, 8(6). S. e00679

Barrea, L.; Savanelli, M. C., Di Somma, C., Napolitano, M., Megna, M., Colao, A., & Savastano, S. (2017): »Vitamin D and its role in psoriasis: An overview of the dermatologist and nutritionist«. *Reviews in endocrine & metabolic disorders*, 18(2). S. 195–205

Stanescu, A. M. A.; Simionescu, A. A.; Diaconu, C. C. (2021): »Oral Vitamin D Therapy in Patients with Psoriasis«. *Nutrients*, 13(1). S. 163

Bocheva, G.; Slominski, R. M.; Slominski, A. T. (2021): »The Impact of Vitamin D on Skin Aging«. *International journal of molecular sciences*, 22(16). S. 9097

Saini, K.; Mysore, V. (2021): »Role of vitamin D in hair loss: A short review«. *Journal of cosmetic dermatology*, 20(11). S. 3407–3414

Botelho, J.; Machado, V.; Proença, L.; Delgado, A. S.; Mendes, J. J. (2020): »Vitamin D Deficiency and Oral Health: A Comprehensive Review«. *Nutrients*, 12(5). S. 1471

Gossweiler, A.; Martinez-Mier, E. A. (2020): »Chapter 6: Vitamins and Oral Health«. *Monographs in oral science*, 28. S. 59–67

Jagelavičienė, E.; Vaitkevičienė, I.; Šilingaitė, D.; Šinkūnaitė, E.; Daugėlaitė, G. (2018): »The Relationship between Vitamin D and Periodontal Pathology«. *Medicina (Kaunas, Lithuania)*, 54(3). S. 45

Pittas, A. G.; Jorde, R.; Kawahara, T.; Dawson-Hughes, B. (2020): »Vitamin D Supplementation for Prevention of Type 2 Diabetes Mellitus: To D or Not to D?«. *The Journal of clinical endocrinology and metabolism*, 105(12). S. 3721–3733

Valdés-Ramos, R.; Guadarrama-López, A. L.; Martínez-Carrillo, B. E.; Benítez-Arciniega, A. D. (2015): »Vitamins and type 2 diabetes mellitus«. *Endocrine, metabolic & immune disorders drug targets*, 15(1). S. 54–63

Raghuvanshi, D. S.; Chakole, S.; Kumar, M. (2023): »Relationship Between Vitamins and Diabetes«. *Cureus*, 15(3). S. e36815

Pittas, A. G.; Kawahara, T.; Jorde, R.; Dawson-Hughes, B.; Vickery, E. M.; Angellotti, E.; Nelson, J.; Trikalinos, T. A.; Balk, E. M. (2023): »Vitamin D and Risk for Type 2 Diabetes in People With Prediabetes: A Systematic Review and Meta-analysis of Individual Participant Data From 3 Randomized Clinical Trials«. *Annals of internal medicine*, 176(3). S. 355–363

Putz, Z.; Tordai, D.; Hajdú, N.; Vági, O. E.; Kempler, M.; Békeffy, M.; Körei, A. E.; Istenes, I.; Horváth, V.; Stoian, A. P.; Rizzo, M.; Papanas, N.; Kempler, P. (2022): »Vitamin D in the Prevention and Treatment of Diabetic Neuropathy«. *Clinical therapeutics*, 44(5). S. 813–823

Kienreich, K.; Tomaschitz, A.; Verheyen, N.; Pieber, T. R.; Pilz, S. (2013): »Vitamin D and arterial hypertension: Treat the deficiency! «. *American journal of hypertension*, 26(2). S. 158

Luo, Q.; Yan, W.; Nie, Q.; Han, W. (2022): »Vitamin D and heart failure: A two-sample mendelian randomization study«. *Nutrition, metabolism, and cardiovascular diseases: NMCD*, 32(11). S. 2612–2620

Pérez-López, F. R.; Pilz, S.; Chedraui, P. (2020): »Vitamin D supplementation during pregnancy: An overview«. *Current opinion in obstetrics & gynecology*, 32(5). S. 316–321

Cito, G.; Cocci, A.; Micelli, E.; Gabutti, A.; Russo, G. I.; Coccia, M. E.; Franco, G.; Serni, S.; Carini, M.; Natali, A. (2020): »Vitamin D and Male Fertility: An Updated Review«. *The world journal of men's health*, 38(2). S. 164–177

VITAMIN E

Deutsche Gesellschaft für Ernährung e.V. (2000): *Vitamin E*. https://www.dge.de/wissenschaft/referenzwerte/vitamin-e/, web page. Zuletzt aufgerufen am 11.11.24

Lathia, D.; Blum, A. (1989): »Role of vitamin E as nitrite scavenger and N-nitrosamine inhibitor: A review«. *International journal for vitamin and nutrition research. Internationale Zeitschrift fur Vitamin- und Ernahrungsforschung. Journal international de vitaminologie et de nutrition*, 59(4). S. 430–438

Chan, A. (1993): »Partners in defense, vitamin E and vitamin C«. *Canadian journal of physiology and pharmacology*, 71(9). S. 725–731

von Edlinger, C. (2018): »Wirkungen und Nebenwirkungen der Antioxidantien Vitamin C und E in der Schwangerschaft«. Systemische Übersichtsarbeit

Meydani, S. N.; Leka, L. S.; Fine, B. C.; Dallal, G. E.; Keusch, G. T.; Singh, M. F.; Hamer, D. H. (2004): »Vitamin E and respiratory tract infections in elderly nursing home residents: a randomized controlled trial«. *JAMA*, *292*(7). S. 828–836

Lee, G. Y.; Han, S. N. (2018): »The Role of Vitamin E in Immunity«. *Nutrients*, 10(11). S. 1614

Kou, H.; Qing, Z.; Guo, H.; Zhang, R.; Ma, J. (2023): »Effect of vitamin E supplementation in rheumatoid arthritis: a systematic review and meta-analysis«. *European journal of clinical nutrition*, *77*(2), 166–172

Yang, C. S.; Luo, P.; Zeng, Z.; Wang, H.; Malafa, M.; Suh, N. (2020): »Vitamin E and cancer prevention: Studies with different forms of tocopherols and tocotrienols«. *Molecular carcinogenesis*, 59(4). S. 365–389

Miao, H.; Li, R.; Chen, D.; Hu, J.; Chen, Y.; Xu, C.; Wen, Z. (2021): »Protective Effects of Vitamin E on Chemotherapy-Induced Peripheral Neuropathy: A Meta-Analysis of Randomized Controlled Trials«. *Annals of nutrition & metabolism*, 77(3). S. 127–137

Browne, D.; McGuinness, B.; Woodside, J. V.; McKay, G. J. (2019): »Vitamin E and Alzheimer's disease: what do we know so far?«. *Clinical interventions in aging*, 14. S. 1303–1317

Niu, F.; Xie, W.; Zhang, W.; Kawuki, J.; Yu, X. (2024): »Vitamin C, vitamin E, ß-carotene and risk of Parkinson's disease: a systematic review and dose-response meta-analysis of observational studies«. *Nutritional neuroscience*, 27(4). S. 329–341

Fariss, M.; Zhang, J. G. (2003): »Vitamin E therapy in Parkinson's disease«. *Toxicology*, 189(1–2). S. 129–146

Joshi, M.; Hiremath, P.; John, J.; Ranadive, N.; Nandakumar, K.; Mudgal, J. (2023): »Modulatory role of vitamins A, B_3, C, D, and E on skin health, immunity, microbiome, and diseases«. *Pharmacological reports: PR*, 75(5). S. 1096–1114

Teo, C. W. L.; Tay, S. H. Y.; Tey, H. L.; Ung, Y. W.; Yap, W. N. (2021): »Vitamin E in Atopic Dermatitis: From Preclinical to Clinical Studies«. *Dermatology (Basel, Switzerland)*, 237(4). S. 553–564

Liu, X.;hierbeginnt Yang, G.; Luo, M.; Lan, Q.; Shi, X.; Deng, H.; Wang, N.; Xu, X.; Zhang, C. (2021): »Serum vitamin E levels and chronic inflammatory skin diseases: A systematic review and meta-analysis«. *PloS one*, 16(12). e0261259

Berardesca, E.; Cameli, N. (2021): »Vitamin E supplementation in inflammatory skin diseases«. *Dermatologic therapy*, 34(6). e15160

Kharaeva, Z.; Gostova, E.; De Luca, C.; Raskovic, D.; Korkina, L. (2009): »Clinical and biochemical effects of coenzyme Q(10), vitamin E, and selenium supplementation to psoriasis patients«. *Nutrition (Burbank, Los Angeles County, Calif.)*, 25(3). S. 295–302

Masaki, H. (2010): »Role of antioxidants in the skin: Anti-aging effects«. *Journal of dermatological science*, 58(2). S. 85–90

Li, X. I.; Dong, Z.; Zhang, F.; Dong, J.; Zhang, Y. (2016): »Vitamin E slows down the progression of osteoarthritis«. *Experimental and therapeutic medicine*, 12(1). S. 18–22

Bhattacharya, I.; Saxena, R.; Gupta, V. (2012): »Efficacy of vitamin E in knee osteoarthritis management of North Indian geriatric population«. *Therapeutic advances in musculoskeletal disease*, 4(1). S. 11–19

Zhang, Y.; Jiang, W.; Xie, Z.; Wu, W.; Zhang, D. (2015): »Vitamin E and risk of age-related cataract: a meta-analysis«. *Public health nutrition*, 18(15). S. 2804–2814

Ho, J. I.; Ng, E. Y.; Chiew, Y.; Koay, Y. Y.; Chuar, P. F.; Phang, S. C. W.; Ahmad, B.; Kadir, K. A. (2022): »The effects of vitamin E on non-proliferative diabetic retinopathy in type 2 diabetes mellitus: Are they sustainable with 12 months of therapy«. *SAGE open medicine*, 10. 20503121221095324

Raghuvanshi, D. S.; Chakole, S.; Kumar, M. (2023): »Relationship Between Vitamins and Diabetes«. *Cureus*, 15(3). e36815

Xia, J.; Yu, J.; Xu, H.; Zhou, Y.; Li, H.; Yin, S.; Xu, D.; Wang, Y.; Xia, H.; Liao, W.; Wang, S.; Sun, G. (2023): »Comparative effects of vitamin and mineral supplements in the management of type 2 diabetes in primary care: A systematic review and network meta-analysis of randomized controlled trials«. *Pharmacological research*, 188. S. 106647

Tütüncü, N.; Bayraktar, M.; Varli, K. (1998): »Reversal of defective nerve conduction with vitamin E supplementation in type 2 diabetes: a preliminary study«. *Diabetes care*, 21(11). S. 1915–1918

Tsoureli-Nikita, E.; Hercogova, J.; Lotti, T.; Menchini, G. (2002): »Evaluation of dietary intake of vitamin E in the treatment of atopic dermatitis: a study of the clinical course and evaluation of the immunoglobulin E serum levels«. *International journal of dermatology*, 41(3). S. 146–150

Barbosa, E.; Faintuch, J.; Machado Moreira, E. A.; Gonçalves da Silva, V. R.; Lopes Pereima, M. J.; Martins Fagundes, R. L.; Filho, D. W. (2009): »Supplementation of vitamin E, vitamin C, and zinc attenuates oxidative stress in burned children: a randomized, double-blind, placebo-controlled pilot study«. *Journal of burn care & research: official publication of the American Burn Association*, 30(5). S. 859–866

Higgins, M. R.; Izadi, A.; Kaviani, M. (2020): »Antioxidants and Exercise Performance: With a Focus on Vitamin E and C Supplementation«. *International journal of environmental research and public health*, 17(22). S. 8452

Clemente-Suarez, V. J.; Bustamante-Sanchez, Á.; Mielgo-Ayuso, J.; Martínez-Guardado, I.; Martín-Rodríguez, A.; Tornero-Aguilera, J. F. (2023): »Antioxidants and Sports Performance«. *Nutrients*, 15(10). S. 2371

Zhou, X.; Shi, H.; Zhu, S.; Wang, H.; Sun, S. (2022): »Effects of vitamin E and vitamin C on male infertility: a meta-analysis«. *International urology and nephrology*, 54(8). S. 1793–1805

Ghazzawi, H. A.; Hussain, M. A.; Raziq, K. M.; Alsendi, K. K.; Alaamer, R. O.; Jaradat, M.; Alobaidi, S.; Al Aqili, R.; Trabelsi, K.; Jahrami, H. (2023): »Exploring the Relationship between Micronutrients and Athletic Performance: A Comprehensive Scientific Systematic Review of the Literature in Sports Medicine«. *Sports (Basel, Switzerland)*, 11(6). S. 109

VITAMIN K

Deutsche Gesellschaft für Ernährung e.V. (2000): *Vitamin K.* https://www.dge.de/wissenschaft/referenzwerte/vitamin-k/, web page. Zuletzt aufgerufen am 11.11.24

Schulte, R.; Jordan, L. C.; Morad, A.; Naftel, R. P.; Wellons, J. C., 3rd; Sidonio, R. (2014): »Rise in late onset vitamin K deficiency bleeding in young infants because of omission or refusal of prophylaxis at birth«. *Pediatric neurology*, 50(6). S. 564–568

Ma, M. L.; Ma, Z. J.; He, Y. L.; Sun, H.; Yang, B.; Ruan, B. J.; Zhan, W. D.; Li, S. X.; Dong, H.; Wang, Y. X. (2022): »Efficacy of vitamin K_2 in the prevention and treatment of postmenopausal osteoporosis: A systematic review and meta-analysis of randomized controlled trials«. *Frontiers in public health*, 10. S. 979649

Mladěnka, P.; Macáková, K.; Kujovská Krčmová, L.; Javorská, L.; Mrštná, K.; Carazo, A.; Protti, M.; Remião, F.; Nováková, L.; OEMONOM researchers and collaborators (2022): »Vitamin K – sources, physiological role, kinetics, deficiency, detection, therapeutic use, and toxicity«. *Nutrition reviews*, 80(4). S. 677–698.

Geleijnse, J. M.; Vermeer, C.; Grobbee, D. E.; Schurgers, L. J.; Knapen, M. H.; van der Meer, I. M.; Hofman, A.; Witteman, J. C. (2004): »Dietary intake of menaquinone is associated with a reduced risk of coronary heart disease: the Rotterdam Study«. *The Journal of nutrition*, 134(11). S. 3100–3105

Chen, H. G.; Sheng, L. T.; Zhang, Y. B.; Cao, A. L.; Lai, Y. W.; Kunutsor, S. K.; Jiang, L.; Pan, A. (2019): »Association of vitamin K with cardiovascular events and all-cause mortality: a systematic review and meta-analysis«. *European journal of nutrition*, 58(6). S. 2191–2205

Zhang, S.; Guo, L.; Bu, C. (2019): »Vitamin K status and cardiovascular events or mortality: A meta-analysis«. *European journal of preventive cardiology*, 26(5). S. 549–553

Li, Y.; Chen, J. P.; Duan, L.; Li, S. (2018): »Effect of vitamin K_2 on type 2 diabetes mellitus: A review«. *Diabetes research and clinical practice*, 136. S. 39–51

Xia, J.; Yu, J.; Xu, H.; Zhou, Y.; Li, H.; Yin, S.; Xu, D.; Wang, Y.; Xia, H.; Liao, W.; Wang, S.; Sun, G. (2023): »Comparative effects of vitamin and mineral supplements in the management of type 2 diabetes in primary care: A systematic review and network meta-analysis of randomized controlled trials«. *Pharmacological research*, 188. S. 106647

Chin, K. (2020): »The Relationship between Vitamin K and Osteoarthritis: A Review of Current Evidence«. *Nutrients*, 12(5). S. 1208

Chin, K.; Pang, K. L.; Wong, S. K.; Chew, D. C. H.; Qodriyah, H. M. S. (2022): »Relationship Amongst Vitamin K Status, Vitamin K Antagonist Use and Osteoarthritis: A Review«. *Drugs & aging*, 39(7). S. 487–504

KAPITEL 3

KINDERWUNSCH, SCHWANGERSCHAFT UND STILLZEIT

Nassan, F. L.; Chavarro, J. E.; Tanrikut, C. (2018): »Diet and men's fertility: does diet affect sperm quality?«. *Fertility and sterility*, 110(4). S. 570–577

Zhou, X.; Shi, H.; Zhu, S.; Wang, H.; Sun, S. (2022): »Effects of vitamin E and vitamin C on male infertility: a meta-analysis«. *International urology and nephrology*, 54(8). S. 1793–1805

Banihani, S. (2017): »Vitamin B_{12} and Semen Quality«. *Biomolecules*, 7(2). S. 42

Cito, G.; Cocci, A.; Micelli, E.; Gabutti, A.; Russo, G. I.; Coccia, M. E.; Franco, G.; Serni, S.; Carini, M.; Natali, A. (2020): »Vitamin D and Male Fertility: An Updated Review«. *The world journal of men's health*, 38(2). S. 164–177

Buck Louis, G. M.; Sapra, K. J.; Schisterman, E. F.; Lynch, C. D.; Maisog, J. M.; Grantz, K. L.; Sundaram, R. (2016): »Lifestyle and pregnancy loss in a contemporary cohort of women recruited before conception: The LIFE Study«. *Fertility and sterility*, 106(1). S. 180–188

Gröber, U. (2015): *Interaktionen – Arzneimittel und Mikronährstoffe*. 2. Auflage. Wissenschaftliche Verlagsgesellschaft, Stuttgart

Valentin, M.; Coste Mazeau, P.; Zerah, M.; Ceccaldi, P. F.; Benachi, A.; Luton, D. (2018): »Acid folic and pregnancy: A mandatory supplementation«. *Annales d'endocrinologie*, 79(2). S. 91–94

Chitayat, D.; Matsui, D.; Amitai, Y.; Kennedy, D.; Vohra, S.; Rieder, M.; Koren, G. (2016): »Folic acid supplementation for pregnant women and those planning pregnancy: 2015 update«. *Journal of clinical pharmacology*, 56(2). S. 170–175

McNulty, H.; Rollins, M.; Cassidy, T.; Caffrey, A.; Marshall, B.; Dornan, J.; McLaughlin, M.; McNulty, B. A.; Ward, M.; Strain, J. J.; Molloy, A. M.; Lees-Murdock, D. J.; Walsh, C. P.; Pentieva, K. (2019): »Effect of continued folic acid supplementation beyond the first trimester of pregnancy on cognitive performance in the child: a follow-up study from a randomized controlled trial (FASSTT Offspring Trial)«. *BMC medicine*, 17(1). S. 196

Caffrey, A.; McNulty, H.; Rollins, M.; Prasad, G.; Gaur, P.; Talcott, J. B.; Witton, C.; Cassidy, T.; Marshall, B.; Dornan, J.; Moore, A. J.; Ward, M.; Strain, J. J.; Molloy, A. M.; McLaughlin, M.; Lees-Murdock, D. J.; Walsh, C. P.; Pentieva, K. (2021): »Effects of maternal folic acid supplementation during the second and third trimesters of pregnancy on neurocognitive development in the child: an 11-year follow-up from a randomised controlled trial«. *BMC medicine*, 19(1). S. 73

Dai, C.; Fei, Y.; Li, J.; Shi, Y.; Yang, X. (2021): »A Novel Review of Homocysteine and Pregnancy Complications.« *BioMed research international*, 2021. S. 6652231

Jin, X.; Cheng, Z.; Yu, X.; Tao, Q.; Huang, R.; Wang, S. (2022): »Continuous supplementation of folic acid in pregnancy and the risk of perinatal depression-A meta-analysis«. *Journal of affective disorders*, 302. S. 258–272

Ray, J.; Blom, H. J. (2003): »Vitamin B_{12} insufficiency and the risk of fetal neural tube defects«. *QJM: monthly journal of the Association of Physicians*, 96(4). S. 289–295

Mansur, J. L.; Oliveri, B.; Giacoia, E.; Fusaro, D.; Costanzo, P. R. (2022): »Vitamin D: Before, during and after Pregnancy: Effect on Neonates and Children«. *Nutrients*, 14(9). S. 1900

Keats, E. C.; Haider, B. A.; Tam, E.; Bhutta, Z. A. (2019): »Multiple-micronutrient supplementation for women during pregnancy«. *The Cochrane database of systematic reviews*, *3*(3). S. CD 004905

Rashid, S.; Meier, V.; Patrick, H. (2021): »Review of Vitamin B_{12} deficiency in pregnancy: a diagnosis not to miss as veganism and vegetarianism become more prevalent«. *European journal of haematology*, 106(4). S. 450–455

Yi, D. Y.; Kim, S. Y. (2021): »Human Breast Milk Composition and Function in Human Health: From Nutritional Components to Microbiome and MicroRNAs«. *Nutrients*, 13(9), 3094

Manapurath, R.; Chowdhury, R.; Upadhyay, R. P.; Bose, B.; Devi, S.; Dwarkanath, P.; Kurpad, A. V.; Bhandari, N.; Taneja, S. (2024): »Impact of nutritional and multiple micronutrients supplementation to lactating mothers 6 months postpartum on the maternal and infant micronutrient status: a randomised controlled trial in Delhi, India«. *Public health nutrition*, 27(1). e179

Mosca, F.; Giannì, M. L. (2017): »Human milk: composition and health benefits«. *La Pediatria medica e chirurgica: Medical and surgical pediatrics*, 39(2). S. 155

Deutsche Gesellschaft für Ernährung e.V. (2020): *Vitamin A*. https://www.dge.de/wissenschaft/referenzwerte/vitamin-a/. Zuletzt aufgerufen am 11.11.24

Deutsche Gesellschaft für Ernährung e.V. (2015): *Thiamin (Vitamin B_1)*. https://www.dge.de/wissenschaft/referenzwerte/thiamin/. Zuletzt aufgerufen am11.11.24

Deutsche Gesellschaft für Ernährung e.V. (2015): *Riboflavin (Vitamin B_2)*. https://www.dge.de/wissenschaft/referenzwerte/vitamin-b2/. Zuletzt aufgerufen am 11.11.24

Deutsche Gesellschaft für Ernährung e.V. (2015): *Niacin*. https://www.dge.de/wissenschaft/referenzwerte/niacin/?L=0. Zuletzt aufgerufen am 11.11.24

Deutsche Gesellschaft für Ernährung e.V. (2021): *Pantothensäure*. https://www.dge.de/wissenschaft/referenzwerte/pantothensaeure/. Zuletzt aufgerufen am 11.11.24

Deutsche Gesellschaft für Ernährung e.V. (2019): *Vitamin B_6*. https://www.dge.de/wissenschaft/referenzwerte/vitamin-b6/. Zuletzt aufgerufen am 11.11.24

Deutsche Gesellschaft für Ernährung e.V. (2020): *Biotin*. https://www.dge.de/wissenschaft/referenzwerte/biotin/. Zuletzt aufgerufen am 11.11.24

Deutsche Gesellschaft für Ernährung e.V. (2020): *Folat*. https://www.dge.de/wissenschaft/referenzwerte/Folat/. Zuletzt aufgerufen am 11.11.24

Deutsche Gesellschaft für Ernährung e.V. (2018): *Vitamin B_{12} (Cobalamine)*. https://www.dge.de/wissenschaft/referenzwerte/vitamin-b12/. Zuletzt aufgerufen am 11.11.24

Deutsche Gesellschaft für Ernährung e.V. (2018): *Vitamin C*. https://www.dge.de/wissenschaft/referenzwerte/vitamin-c/. zuletzt aufgerufen am 11.11.24

Deutsche Gesellschaft für Ernährung e.V. (2012): *Vitamin D*. https://www.dge.de/wissenschaft/referenzwerte/vitamin-d/. zuletzt aufgerufen am 11.11.24

Deutsche Gesellschaft für Ernährung e.V. (2000): *Vitamin E*. https://www.dge.de/wissenschaft/referenzwerte/vitamin-e/. zuletzt aufgerufen am 11.11.24

Deutsche Gesellschaft für Ernährung e.V. (2000): *Vitamin K*. https://www.dge.de/wissenschaft/referenzwerte/vitamin-k/. zuletzt aufgerufen am 11.11.24

LEISTUNGSSTARK IN ALLEN LEBENSLAGEN

Benton, D.; Fordy, J.; Haller, J. (1995): »The impact of long-term vitamin supplementation on cognitive functioning«. *Psychopharmacology*, 117(3). S. 298–305

Benton, D.; Haller, J.; Fordy, J. (1995): »Vitamin supplementation for 1 year improves mood«. *Neuropsychobiology*, 32(2). S. 98–105

Zaric, B. L.; Obradovic, M.; Bajic, V.; Haidara, M. A.; Jovanovic, M.; Isenovic, E. R. (2019): »Homocysteine and Hyperhomocysteinaemia«. *Current medicinal chemistry*, 26(16). S. 2948–2961

White, D. J.; Cox, K. H.; Peters, R.; Pipingas, A.; Scholey, A. B. (2015): »Effects of Four-Week Supplementation with a Multi-Vitamin/Mineral Preparation on Mood and Blood Biomarkers in Young Adults: A Randomised, Double-Blind, Placebo-Controlled Trial«. *Nutrients*, 7(11). S. 9005–9017

Pipingas, A.; Camfield, D. A.; Stough, C.; Scholey, A. B.; Cox, K. H.; White, D.; Sarris, J.; Sali, A.; Macpherson, H. (2014): »Effects of multivitamin, mineral and herbal supplement on cognition in younger adults and the contribution of B group vitamins«. *Human psychopharmacology*, 29(1). S. 73–82

Sim, M.; Hong, S.; Jung, S.; Kim, J. S.; Goo, Y. T.; Chun, W. Y.; Shin, D. M. (2022): »Vitamin C supplementation promotes mental vitality in healthy young adults: results from a cross-sectional analysis and a randomized, double-blind, placebo-controlled trial«. *European journal of nutrition*, 61(1). S. 447–459

Roberts, B.; Karatsoreos, I. N. (2021): »Brain-body responses to chronic stress: a brief review«. *Faculty reviews*, 10. S. 83

Van der Kooij, M. (2020): »The impact of chronic stress on energy metabolism«. *Molecular and cellular neurosciences*, 107. S. 103525

Sharma, V.; Singh, T. G. (2020): »Chronic Stress and Diabetes Mellitus: Interwoven Pathologies«. *Current diabetes reviews*, 16(6). S. 546–556

Hong, H.; Ji, M.; Lai, D. (2021): »Chronic Stress Effects on Tumor: Pathway and Mechanism«. *Frontiers in oncology*, 11. S. 738252

Dai, S.; Mo, Y.; Wang, Y.; Xiang, B.; Liao, Q.; Zhou, M.; Li, X.; Li, Y.; Xiong, W.; Li, G.; Guo, C.; Zeng, Z. (2020): »Chronic Stress Promotes Cancer Development«. *Frontiers in oncology*, 10. S. 1492

Moritz, B.; Schmitz, A. E.; Rodrigues, A. L. S.; Dafre, A. L.; Cunha, M. P. (2020): »The role of vitamin C in stress-related disorders«. *The Journal of nutritional biochemistry*, 85. S. 108459

Stough, C.; Simpson, T.; Lomas, J.; McPhee, G.; Billings, C.; Myers, S.; Oliver, C.; Downey, L. A. (2014): »Reducing occupational stress with a B-vitamin focussed intervention: a randomized clinical trial: study protocol«. *Nutrition journal*, 13(1). S. 122

Sarris, J.; Cox, K. H.; Camfield, D. A.; Scholey, A.; Stough, C.; Fogg, E.; Kras, M.; White, D. J.; Sali, A.; Pipingas, A. (2012): »Participant experiences from chronic administration of a multivitamin versus placebo on subjective health and wellbeing: a double-blind qualitative analysis of a randomised controlled trial«. *Nutrition journal*, 11. S. 110

Oja, P.; Titze, S.; Kokko, S.; Kujala, U. M.; Heinonen, A.; Kelly, P.; Koski, P.; Foster, C. (2015): »Health benefits of different sport disciplines for adults: systematic review of observational and intervention studies with meta-analysis«. *British journal of sports medicine*, 49(7). S. 434–440

Nowacka-Chmielewska, M.; Grabowska, K.; Grabowski, M.; Meybohm, P.; Burek, M.; Małecki, A. (2022): »Running from Stress: Neurobiological Mechanisms of Exercise-Induced Stress Resilience«. *International journal of molecular sciences*, 23(21). S. 13348

Ghazzawi, H. A.; Hussain, M. A.; Raziq, K. M.; Alsendi, K. K.; Alaamer, R. O.; Jaradat, M.; Alobaidi, S.; Al Aqili, R.; Trabelsi, K.; Jahrami, H. (2023): »Exploring the Relationship between Micronutrients and Athletic Performance: A Comprehensive Scientific Systematic Review of the Literature in Sports Medicine«. *Sports (Basel, Switzerland)*, 11(6). S. 109

Higgins, M. R.; Izadi, A.; Kaviani, M. (2020): »Antioxidants and Exercise Performance: With a Focus on Vitamin E and C Supplementation«. *International journal of environmental research and public health*, 17(22). S. 8452

Clemente-Suarez, V. J.; Bustamante-Sanchez, Á.; Mielgo-Ayuso, J.; Martínez-Guardado, I.; Martín-Rodríguez, A.; Tornero-Aguilera, J. F. (2023): »Antioxidants and Sports Performance«. *Nutrients*, 15(10). S. 2371

Chiang, C. M.; Ismaeel, A.; Griffis, R. B.; Weems, S. (2017): »Effects of Vitamin D Supplementation on Muscle Strength in Athletes: A Systematic Review«. *Journal of strength and conditioning research*, 31(2). S. 566–574

Von Krause, M.; Radev, S. T.; Voss, A. (2022): »Mental speed is high until age 60 as revealed by analysis of over a million participants«. *Nature human behaviour*, 6(5). S. 700–708

Cassilhas, R. C.; Tufik, S.; de Mello, M. T. (2016): »Physical exercise, neuroplasticity, spatial learning and memory«. *Cellular and molecular life sciences: CMLS*, 73(5). S. 975–983

Ma, F.; Zhou, X.; Li, Q.; Zhao, J.; Song, A.; An, P.; Du, Y.; Xu, W.; Huang, G. (2019): »Effects of Folic Acid and Vitamin B_{12}, Alone and in Combination on Cognitive Function and Inflammatory Factors in the Elderly with Mild Cognitive Impairment: A Single-blind Experimental Design«. *Current Alzheimer research*, 16(7). S. 622–632

Mikkelsen, K.; Stojanovska, L.; Tangalakis, K.; Bosevski, M.; Apostolopoulos, V. (2016): »Cognitive decline: A vitamin B perspective«. *Maturitas*, 93. S. 108–113

Travika, N.; Ried, K.; Sali, A.; Scholey, A.; Hudson, I.; Pipingas, A. (2017): »Vitamin C Status and Cognitive Function: A Systematic Review«. *Nutrients*, 9(9). S. 960

Yang, T.; Wang, H.; Xiong, Y.; Chen, C.; Duan, K.; Jia, J.; Ma, F. (2020): »Vitamin D Supplementation Improves Cognitive Function Through Reducing Oxidative Stress Regulated by Telomere Length in Older Adults with Mild Cognitive Impairment: A 12-Month Randomized Controlled Trial«. *Journal of Alzheimer's disease: JAD*, 78(4). S. 1509–1518

Gröber, U. (2015): *Interaktionen – Arzneimittel und Mikronährstoffe*. 2. Auflage. Wissenschaftliche Verlagsgesellschaft, Stuttgart

Mikkelsen, K.; Apostolopoulos, V. (2018): »B Vitamins and Ageing«. *Sub-cellular biochemistry*, 90. S. 451–470

Ter Borg, S.; Verlaan, S.; Hemsworth, J.; Mijnarends, D. M.; Schols, J. M.; Luiking, Y. C.; de Groot, L. C. (2015): »Micronutrient intakes and potential inadequacies of community-dwelling older adults: a systematic review«. *The British journal of nutrition*, 113(8). S. 1195–1206

Wyskida, M.; Wieczorowska-Tobis, K.; Chudek, J. (2017): »Prevalence and factors promoting the occurrence of vitamin D deficiency in the elderly«. Postepy higieny i medycyny doswiadczalnej (Online), 71(0). S. 198–204

IMMUNSYSTEM: VON ÜBER- UND UNTERFUNKTIONEN

Huang, Z.; Liu, Y; Qi G; Brand, D.; Zheng, S. G. (2018): »Role of Vitamin A in the Immune System«. *Journal of Clinical Medicine*, 7(9). S. 258

Ismailova, A.; White, J. H. (2022): »Vitamin D, infections and immunity«. *Reviews in endocrine & metabolic disorders*, 23(2). S. 265–277

Martineau, A. R.; Jolliffe, D. A.; Greenberg, L.; Aloia, J. F.; Bergman, P.; et. al. (2019): »Vitamin D supplementation to prevent acute respiratory infections: Individual participant data meta-analysis«. *Health technology assessment (Winchester, England)*, 23(2). S. 1–44

Hemilä, H. (2017): »Vitamin C and Infections«. *Nutrients*, 9(4). S. 339

Hemilä, A.; Chalker, E. (2023): »Vitamin C reduces the severity of common colds: a meta-analysis«. *BMC public health*, 23(1). S. 2468

Carr, A. C.; Maggini, S. (2017): »Vitamin C and Immune Function«. *Nutrients*, 9(11). S. 1211

Douglas, R. M.; Hemilä, H.; Chalker, E.; Treacy, B. (2007): »Vitamin C for preventing and treating the common cold«. *The Cochrane database of systematic reviews*, (3). CD_{000980}

Meydani, S. N.; Leka, L. S.; Fine, B. C.; Dallal, G. E.; Keusch, G. T.; Singh, M. F.; Hamer, D. H. (2004): »Vitamin E and respiratory tract infections in elderly nursing home residents: a randomized controlled trial«. *JAMA*, 292(7). S. 828–836

Lee, G.; Han, S. N. (2018): »The Role of Vitamin E in Immunity«. *Nutrients*, 10(11). S. 1614

Hemilä, H. (2016): »Vitamin E administration may decrease the incidence of pneumonia in elderly males«. *Clinical interventions in aging*, 11. S. 1379–1385

Stach, K.; Stach, W.; Augoff, K. (2021): »Vitamin B_6 in Health and Disease«. *Nutrients*, 13(9). S. 3229

Mocellin, S.; Briarava, M.; Pilati, P. (2017): »Vitamin B_6 and Cancer Risk: A Field Synopsis and Meta-Analysis«. *Journal of the National Cancer Institute*, 109(3). S. 1–9

Wintergerst, E. S.; Maggini, S.; Hornig, D. H. (2006): »Immune-enhancing role of vitamin C and zinc and effect on clinical conditions«. *Annals of nutrition & metabolism*, 50(2). S. 85–94

Briceno Noriega, D.; Savelkoul, H. F. J. (2021): »Vitamin D and Allergy Susceptibility during Gestation and Early Life«. *Nutrients*, 13(3). S. 1015

Harirchian, M. H.; Mohammadpour, Z.; Fatehi, F.; Firoozeh, N.; Bitarafan, S. (2019): »A systematic review and meta-analysis of randomized controlled trials to evaluating the trend of cytokines to vitamin A supplementation in autoimmune diseases«. *Clinical nutrition (Edinburgh, Scotland)*, 38(5). S. 2038–2044

Farasati Far, B.; Behnoush, A. H.; Ghondaghsaz, E.; Habibi, M. A.; Khalaji, A. (2023): »The interplay between vitamin C and thyroid«. *Endocrinology, diabetes & metabolism*, 6(4). e432

Isola, S.; Gammeri, L.; Furci, F.; Gangemi, S.; Pioggia, G.; Allegra, A. (2024): »Vitamin C Supplementation in the Treatment of Autoimmune and Onco-Hematological Diseases: From Prophylaxis to Adjuvant Therapy«. *International journal of molecular sciences*, 25(13). S. 7284

Hahn, J.; Cook, N. R.; Alexander, E. K.; Friedman, S.; Walter, J.; Bubes, V.; Kotler, G.; Lee, I. M.; Manson, J. E.; Costenbader, K. H. (2022): »Vitamin D and marine omega 3 fatty acid supplementation and incident autoimmune disease: VITAL randomized controlled trial«. *BMJ (Clinical research ed.)*, 376. e066452

Naghashpour, M.; Jafarirad, S.; Amani, R.; Sarkaki, A.; Saedisomeolia, A. (2017): »Update on riboflavin and multiple sclerosis: a systematic review«. *Iranian journal of basic medical sciences*, 20(9). S. 958–966

Pan, L.; Yin, Y.; Chen, J.; Ma, Z.; Chen, Y.; Deng, X.; Zhang, H. T.; Leng, H.; Wu, K. (2019): »Homocysteine, vitamin B_{12}, and folate levels in patients with multiple sclerosis in Chinese population: A case-control study and meta-analysis«. *Multiple sclerosis and related disorders*, 36. S. 101395

Wade, D. T.; Young, C. A.; Chaudhuri, K. R.; Davidson, D. L. (2002): »A randomised placebo controlled exploratory study of vitamin B-12, lofepramine, and L-phenylalanine (the ›Cari Loder regime‹) in the treatment of multiple sclerosis«. *Journal of neurology, neurosurgery, and psychiatry*, 73(3). S. 246–249

Sedel, F.; Bernard, D.; Mock, D. M.; Tourbah, A. (2016): »Targeting demyelination and virtual hypoxia with high-dose biotin as a treatment for progressive multiple sclerosis«. *Neuropharmacology*, 110(Pt B). S. 644–653

Costantini, A.; Nappo, A.; Pala, M. I.; Zappone, A. (2013): »High dose thiamine improves fatigue in multiple sclerosis«. *BMJ case reports*, 2013. bcr2013009144

Nemazannikova, N.; Mikkelsen, K.; Stojanovska, L.; Blatch, G. L.; Apostolopoulos, V. (2018): »Is there a Link between Vitamin B and Multiple Sclerosis? «. *Medicinal chemistry (Shariqah (United Arab Emirates))*, 14(2). S. 170–180

Espiritu, A. I.; Remalante-Rayco, P. P. M. (2021): »High-dose biotin for multiple sclerosis: A systematic review and meta-analyses of randomized controlled trials«. *Multiple sclerosis and related disorders*, 55. S. 103159

Kou, H.; Qing, Z.; Guo, H.; Zhang, R.; Ma, J. (2023): »Effect of vitamin E supplementation in rheumatoid arthritis: a systematic review and meta-analysis«. *European journal of clinical nutrition*, 77(2). S. 166–172

Edmonds, S. E.; Winyard, P. G.; Guo, R.; Kidd, B.; Merry, P.; Langrish-Smith, A.; Hansen, C.; Ramm, S.; Blake, D. R. (1997): »Putative analgesic activity of repeated oral doses of vitamin E in the treatment of rheumatoid arthritis. Results of a prospective placebo controlled double blind trial«. *Annals of the rheumatic diseases*, 56(11). S. 649–655

Bellan, M.; Sainaghi, P. P.; Pirisi, M. (2017): »Role of Vitamin D in Rheumatoid Arthritis«. *Advances in experimental medicine and biology*, 996. S. 155–168

Song, G. G.; Bae, S. C.; Lee, Y. H. (2012): »Association between vitamin D intake and the risk of rheumatoid arthritis: a meta-analysis«. *Clinical rheumatology*, 31(12). S. 1733–1739

Hijjawi, N.; Tout, F. S.; Azaizeh, B.; Aljaafreh, B. (2025): »The role of vitamins D, B_{12}, C, and K in modulating inflammation and disease management in rheumatoid arthritis: a comprehensive review«. *Clinical rheumatology*, 44(2). S. 591–600

Shea, B.; Swinden, M. V.; Ghogomu, E. T.; Ortiz, Z.; Katchamart, W.; Rader, T.; Bombardier, C.; Wells, G. A.; Tugwell, P. (2014): »Folic acid and folinic acid for reducing side effects in patients receiving methotrexate for rheumatoid arthritis«. *The Journal of rheumatology*, 41(6). S. 1049–1060

Ghishan, F. K.; Kiela, P. R. (2017): »Vitamins and Minerals in Inflammatory Bowel Disease«. *Gastroenterology clinics of North America*, 46(4). S. 797–808

Vagianos, K.; Bector, S.; McConnell, J.; Bernstein, C. N. (2007): »Nutrition assessment of patients with inflammatory bowel disease«. *JPEN. Journal of parenteral and enteral nutrition,* 31(4). S. 311–319

Gaziano, J. M.; Sesso, H. D.; Christen, W. G.; Bubes, V.; Smith, J. P.; MacFadyen, J.; Schvartz, M.: Manson, J. E.; Glynn, R. J.; Buring, J. E. (2012): »Multivitamins in the prevention of cancer in men: the Physicians' Health Study II randomized controlled trial«. *JAMA*, 308(18). S. 1871–1880

Yang, C. S.; Luo, P.; Zeng, Z.; Wang, H.; Malafa, M.; Suh, N. (2020): »Vitamin E and cancer prevention: Studies with different forms of tocopherols and tocotrienols«. *Molecular carcinogenesis*, 59(4). S. 365–389

Rowles, J. L., 3rd.; Erdman, J. W., Jr (2020): »Carotenoids and their role in cancer prevention«. *Biochimica et biophysica acta. Molecular and cell biology of lipids*, 1865(11). S. 158613

Middha, P.; Weinstein, S. J.; Männistö, S.; Albanes, D.; Mondul, A. M. (2019): »β-Carotene Supplementation and Lung Cancer Incidence in the Alpha-Tocopherol, Beta-Carotene Cancer Prevention Study: The Role of Tar and Nicotine«. *Nicotine & tobacco research: official journal of the Society for Research on Nicotine and Tobacco*, 21(8). S. 1045–1050

Bates, C. A.; Vincent, M. J.; Buerger, A. N.; Santamaria, A. B.; Maier, A.; Jack, M. (2024): »Investigating the relationship between β-carotene intake from diet and supplements, smoking, and lung cancer risk«. *Food and chemical toxicology: an international journal published for the British Industrial Biological Research Association*, 194. S. 115104

Klena, L.; Galvankova, K.; Penesova, A.; Krizanova, O. (2024): »Vitamin D supplementation in cancer prevention and the management of cancer therapy«. *Neoplasma*, 71(4). S. 307–318

Zhang, Y.; Fang, F.; Tang, J.; Jia, L.; Feng, Y.; Xu, P.; Faramand, A. (2019): »Association between vitamin D supplementation and mortality: systematic review and meta-analysis«. *BMJ (Clinical research ed.)*, 366. S. l4673

Zarrati, M.; Sohouli, M. H.; Aleayyub, S.; Keshavarz, N.; Razmpoosh, E.; Găman, M. A.; Fatahi, S.; Heydari, H. (2022): »The Effect of Vitamin D Supplementation on Treatment-Induced Pain in Cancer Patients: A Systematic Review«. *Pain management nursing: official journal of the American Society of Pain Management Nurses*, 23(4). S. 458–466

Martínez-Alonso, M.; Dusso, A.; Ariza, G.; Nabal, M. (2016): »Vitamin D deficiency and its association with fatigue and quality of life in advanced cancer patients under palliative care: A cross-sectional study«. *Palliative medicine*, 30(1). S. 89–96

Krishnan, A. V.; Trump, D. L.; Johnson, C. S.; Feldman, D. (2012): »The role of vitamin D in cancer prevention and treatment«. *Rheumatic diseases clinics of North America*, 38(1). S. 161–178

Yu, L.; Tan, Y.; Zhu, L. (2017): »Dietary vitamin B_2 intake and breast cancer risk: a systematic review and meta-analysis«. *Archives of gynecology and obstetrics*, 295(3). S. 721–729.

Liu, Y.; Yu, Q. Y.; Zhu, Z. L.; Tang, P. Y.; Li, K. (2015): »Vitamin B_2 intake and the risk of colorectal cancer: a meta-analysis of observational studies«. *Asian Pacific journal of cancer prevention: APJCP*, 16(3). S. 909–913

Takata, Y.; Cai, Q.; Beeghly-Fadiel, A.; Li, H.; Shrubsole, M. J.; Ji, B. T.; Yang, G.; Chow, W. H.; Gao, Y. T.; Zheng, W.; Shu, X. O. (2012): »Dietary B vitamin and methionine intakes and lung cancer risk among female never smokers in China«. *Cancer causes & control: CCC*, 23(12). S. 1965–1975

Kirkland J. B. (2003): »Niacin and carcinogenesis«. *Nutrition and cancer*, 46(2). S. 110–118

Nikas, I. P.; Paschou, S. A.; Ryu, H. S. (2020): »The Role of Nicotinamide in Cancer Chemoprevention and Therapy«. *Biomolecules*, 10(3). S. 477

Miao, H.; Li, R.; Chen, D.; Hu, J.; Chen, Y.; Xu, C.; Wen, Z. (2021): »Protective Effects of Vitamin E on Chemotherapy-Induced Peripheral Neuropathy: A Meta-Analysis of Randomized Controlled Trials«. *Annals of nutrition & metabolism*, 77(3). S. 127–137

Niles R. M. (2000): »Vitamin A and cancer«. *Nutrition (Burbank, Los Angeles County, Calif.)*, 16(7–8). S. 573–576

Han, X.; Zhao, R.; Wang, Y.; Ma, H.; Yu, M.; Chen, X.; Zhang, D.; Ma, S.; Liu, B.; Cai, H. (2022): »Dietary Vitamin A Intake and Circulating Vitamin A Concentrations and the Risk of Three Common Cancers in Women: A Meta-Analysis«. *Oxidative medicine and cellular longevity*, 2022. S. 7686405

Pastorino, U.; Infante, M.; Maioli, M.; Chiesa, G.; Buyse, M.; Firket, P.; Rosmentz, N.; Clerici, M.; Soresi, E.; Valente, M. (1993): »Adjuvant treatment of stage I lung cancer with high-dose vitamin A«. *Journal of clinical oncology: official journal of the American Society of Clinical Oncology*, 11(7). S. 1216–1222

Doldo, E.; Costanza, G.; Agostinelli, S.; Tarquini, C.; Ferlosio, A.; Arcuri, G.; Passeri, D.; Scioli, M. G.; Orlandi, A. (2015): »Vitamin A, cancer treatment and prevention: the new role of cellular retinol binding proteins«. *BioMed research international*, 2015. S. 624627

Takahashi, N.; Saito, D.; Hasegawa, S.; Yamasaki, M.; Imai, M. (2022): »Vitamin A in health care: Suppression of growth and induction of differentiation in cancer cells by vitamin A and its derivatives and their mechanisms of action«. *Pharmacology & therapeutics*, 230. S. 107942.

Kocher, H. M.; Basu, B.; Froeling, F. E. M.; Sarker, D.; et al. (2020): »Phase I clinical trial repurposing all-trans retinoic acid as a stromal targeting agent for pancreatic cancer«. *Nature communications*, 11(1). S. 4841

Sun, J.; Mao, F.; Liu, C.; Zhang, F.; Jiang, D.; Guo, W.; Huo, L.; Zhou, L.; Lau, W. Y.; Shi, J.; Cheng, S. (2023): »Combined FOLFOX4 with all-trans retinoic acid versus FOLFOX4 with placebo in treatment of advanced hepatocellular carcinoma with extrahepatic metastasis: a randomized, double-blind comparative study«. *Signal transduction and targeted therapy*, 8(1). S. 368

Correa-Morales, J. E.; Giraldo-Moreno, S.; Mantilla-Manosalva, N.; Cuellar-Valencia, L.; Borja-Montes, O. F.; Bedoya-Muñoz, L. J.; Iriarte-Aristizábal, M. F.; Quintero-Muñoz, E.; Zuluaga-Liberato, A. M. (2024): »Prevention and treatment of cisplatin-induced ototoxicity in adults: A systematic review«. *Clinical otolaryngology: official journal of ENT-UK; official journal of Netherlands Society for Oto-Rhino-Laryngology & Cervico-Facial Surgery*, 49(1). S. 1–15

Block, G. (1991): »Vitamin C and cancer prevention: the epidemiologic evidence«. *The American journal of clinical nutrition*, 53(1 Suppl). S. 270S–282S

Larsson, S. C.; Mason, A. M.; Vithayathil, M.; Carter, P.; Kar, S.; Zheng, J. S.; Burgess, S. (2022): »Circulating vitamin C and digestive system cancers: Mendelian randomization study«. *Clinical nutrition (Edinburgh, Scotland)*, 41(9). S. 2031–2035

Zhong, J.; Li, P.; Zheng, F.; Li, Y.; Lu, W.; Chen, H.; Cai, J.; Xia, D.; Wu, Y. (2024): »Association between dietary vitamin C intake/blood level and risk of digestive system cancer: a systematic review and meta-analysis of prospective studies«. *Food & function*, 15(16). S. 8217–8237

Ngo, B.; Van Riper, J. M.; Cantley, L. C.; Yun, J. (2019): »Targeting cancer vulnerabilities with high-dose vitamin C«. *Nature reviews. Cancer*, 19(5). S. 271–282

Klimant, E.; Wright, H.; Rubin, D.; Seely, D.; Markman, M. (2018): »Intravenous vitamin C in the supportive care of cancer patients: a review and rational approach«. *Current oncology (Toronto, Ont.)*, 25(2). S. 139–148

Harris, H. R.; Orsini, N.; Wolk, A. (2014): »Vitamin C and survival among women with breast cancer: a meta-analysis«. *European journal of cancer (Oxford, England: 1990)*, 50(7). S. 1223–1231

GENUSS & KRANKHEITEN

Safaei, M.; Sundararajan, E. A.; Driss, M.; Boulila, W.; Shapi'i, A. (2021): »A systematic literature review on obesity: Understanding the causes & consequences of obesity and reviewing various machine learning approaches used to predict obesity«. *Computers in biology and medicine*, 136. S. 104754

Kobylińska, M.; Antosik, K.; Decyk, A.; Kurowska, K. (2022): »Malnutrition in Obesity: Is It Possible? «. *Obesity facts*, 15(1). S. 19–25

Gröber, U. (2015): *Interaktionen – Arzneimittel und Mikronährstoffe*. 2. Auflage. Wissenschaftliche Verlagsgesellschaft, Stuttgart

Chambial, S.; Dwivedi, S.; Shukla, K. K.; John, P. J.; Sharma, P. (2013): »Vitamin C in disease prevention and cure: an overview«. *Indian journal of clinical biochemistry: IJCB, 28*(4). S. 314–328

Julius, U. (2015): »Niacin as antidyslipidemic drug«. *Canadian journal of physiology and pharmacology*, 93(12). S. 1043–1054

Canner, P. L.; Berge, K. G.; Wenger, N. K.; Stamler, J.; Friedman, L.; Prineas, R. J.; Friedewald, W. (1986): »Fifteen year mortality in Coronary Drug Project patients: long-term benefit with niacin«. *Journal of the American College of Cardiology*, *8*(6). S. 1245–1255

Gupta, A.; Thompson, P. D. (2011): »The relationship of vitamin D deficiency to statin myopathy«. *Atherosclerosis*, 215(1). S. 23–29

Pittas, A. G.; Jorde, R.; Kawahara, T.; Dawson-Hughes, B. (2020): »Vitamin D Supplementation for Prevention of Type 2 Diabetes Mellitus: To D or Not to D?«. *The Journal of clinical endocrinology and metabolism*, 105(12). S. 3721–3733

Pittas, A. G.; Kawahara, T.; Jorde, R.; Dawson-Hughes, B.; Vickery, E. M.; Angellotti, E.; Nelson, J.; Trikalinos, T. A.; Balk, E. M. (2023): »Vitamin D and Risk for Type 2 Diabetes in People With Prediabetes : A Systematic Review and Meta-analysis of Individual Participant Data From 3 Randomized Clinical Trials«. *Annals of internal medicine*, 176(3). S. 355–363

Beulens, J. W.; van der A, D. L.; Grobbee, D. E.; Sluijs, I.; Spijkerman, A. M.; van der Schouw, Y. T. (2010): »Dietary phylloquinone and menaquinones intakes and risk of type 2 diabetes«. *Diabetes care*, 33(8). S. 1699–1705

Ashor, A. W.; Werner, A. D.; Lara, J.; Willis, N. D.; Mathers, J. C.; Siervo, M. (2017): »Effects of vitamin C supplementation on glycaemic control: a systematic review and meta-analysis of randomised controlled trials«. *European journal of clinical nutrition*, 71(12). S. 1371–1380

Nosratabadi, S.; Ashtary-Larky, D.; Hosseini, F.; Namkhah, Z.; Mohammadi, S.; Salamat, S.; Nadery, M.; Yarmand, S.; Zamani, M.; Wong, A.; Asbaghi, O. (2023): »The effects of vitamin C supplementation on glycemic control in patients with type 2 diabetes: A systematic review and meta-analysis«. *Diabetes & metabolic syndrome*, 17(8). S. 102824

El-Aal, A. A.; El-Ghffar, E. A. A.: Ghali, A. A.; Zughbur, M. R.; Sirdah, M. M. (2018): »The effect of vitamin C and/or E supplementations on type 2 diabetic adult males under metformin treatment: A single-blinded randomized controlled clinical trial«. *Diabetes & metabolic syndrome*, 12(4). S. 483–489

Li, Y.; Chen, J. P.; Duan, L.; Li, S. (2018): »Effect of vitamin K_2 on type 2 diabetes mellitus: A review«. *Diabetes research and clinical practice*, 136. S. 39–51

Valdés-Ramos, R.; Guadarrama-López, A. L.; Martínez-Carrillo, B. E.; Benítez-Arciniega, A. D. (2015): »Vitamins and type 2 diabetes mellitus«. *Endocrine, metabolic & immune disorders drug targets*, 15(1). S. 54–63

Page, G. L.; Laight, D.; Cummings, M. H. (2011): »Thiamine deficiency in diabetes mellitus and the impact of thiamine replacement on glucose metabolism and vascular disease«. *International journal of clinical practice*, 65(6). S. 684–690

Ziegler, D.; Reiners, K.; Strom, A.; Obeid, R. (2023): »Association between diabetes and thiamine status – A systematic review and meta-analysis«. *Metabolism: clinical and experimental*, 144. S. 155565

Raghuvanshi, D. S.; Chakole, S.; Kumar, M. (2023): »Relationship Between Vitamins and Diabetes«. *Cureus*, 15(3). e36815

Xia, J.; Yu, J.; Xu, H.; Zhou, Y.; Li, H.; Yin, S.; Xu, D.; Wang, Y.; Xia, H.; Liao, W.; Wang, S.; Sun, G. (2023): »Comparative effects of vitamin and mineral supplements in the management of type 2 diabetes in primary care: A systematic review and network meta-analysis of randomized controlled trials«. *Pharmacological research*, 188. 106647

Mazloom, Z.; Hejazi, N.; Dabbaghmanesh, M. H.; Tabatabaei, H. R.; Ahmadi, A.; Ansar, H. (2011): »Effect of vitamin C supplementation on postprandial oxidative stress and lipid profile in type 2 diabetic patients«. *Pakistan journal of biological sciences: PJBS*, 14(19). S. 900–904

Gillani, S. W.; Sulaiman, S. A. S.; Abdul, M. I. M.; Baig, M. R. (2017): »Combined effect of metformin with ascorbic acid versus acetyl salicylic acid on diabetes-related cardiovascular complication; a 12-month single blind multicenter randomized control trial«. *Cardiovascular diabetology*, 16(1). S. 103

Putz, Z.; Tordai, D.; Hajdú, N.; Vági, O. E.; Kempler, M.; Békeffy, M.; Körei, A. E.; Istenes, I.; Horváth, V.; Stoian, A. P.; Rizzo, M.; Papanas, N.; Kempler, P. (2022): »Vitamin D in the Prevention and Treatment of Diabetic Neuropathy«. *Clinical therapeutics*, 44(5). S. 813–823

Didangelos, T.; Karlafti, E.; Kotzakioulafi, E.; Margariti, E.; Giannoulaki, P.; Batanis, G.; Tesfaye, S.; Kantartzis, K. (2021): »Vitamin B_{12} Supplementation in Diabetic Neuropathy: A 1-Year, Randomized, Double-Blind, Placebo-Controlled Trial«. *Nutrients*, 13(2). S. 395

Zhang, M.; Han, W.; Hu, S.; Xu, H. (2013): »Methylcobalamin: a potential vitamin of pain killer«. *Neural plasticity*, 2013. 424651

Tütüncü, N. B.; Bayraktar, M.; Varli, K. (1998): »Reversal of defective nerve conduction with vitamin E supplementation in type 2 diabetes: a preliminary study«. *Diabetes care*, 21(11). S. 1915–1918

Ho, J. I.; Ng, E. Y.; Chiew, Y.; Koay, Y. Y.; Chuar, P. F.; Phang, S. C. W.; Ahmad, B.; Kadir, K. A. (2022): »The effects of vitamin E on non-proliferative diabetic retinopathy in type 2 diabetes mellitus: Are they sustainable with 12 months of therapy«. *SAGE open medicine*, 10. 20503121221095324

Choi, H. K.; Gao, X.; Curhan, G. (2009): »Vitamin C intake and the risk of gout in men: a prospective study«. *Archives of internal medicine*, 169(5). S. 502–507

Brzezińska, O.; Styrzyński, F.; Makowska, J.; Walczak, K. (2021): »Role of Vitamin C in Prophylaxis and Treatment of Gout-A Literature Review«. *Nutrients*, 13(2). S. 701

VON HERZENSANGELEGENHEITEN

Morelli, M. B.; Gambardella, J.; Castellanos, V.; Trimarco, V.; Santulli, G. (2020): »Vitamin C and Cardiovascular Disease: An Update«. *Antioxidants (Basel, Switzerland)*, 9(12). S. 1227

Das, U. N. (2019): »Vitamin C for Type 2 Diabetes Mellitus and Hypertension«. *Archives of medical research*, 50(2). S. 11–14

Kienreich, K.; Tomaschitz, A.; Verheyen, N.; Pieber, T. R.; Pilz, S. (2013): »Vitamin D and arterial hypertension: treat the deficiency!«. *American journal of hypertension*, 26(2). S. 158

Latic, N.; Erben, R. G. (2020): »Vitamin D and Cardiovascular Disease, with Emphasis on Hypertension, Atherosclerosis, and Heart Failure«. *International journal of molecular sciences*, 21(18). S. 6483

Bays, H. E.; Rader, D. J. (2009): »Does nicotinic acid (niacin) lower blood pressure?«. *International journal of clinical practice*, 63(1). S. 151–159

McRae, M. P. (2009): »High-dose folic acid supplementation effects on endothelial function and blood pressure in hypertensive patients: A meta-analysis of randomized controlled clinical trials«. *Journal of chiropractic medicine*, 8(1). S. 15–24

Forman, J. P.; Rimm, E. B.; Stampfer, M. J.; Curhan, G. C. (2005): »Folate intake and the risk of incident hypertension among US women«. *JAMA*, 293(3). S. 320–329

Julius, U. (2015): »Niacin as antidyslipidemic drug«. *Canadian journal of physiology and pharmacology*, 93(12). S. 1043–1054

Chambial, S.; Dwivedi, S.; Shukla, K. K.; John, P. J.; Sharma, P. (2013): »Vitamin C in disease prevention and cure: an overview«. *Indian journal of clinical biochemistry: IJCB*, 28(4). S. 314–328

Zaric, B. L.; Obradovic, M.; Bajic, V.; Haidara, M. A.; Jovanovic, M.; Isenovic, E. R. (2019): »Homocysteine and Hyperhomocysteinaemia«. *Current medicinal chemistry*, 26(16). S. 2948–2961

Kumrungsee, T.; Peipei Zhang, Yanaka, N.; Suda, T.; Kato, N. (2022): »Emerging cardioprotective mechanisms of vitamin B_6: a narrative review«. *European journal of nutrition*, 61(2). S. 605–613

Miller, A. P.; Coronel, J.; Amengual, J. (2020): »The role of β-carotene and vitamin A in atherogenesis: Evidences from preclinical and clinical studies«. *Biochimica et biophysica acta. Molecular and cell biology of lipids*, 1865(11). S. 158635

Dkhillon, D.; Samogulova, A.; Kolobov, B. (2023): »B Vitamins as Adjunctive Treatment for Chronic Heart Failure«. *Cardiovascular & hematological disorders drug targets*, 23(1). S. 64–71

Schoenenberger, A. W.; Schoenenberger-Berzins, R.; der Maur, C. A.; Suter, P. M.; Vergopoulos, A.; Erne, P. (2012): »Thiamine supplementation in symptomatic chronic heart failure: a randomized, double-blind, placebo-controlled, cross-over pilot study«. *Clinical research in cardiology: official journal of the German Cardiac Society*, 101(3). S. 159–164

DiNicolantonio, J. J.; Liu, J.; O'Keefe, J. H. (2018): »Thiamine and Cardiovascular Disease: A Literature Review«. *Progress in cardiovascular diseases*, 61(1). S. 27–32

Piquereau, J.; Boitard, S. E.; Ventura-Clapier, R.; Mericskay, M. (2021): »Metabolic Therapy of Heart Failure: Is There a Future for B Vitamins? «. *International journal of molecular sciences*, 23(1). S. 30

Zenuk, C.; Healey, J.; Donnelly, J.; Vaillancourt, R.; Almalki, Y.; Smith, S. (2003): »Thiamine deficiency in congestive heart failure patients receiving long term furosemide therapy«. *The Canadian journal of clinical pharmacology = Journal canadien de pharmacologie clinique*, 10(4). S. 184–188

Luo, Q.; Yan, W.; Nie, Q.; Han, W. (2022): »Vitamin D and heart failure: A two-sample mendelian randomization study«. *Nutrition, metabolism, and cardiovascular diseases: NMCD*, 32(11). S. 2612–2620

Shi, R.; Li, Z. H.; Chen, D.; Wu, Q. C.; Zhou, X. L.; Tie, H. T. (2018): »Sole and combined vitamin C supplementation can prevent postoperative atrial fibrillation after cardiac surgery: A systematic review and meta-analysis of randomized controlled trials«. *Clinical cardiology*, 41(6). S. 871–878

VON SCHMERZENSANGELEGENHEITEN

Lombardo, M.; Feraco, A.; Ottaviani, M.; Rizzo, G.; Camajani, E.; Caprio, M.; Armani, A. (2022): »The Efficacy of Vitamin D Supplementation in the Treatment of Fibromyalgia Syndrome and Chronic Musculoskeletal Pain«. *Nutrients*, 14(15). S. 3010

McCabe, P. S.; Pye, S. R.; Beth, J. M.; Lee, D. M.: et. al. (2016): »Low vitamin D and the risk of developing chronic widespread pain: results from the European male ageing study«. *BMC musculoskeletal disorders*, 17. S. 32

Helde-Frankling, M.; Björkhem-Bergman, L. (2017): »Vitamin D in Pain Management«. *International journal of molecular sciences*, 18(10). S. 2170

Carr, A. C.; McCall, C. (2017): »The role of vitamin C in the treatment of pain: new insights«. *Journal of translational medicine*, 15(1). S. 77

Paez-Hurtado, A. M.; Calderon-Ospina, C. A.; Nava-Mesa, M. O. (2023): »Mechanisms of action of vitamin B_1 (thiamine), B_6 (pyridoxine), and B_{12} (cobalamin) in pain: a narrative review«. *Nutritional neuroscience*, 26(3). S. 235–253

Calderon-Ospina, C. A.; Nava-Mesa, M. O.; Arbeláez Ariza, C. E. (2020): »Effect of Combined Diclofenac and B Vitamins (Thiamine, Pyridoxine, and Cyanocobalamin) for Low Back Pain Management: Systematic Review and Meta-analysis«. *Pain medicine (Malden, Mass.)*, 21(4). S. 766–781

Dionne, C. E.; Laurin, D.; Desrosiers, T.; Abdous, B.; Le Sage, N.; Frenette, J.; Mondor, M.; Pelletier, S. (2016): »Serum vitamin C and spinal pain: a nationwide study«. *Pain*, 157(11). S. 2527–2535

Buesing, S.; Costa, M.; Schilling, J. M.; Moeller-Bertram, T. (2019): »Vitamin B_{12} as a Treatment for Pain«. *Pain physician*, 22(1). E45–E52

Mauro, G. L.; Martorana, U.; Cataldo, P.; Brancato, G.; Letizia, G. (2000): »Vitamin B_{12} in low back pain: a randomised, double-blind, placebo-controlled study«. *European review for medical and pharmacological sciences*, 4(3). S. 53–58

Zhang, M.; Han, W.; Hu, S.; Xu, H. (2013): »Methylcobalamin: a potential vitamin of pain killer«. *Neural plasticity*, 2013. S. 424651

Overstreet, D. S.; Strath, L. J.; Hasan, F. N.; Sorge, R. E.; et. al. (2022): »Racial Differences in 25-Hydroxy Vitamin D and Self-Reported Pain Severity in a Sample of Individuals Living with Non-Specific Chronic Low Back Pain«. *Journal of pain research*, 15. S. 3859–3867

Djade, C. D.; Diorio, C.; Laurin, D.; Dionne, C. E. (2022): »An exploratory identification of biological markers of chronic musculoskeletal pain in the low back, neck, and shoulders«. *PloS one*, 17(4). S. e0266999

Zadro, J.; Shirley, D.; Ferreira, M.; Carvalho-Silva, A. P.; Lamb, S. E.; Cooper, C.; Ferreira, P. H. (2017): »Mapping the Association between Vitamin D and Low Back Pain: A Systematic Review and Meta-Analysis of Observational Studies«. *Pain physician*, 20(7). S. 611–640

Antonen, E. G.; Kruchek, M. M.; Nikitina, M. V. (2022): »Evaluation of the effectiveness of treatment of patients with nonspecific pain syndrome in the lower back with celecoxib and a combined preparation of B vitamins«. *Zhurnal nevrologii i psikhiatrii imeni S.S. Korsakova,* 122(8). S. 65–72

Chin, K. Y. (2020): »The Relationship between Vitamin K and Osteoarthritis: A Review of Current Evidence«. *Nutrients*, 12(5). S. 1208

Chin, K. Y.; Pang, K. L.; Wong, S. K.; Chew, D. C. H.; Qodriyah, H. M. S. (2022): »Relationship Amongst Vitamin K Status, Vitamin K Antagonist Use and Osteoarthritis: A Review«. *Drugs & aging*, 39(7). S. 487–504

Hong, H.; Chen, L.; Zhong, Y.; Yang, Z.; Li, W.; Song, C.; Leng, H. (2023): »Associations of Homocysteine, Folate, and Vitamin B_{12} with Osteoarthritis: A Mendelian Randomization Study«. *Nutrients*, 15(7). S. 1636

Magaña-Villa, M. C.; Rocha-González, H. I.; Fernández del Valle-Laisequilla, C.; Granados-Soto, V.; Rodríguez-Silverio, J.; Flores-Murrieta, F. J.; Carrasco-Portugal, M. C.; Reyes-García, J. G. (2013): »B-vitamin mixture improves the analgesic effect of diclofenac in patients with osteoarthritis: a double blind study«. *Drug research*, 63(6). S. 289–292

Gao, X. R.; Chen, Y. S.; Deng, W. (2017): »The effect of vitamin D supplementation on knee osteoarthritis: A meta-analysis of randomized controlled trials«. *International journal of surgery (London, England)*, 46. S. 14–20

Annamalai, R.; Sujhithra, A.; Danis Vijay, D. (2023): »Association between vitamin D and knee osteoarthritis in Indian population: A systematic review and meta-analysis«. *Journal of clinical orthopaedics and trauma,* 46. S. 102278

Li, X. I.; Dong, Z.; Zhang, F.; Dong, J.; Zhang, Y. (2016): »Vitamin E slows down the progression of osteoarthritis«. *Experimental and therapeutic medicine*, 12(1). S. 18–22

Bhattacharya, I.; Saxena, R.; Gupta, V. (2012): »Efficacy of vitamin E in knee osteoarthritis management of North Indian geriatric population«. *Therapeutic advances in musculoskeletal disease*, 4(1). S. 11–19

Tantavisut, S.; Tanavalee, A.; Honsawek, S.; Suantawee, T.; Ngarmukos, S.; Adisakwatana, S.; Callaghan, J. J. (2017): »Effect of vitamin E on oxidative stress level in blood, synovial fluid, and synovial tissue in severe knee osteoarthritis: a randomized controlled study«. *BMC musculoskeletal disorders*, 18(1). S. 281

Brand, C.; Snaddon, J.; Bailey, M.; Cicuttini, F. (2001): »Vitamin E is ineffective for symptomatic relief of knee osteoarthritis: a six month double blind, randomised, placebo controlled study«. *Annals of the rheumatic diseases*, 60(10). S. 946–949

Peregoy, J.; Wilder, F. V. (2011): »The effects of vitamin C supplementation on incident and progressive knee osteoarthritis: a longitudinal study«. *Public health nutrition*, 14(4). S. 709–715

Dell'Isola, G. B.; Tulli, E.; Sica, R.; Vinti, V.; Mencaroni, E.; Di Cara, G.; Striano, P.; Verrotti, A. (2021): »The Vitamin D Role in Preventing Primary Headache in Adult and Pediatric Population«. *Journal of clinical medicine*, 10(24). S. 5983

Nowaczewska, M.; Wiciński, M.; Osiński, S.; Kaźmierczak, H. (2020): »The Role of Vitamin D in Primary Headache-from Potential Mechanism to Treatment«. *Nutrients*, 12(1). S. 243

Chen, Y. S.; Lee, H. F.; Tsai, C. H.; Hsu, Y. Y.; Fang, C. J.; Chen, C. J.; Hung, Y. H.; Hu, F. W. (2022): »Effect of Vitamin B_2 supplementation on migraine prophylaxis: a systematic review and meta-analysis«. *Nutritional neuroscience*, 25(9). S. 1801–1812

Diener, H. C.; Gaul, C. (2023). »Medikamentöse Therapie der akuten Migräneattacke und Prophylaxe der Migräne«. *Deutsche medizinische Wochenschrift (1946)*, 148(11). S. 678–684

Nematgorgani, S.; Razeghi-Jahromi, S.; Jafari, E.; Togha, M.; Rafiee, P.; Ghorbani, Z.; Ahmadi, Z. S.; Baigi, V. (2022): »B vitamins and their combination could reduce migraine headaches: A randomized double-blind controlled trial«. *Current journal of neurology*, 21(2). S. 105–118

VON NERVIGEN NERVEN

Pignolo, A.; Mastrilli, S.; Davì, C.; Arnao, V.; Aridon, P.; Dos Santos Mendes, F. A.; Gagliardo, C.; D'Amelio, M. (2022): »Vitamin D and Parkinson's Disease«. *Nutrients*, 14(6). S. 1220

Plantone, D.; Pardini, M.; Rinaldi, G. (2021): »Riboflavin in Neurological Diseases: A Narrative Review«. *Clinical drug investigation*, 41(6). S. 513–527

Niu, F.; Xie, W.; Zhang, W.; Kawuki, J.; Yu, X. (2024): »Vitamin C, vitamin E, β-carotene and risk of Parkinson's disease: a systematic review and dose-response meta-analysis of observational studies«. *Nutritional neuroscience*, 27(4). S. 329–341

Wakade, C.; Chong, R.; Seamon, M.; Purohit, S.; Giri, B.; Morgan, J. C. (2021): »Low-Dose Niacin Supplementation Improves Motor Function in US Veterans with Parkinson's Disease: A Single-Center, Randomized, Placebo-Controlled Trial«. *Biomedicines*, 9(12). S. 1881

Wuerch, E.; Urgoiti, G. R.; Yong, V. W. (2023): »The Promise of Niacin in Neurology«. *Neurotherapeutics: the journal of the American Society for Experimental NeuroTherapeutics*, 20(4). S. 1037–1054

Gasperi, V.; Sibilano, M.; Savini, I.; Catani, M. V. (2019): »Niacin in the Central Nervous System: An Update of Biological Aspects and Clinical Applications«. *International journal of molecular sciences*, 20(4). S. 974

Al-Kuraishy, H. M.; Al-Gareeb, A. I.; Elewa, Y. H. A.; Zahran, M. H.; Alexiou, A.; Papadakis, M.; Batiha, G. E. (2023): »Parkinson's Disease Risk and Hyperhomocysteinemia: The Possible Link«. *Cellular and molecular neurobiology*, 43(6). S. 2743–2759

Boelens Keun, J. T.; Arnoldussen, I. A.; Vriend, C.; van de Rest, O. (2021): »Dietary Approaches to Improve Efficacy and Control Side Effects of Levodopa Therapy in Parkinson's Disease: A Systematic Review«. *Advances in nutrition (Bethesda, Md.)*, 12(6). S. 2265–2287

Tylicki, A.; Siemieniuk, M. (2011): »Thiamine and its derivatives in the regulation of cell metabolism«. *Postepy higieny i medycyny doswiadczalnej* (Online), 65. S. 447–469

Marek, K.; Cichoń, N.; Saluk-Bijak, J.; Bijak, M.; Miller, E. (2022): »The Role of Vitamin D in Stroke Prevention and the Effects of Its Supplementation for Post-Stroke Rehabilitation: A Narrative Review«. *Nutrients*, 14(13). S. 2761

Xiong, J.; Zhao, C.; Li, J.; Li, Y. (2024): »A systematic review and meta-analysis of the linkage between low vitamin D and the risk as well as the prognosis of stroke«. *Brain and behavior*, 14(6). e3577

Roth, W.; Mohamadzadeh, M. (2021): »Vitamin B_{12} and gut-brain homeostasis in the pathophysiology of ischemic stroke«. *EBioMedicine*, 73. S. 103676

Wang, J.; Chang, E.; Jiang, Y. (2022): »Effects of vitamin C stimulation on rehabilitation of dysphagia after stroke: a randomized trial«. *European journal of physical and rehabilitation medicine*, 58(4). S. 558–564

Tang, X.; Liu, H.; Xiao, Y.; Wu, L.; Shu, P. (2022): »Vitamin C Intake and Ischemic Stroke«. *Frontiers in nutrition*, 9. S. 935991

Chen, G. C.; Lu, D. B.; Pang, Z.; Liu, Q. F. (2013): »Vitamin C intake, circulating vitamin C and risk of stroke: a meta-analysis of prospective studies«. *Journal of the American Heart Association*, 2(6). e000329

Gil Martínez, V.; Avedillo Salas, A.; Santander Ballestín, S. (2022): »Vitamin Supplementation and Dementia: A Systematic Review«. *Nutrients*, 14(5). S. 1033

Kumar, R. R.; Singh, L.; Thakur, A.; Singh, S.; Kumar, B. (2022): »Role of Vitamins in Neurodegenerative Diseases: A Review«. *CNS & neurological disorders drug targets*, 21(9). S. 766–773

Zandi, P. P.; Anthony, J. C.; Khachaturian, A. S.; Stone, S. V.; Gustafson, D.; Tschanz, J. T.; Norton, M. C.; Welsh-Bohmer, K. A.; Breitner, J. C.; Cache County Study Group (2004): »Reduced risk of Alzheimer disease in users of antioxidant vitamin supplements: the Cache County Study«. *Archives of neurology*, 61(1). S. 82–88

Xu, M.; Zhu, Y.; Chen, J.; Li, J.; Qin, J.; Fan, Y.; Ren, P.; Hu, H.; Wu, W. (2024): »Effects of folic acid supplementation on cognitive impairment: A meta-analysis of randomized controlled trials«. *Journal of evidence-based medicine*, 17(1). S. 134–144

Ma, F.; Zhou, X.; Li, Q.; Zhao, J.; Song, A.; An, P.; Du, Y.; Xu, W.; Huang, G. (2019): »Effects of Folic Acid and Vitamin B_{12}, Alone and in Combination on Cognitive Function and Inflammatory Factors in the Elderly with Mild Cognitive Impairment: A Single-blind Experimental Design«. *Current Alzheimer research*, 16(7). S. 622–632

Oulhaj, A.; Jernerén, F.; Refsum, H.; Smith, A. D.; de Jager, C. A. (2016): »Omega-3 Fatty Acid Status Enhances the Prevention of Cognitive Decline by B Vitamins in Mild Cognitive Impairment«. *Journal of Alzheimer's disease: JAD*, 50(2). S. 547–557

Gibson, G. E.; Luchsinger, J. A.; Cirio, R.; Chen, H.; et al. (2020): »Benfotiamine and Cognitive Decline in Alzheimer's Disease: Results of a Randomized Placebo-Controlled Phase IIa Clinical Trial«. *Journal of Alzheimer's disease: JAD*, 78(3). S. 989–1010

Kaviani, M.; Nikooyeh, B.; Zand, H.; Yaghmaei, P.; Neyestani, T. R. (2020): »Effects of vitamin D supplementation on depression and some involved neurotransmitters«. *Journal of affective disorders*, 269. S. 28–35

Mikkelsen, K.; Stojanovska, L.; Apostolopoulos, V. (2016): »The Effects of Vitamin B in Depression«. *Current medicinal chemistry*, 23(38). S. 4317–4337

Nguyen, H. D.; Oh, H.; Kim, M. S. (2022): »Mixtures modeling identifies vitamin B_1 and B_3 intakes associated with depression«. *Journal of affective disorders*, 301. S. 68–80

Wu, Y.; Li, S.; Wang, W.; Zhang, D. (2023): »Associations of dietary B vitamins intakes with depression in adults«. *International journal for vitamin and nutrition research*, 93(2). S. 142–153

Davison, K. M.; Kaplan, B. J. (2012): »Nutrient intakes are correlated with overall psychiatric functioning in adults with mood disorders«. *Canadian journal of psychiatry*, 57(2). S. 85–92

Mahdavifar, B.; Hosseinzadeh, M.; Salehi-Abargouei, A.; Mirzaei, M.; Vafa, M. (2021): »Dietary intake of B vitamins and their association with depression, anxiety, and stress symptoms: A cross-sectional, population-based survey«. *Journal of affective disorders*, 288. S. 92–98

Wu, Y.; Zhang, L.; Li, S.; Zhang, D. (2022): »Associations of dietary vitamin B_1, vitamin B_2, vitamin B_6, and vitamin B_{12} with the risk of depression: a systematic review and meta-analysis«. *Nutrition reviews*, 80(3). S. 351–366

Ortí, J. E. R.; Cuerda-Ballester, M.; Drehmer, E.; Carrera-Juliá, S.; Motos-Muñoz, M.; Cunha-Pérez, C.; Benlloch, M.; López-Rodríguez, M. M. (2020): »Vitamin B_1 Intake in Multiple Sclerosis Patients and its Impact on Depression Presence: A Pilot Study«. *Nutrients*, 12(9). S. 2655

Moritz, B.; Schmitz, A. E.; Rodrigues, A. L. S.; Dafre, A. L.; Cunha, M. P. (2020): »The role of vitamin C in stress-related disorders«. *The Journal of nutritional biochemistry*, 85. S. 108459

Xie, F.; Huang, T.; Lou, D.; Fu, R.; Ni, C.; Hong, J.; Ruan, L. (2022): »Effect of vitamin D supplementation on the incidence and prognosis of depression: An updated meta-analysis based on randomized controlled trials«. *Frontiers in public health*, 10. S. 903547

Anglin, R. E.; Samaan, Z.; Walter, S. D.; McDonald, S. D. (2013): »Vitamin D deficiency and depression in adults: systematic review and meta-analysis«. *The British journal of psychiatry: the journal of mental science*, 202. S. 100–107

Coppen, A.; Bolander-Gouaille, C. (2005): »Treatment of depression: time to consider folic acid and vitamin B_{12}«. *Journal of psychopharmacology (Oxford, England)*, 19(1). S. 59–65

Zaric, B. L.; Obradovic, M.; Bajic, V.; Haidara, M. A.; Jovanovic, M.; Isenovic, E. R. (2019): »Homocysteine and Hyperhomocysteinaemia«. *Current medicinal chemistry*, 26(16). S. 2948–2961

Curtin, A.; Johnston, C. S. (2023): »Vitamin B_6 Supplementation Reduces Symptoms of Depression in College Women Taking Oral Contraceptives: A Randomized, Double-Blind Crossover Trial«. *Journal of dietary supplements*, 20(4). S. 550–562

Bergsjo, P. (1974): »Depression, contraceptive pills and pyridoxine (vitamin B_6)«. *Tidsskrift for den Norske laegeforening: tidsskrift for praktisk medicin, ny raekke*, 94(14). S. 936

Ekinci, G. N.; Sanlier, N. (2023): »The relationship between nutrition and depression in the life process: A mini-review«. *Experimental gerontology*, 172. S. 112072

de Oliveira, I. J.; de Souza, V. V.; Motta, V.; Da-Silva, S. L. (2015): »Effects of Oral Vitamin C Supplementation on Anxiety in Students: A Double-Blind, Randomized, Placebo-Controlled Trial«. *Pakistan journal of biological sciences: PJBS*, 18(1). S. 11–18

Field, D. T.; Cracknell, R. O.; Eastwood, J. R.; Scarfe, P.; Williams, C. M.; Zheng, Y.; Tavassoli, T. (2022): »High-dose Vitamin B_6 supplementation reduces anxiety and strengthens visual surround suppression«. *Human psychopharmacology*, 37(6). e2852

Kafeshani, M.; Feizi, A.; Esmaillzadeh, A.; Keshteli, A. H.; Afshar, H.; Roohafza, H.; Adibi, P. (2020): »Higher vitamin B_6 intake is associated with lower depression and anxiety risk in women but not in men: A large cross-sectional study«. *International journal for vitamin and nutrition research*, 90(5–6), S. 484–492

Akpınar, Ş.; Karadağ, M. G. (2022): »Is Vitamin D Important in Anxiety or Depression? What Is the Truth?«. *Current nutrition reports*, 11(4). S. 675–681

SCHÖNHEIT

Wang, M.; Zhou, Y.; Yan, Y. (2021): »Vitamin D status and efficacy of vitamin D supplementation in acne patients: A systematic review and meta-analysis«. *Journal of cosmetic dermatology*, 20(12). S. 3802–3807

Forbat, E.; Al-Niaimi, F.; Ali, F. R. (2017): »Use of nicotinamide in dermatology«. *Clinical and experimental dermatology*, 42(2). S. 137–144

Joshi, M.; Hiremath, P.; John, J.; Ranadive, N.; Nandakumar, K.; Mudgal, J. (2023): »Modulatory role of vitamins A, B_3, C, D, and E on skin health, immunity, microbiome, and diseases«. *Pharmacological reports: PR*, 75(5). S. 1096–1114

Cook, M.; Perche, P.; Feldman, S. (2022): »Oral Vitamin A for Acne Management: A Possible Substitute for Isotretinoin«. *Journal of drugs in dermatology: JDD*, 21(6). S. 683–686

Kim, M. J.; Kim, S. N.; Lee, Y. W.; Choe, Y. B.; Ahn, K. J. (2016): »Vitamin D Status and Efficacy of Vitamin D Supplementation in Atopic Dermatitis: A Systematic Review and Meta-Analysis«. *Nutrients*, 8(12). S. 789

Hattangdi-Haridas, S. R.; Lanham-New, S. A.; Wong, W. H. S.; Ho, M. H. K.; Darling, A. L. (2019): »Vitamin D Deficiency and Effects of Vitamin D Supplementation on Disease Severity in Patients with Atopic Dermatitis: A Systematic Review and Meta-Analysis in Adults and Children«. *Nutrients*, 11(8). S. 1854

Mansour, N. O.; Mohamed, A. A.; Hussein, M.; Eldemiry, E.; Daifalla, A.; Hassanin, S.; Nassar, N.; Ghaith, D.; Mohamed Salah, E. (2020): »The impact of vitamin D supplementation as an adjuvant therapy on clinical outcomes in patients with severe atopic dermatitis: A randomized controlled trial«. *Pharmacology research & perspectives*, 8(6). e00679

Trikamjee, T.; Comberiati, P.; D'Auria, E.; Peroni, D.; Zuccotti, G. V. (2021): »Nutritional Factors in the Prevention of Atopic Dermatitis in Children«. *Frontiers in pediatrics*, 8. S. 577413

Vieira, B. L.; Lim, N. R.; Lohman, M. E.; Lio, P. A. (2016): »Complementary and Alternative Medicine for Atopic Dermatitis: An Evidence-Based Review«. *American journal of clinical dermatology, 17*(6). S. 557–581

Rolfe, H. (2014): »A review of nicotinamide: treatment of skin diseases and potential side effects«. *Journal of cosmetic dermatology*, 13(4). S. 324–328

Wohlrab, J.; Kreft, D. (2014): »Niacinamide – mechanisms of action and its topical use in dermatology«. *Skin pharmacology and physiology*, 27(6). S. 311–315

Cho, Y. S.; Kim, H. O.; Woo, S. M.; Lee, D. H. (2022): »Use of Dexpanthenol for Atopic Dermatitis-Benefits and Recommendations Based on Current Evidence«. *Journal of clinical medicine*, 11(14). S. 3943

Ebner, F.; Heller, A.; Rippke, F.; Tausch, I. (2002): »Topical use of dexpanthenol in skin disorders«. *American journal of clinical dermatology*, 3(6). S 427–433

Proksch, E.; de Bony, R.; Trapp, S.; Boudon, S. (2017): »Topical use of dexpanthenol: a 70th anniversary article«. *The Journal of dermatological treatment*, 28(8). S. 766–773

Yang, H.; Chen, J. S.; Luo, X. Y.; Wang, H. (2022): »Efficacy and safety profile of antioxidants in the treatment of atopic dermatitis: A systematic review and meta-analysis of randomized controlled trials«. *Dermatologic therapy*, 35(7). e15549

Teo, C. W. L.; Tay, S. H. Y.; Tey, H. L.; Ung, Y. W.; Yap, W. N. (2021): »Vitamin E in Atopic Dermatitis: From Preclinical to Clinical Studies«. *Dermatology (Basel, Switzerland)*, 237(4). S. 553–564

Tsoureli-Nikita, E.; Hercogova, J.; Lotti, T.; Menchini, G. (2002): »Evaluation of dietary intake of vitamin E in the treatment of atopic dermatitis: a study of the clinical course and evaluation of the immunoglobulin E serum levels«. *International journal of dermatology*, 41(3). S. 146–150

Barrea, L.; Savanelli, M. C.; Di Somma, C.; Napolitano, M.; Megna, M.; Colao, A.; Savastano, S. (2017): »Vitamin D and its role in psoriasis: An overview of the dermatologist and nutritionist«. *Reviews in endocrine & metabolic disorders*, 18(2). S. 195–205

Stanescu, A. M. A.; Simionescu, A. A.; Diaconu, C. C. (2021): »Oral Vitamin D Therapy in Patients with Psoriasis«. *Nutrients*, 13(1). S. 163

Szymański, Ł.; Skopek, R.; Palusińska, M.; Schenk, T.; Stengel, S.; Lewicki, S.; Kraj, L.; Kamiński, P.; Zelent, A. (2020): »Retinoic Acid and Its Derivatives in Skin«. *Cells*, 9(12). S. 2660

Liu, X.; Yang, G.; Luo, M.; Lan, Q.; Shi, X.; Deng, H.; Wang, N.; Xu, X.; Zhang, C. (2021): »Serum vitamin E levels and chronic inflammatory skin diseases: A systematic review and meta-analysis«. *PloS one*, 16(12). e0261259

Garbicz, J.; Całyniuk, B.; Górski, M.; Buczkowska, M.; Piecuch, M.; Kulik, A.; Rozentryt, P. (2021): »Nutritional Therapy in Persons Suffering from Psoriasis«. *Nutrients*, 14(1). S. 119

Berardesca, E.; Cameli, N. (2021): »Vitamin E supplementation in inflammatory skin diseases«. *Dermatologic therapy*, 34(6). e15160

Masaki, H. (2010): »Role of antioxidants in the skin: Anti-aging effects«. *Journal of dermatological science*, 58(2). S. 85–90

Spierings, N. (2021): »Evidence for the Efficacy of Over-the-counter Vitamin A Cosmetic Products in the Improvement of Facial Skin Aging: A Systematic Review«. *The Journal of clinical and aesthetic dermatology*, 14(9). S. 33–40

Kafi, R.; Kwak, H. S.; Schumacher, W. E.; Cho, S.; Hanft, V. N.; Hamilton, T. A.; King, A. L.; Neal, J. D.; Varani, J.; Fisher, G. J.; Voorhees, J. J.; Kang, S. (2007): »Improvement of naturally aged skin with vitamin A (retinol)«. *Archives of dermatology*, 143(5). S. 606–612

Quan, T. (2023): »Human Skin Aging and the Anti-Aging Properties of Retinol«. *Biomolecules*, 13(11). S. 1614

Bocheva, G.; Slominski, R. M.; Slominski, A. T. (2021): »The Impact of Vitamin D on Skin Aging«. *International journal of molecular sciences*, 22(16). S. 9097

Bissett, D. L.; Oblong, J. E.; Berge, C. A. (2005): »Niacinamide: A B vitamin that improves aging facial skin appearance«. *Dermatologic surgery: official publication for American Society for Dermatologic Surgery [et al.]*, 31(7 Pt 2). S. 860–865

Finner, A. (2013): »Nutrition and hair: deficiencies and supplements«. *Dermatologic clinics*, 31(1). S. 167–172

Saini, K.; Mysore, V. (2021): »Role of vitamin D in hair loss: A short review«. *Journal of cosmetic dermatology*, *20*(11). S. 3407–3414

Samadi, A.; Ketabi, Y.; Firooz, R.; Firooz, A. (2022): »Efficacy of intramuscular injections of biotin and dexpanthenol in the treatment of diffuse hair loss: A randomized, double-blind controlled study comparing two brands«. *Dermatologic therapy*, *35*(9). e15695

Beoy, L. A.; Woei, W. J.; Hay, Y. K. (2010): »Effects of tocotrienol supplementation on hair growth in human volunteers«. *Tropical life sciences research*, 21(2). S. 91–99

Patel, D. P.; Swink, S. M.; Castelo-Soccio, L. (2017): »A Review of the Use of Biotin for Hair Loss«. *Skin appendage disorders*, 3(3). S. 166–169

Yale, K.; Juhasz, M.; Atanaskova Mesinkovska, N. (2020): »Medication-Induced Repigmentation of Gray Hair: A Systematic Review«. *Skin appendage disorders*, 6(1). S. 1–10

Lipner, S.; Scher, R. K. (2018): »Biotin for the treatment of nail disease: what is the evidence?«. *The Journal of dermatological treatment*, 29(4). S. 411–414

DiBaise, M.; Tarleton, S. M. (2019): »Hair, Nails, and Skin: Differentiating Cutaneous Manifestations of Micronutrient Deficiency«. *Nutrition in clinical practice: official publication of the American Society for Parenteral and Enteral Nutrition*, 34(4). S. 490–503

BILDNACHWEIS

AbdobeStock/makaule: 29, 45 l., 55, 65 l., 96, 117, 129, 142, 155, 165

AbdobeStock /bit24: 30

AbdobeStock /monticellllo: 44

AbdobeStock /artisttop: 110

AbdobeStock /SimpleLine: 176

AbdobeStock /OneLineStock: 176

Shutterstock/stockmatic: 15

Shutterstock/backwoods_design: 15

Shutterstock/OneLineStock:28, 104, 116, 141, 191, 250, 263

Shutterstock/DODOMO: 28, 104, 191

Shutterstock/vionaembun42: 28, 95, 141, 154, 164, 280

Shutterstock/Zuistudio: 28, 64, 84, 154

Shutterstock/WinWin artlab: 28, 154

Shutterstock/lumyai l sweet: 28, 64, 128

Shutterstock/Olga Khalizeva: 28, 178

Shutterstock/Simple Line S: 43, 95, 128, 176, 191, 201, 225

Shutterstock/natka_u_a: 43, 54, 64, 75, 104, 116, 121

Shutterstock/TiyoSakhi: 43, 64, 75, 95, 104, 141, 263

Shutterstock/ST Line Art: 43, 116, 250

Shutterstock/bebrik: 54

Shutterstock/clelia-clelia: 54

Shutterstock/Muhammad_Zulfan: 54, 128, 154, 206

Shutterstock/anna_ku: 54, 75, 84, 104, 116, 128, 141, 154, 164, 250, 263

Shutterstock/Tatjana Baibakova: 57, 77, 86, 118, 131, 166

Shutterstock/Valenty: 64, 75, 84, 128, 141, 154, 176, 206

Shutterstock/dhtgip: 64

Shutterstock/Tatgynsy: 64

Shutterstock/Evan Lorne: 67, 156

Shutterstock/LuckyStep: 75, 141

Shutterstock/LuTer999: 75, 84, 104, 116, 164

Shutterstock/GM Vector: 84

Shutterstock/simplex_line: 95, 225

Shutterstock/photka: 97

Shutterstock/YARUNIV Studio: 106

Shutterstock/Back one line: 116, 250

Shutterstock/Prachova Nataliia: 116, 263

Shutterstock/Sahs: 128

Shutterstock/Design_Stock7: 141

Shutterstock/Cegli: 143

Shutterstock/SREE SADHIN CHANDRO: 164, 238

Shutterstock/ZhAnStudio: 176, 238

Shutterstock/Irkhamster stock: 178

Shutterstock/786Studio: 178

Shutterstock/LEA DINH: 178

Shutterstock/tetiana_u: 178, 191, 263

Shutterstock/Ilonka K-Art: 188

Shutterstock/Burunduk's: 191

Shutterstock/eto100ya: 192

Shutterstock/Lakuku Vector: 206, 225, 238

Shutterstock/Gray Cat: 225

Shutterstock/ Dancepol: 225

Shutterstock/Yulia Bulgakova: 225

Shutterstock/Enjebe: 227

Shutterstock/MarynaCh: 238

Shutterstock/Line addict: 250

Shutterstock/Three 17: 250

Shutterstock/WiraSuputraaa: 280

Shutterstock/Rusyn: 280

Shutterstock/alla_line: 280

Shutterstock/About time: 282

Sabrina Pronold:16, 31, 45 r., 56, 65 r., 65 u., 68, 76, 85, 105, 108

Steffen Walther (www.steffenwalther.com): 336

BESCHWERDEN UND ANLIEGEN

VITAMINMANGEL UND ÜBERSCHUSS ERKENNEN

ÜBER DIE AUTORIN

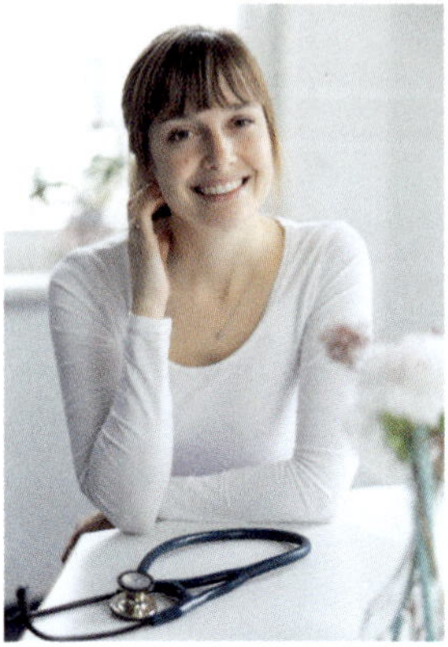

Carolin von Edlinger, 1992 geboren, verbrachte ihre Kindheit und Jugend in Oberfranken. Nach der Schule zog es sie ins beschauliche Jena, wo sie 2018 ihr Studium abschloss. Während des Studiums absolvierte sie mehrere Praktika in ausländischen Krankenhäusern, machte hierzu einen Tropenmedizinkurs und studierte ein Semester im schönen Padua bei Venedig. Sie promovierte zum Thema »Vitamin C und E in der Schwangerschaft«, wozu sie auch international publizierte. Mit dem Ziel, Hausärztin zu werden, arbeitete sie als Assistenzärztin bereits in der Inneren Medizin, Geriatrie, Kinder- und Hausarztpraxis. Sie besuchte zudem die Weiterbildungen Naturheilkunde und Akupunktur. Sie ist verheiratet und hat zwei Kinder.